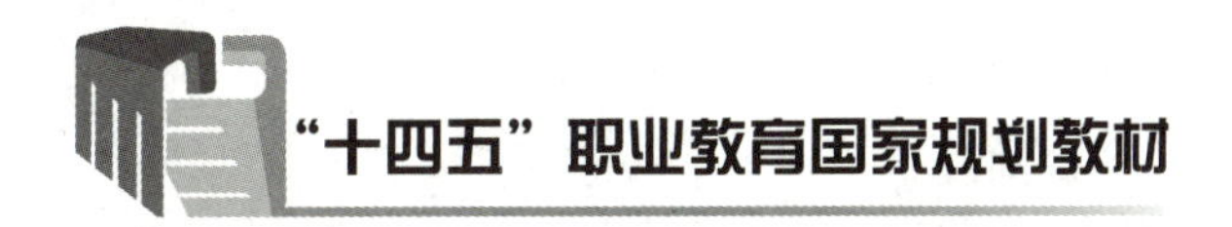

教育部第二批1+X证书制度试点

失智老年人照护职业技能教材系列丛书

失智老年人照护

职业技能教材（初级）第三版

失智照护与职业素质

北京中民福祉教育科技有限责任公司 组织编写

杨根来 谭美青 主 编

化学工业出版社

·北京·

内容简介

“失智老年人照护职业技能等级证书”是教育部遴选认定的 1+X 证书之一，由第二批职业教育培训评价组织——北京中民福祉教育科技有限责任公司组织相关工作。

作为考取“失智老年人照护职业技能等级证书”的指定配套教材，《失智老年人照护职业技能教材》（初级）贯彻党的二十大精神、重视课程思政，把积极应对人口老龄化国家战略融入其中。本书由 4 个分册组成，分别为失智照护与职业素质、失智与健康促进照护、认知与活动功能维护、失智与身体综合照护；同时，各分册配有数字资源（以二维码形式呈现）。

本书面向居家社区养老机构、养老院等服务机构，以及医养结合机构、医疗机构老年病科等的相关岗位，可供包括但不局限于失智老年人照护员、养老护理员、老年照护师（员）、护理协调员、老年病护士及护士长、养老服务咨询员（顾问、专员、客服）等作为教材或培训用书使用。

图书在版编目（CIP）数据

失智老年人照护职业技能教材：初级.失智照护与职业素质/北京中民福祉教育科技有限责任公司组织编写；邹文开，赵红岗，杨根来主编. —3版. —北京：化学工业出版社，2022.8（2024.2 重印）
“十三五”职业教育国家规划教材
ISBN 978-7-122-41608-7

I.①失… II.①北…②邹…③赵…④杨… III.①阿尔茨海默病-护理-职业培训-教材 IV.①R473.74

中国版本图书馆CIP数据核字（2022）第097739号

责任编辑：章梦婕　李植峰　刘　哲　　装帧设计：张　辉
责任校对：王　静

出版发行：化学工业出版社（北京市东城区青年湖南街13号　邮政编码100011）
印　　装：河北鑫兆源印刷有限公司
787mm×1092mm　1/16　印张23¼　字数388千字　　2024年2月北京第3版第6次印刷

购书咨询：010-64518888　　售后服务：010-64518899
网　　址：http：//www.cip.com.cn
凡购买本书，如有缺损质量问题，本社销售中心负责调换。

定　　价：88.00元（全书4册）

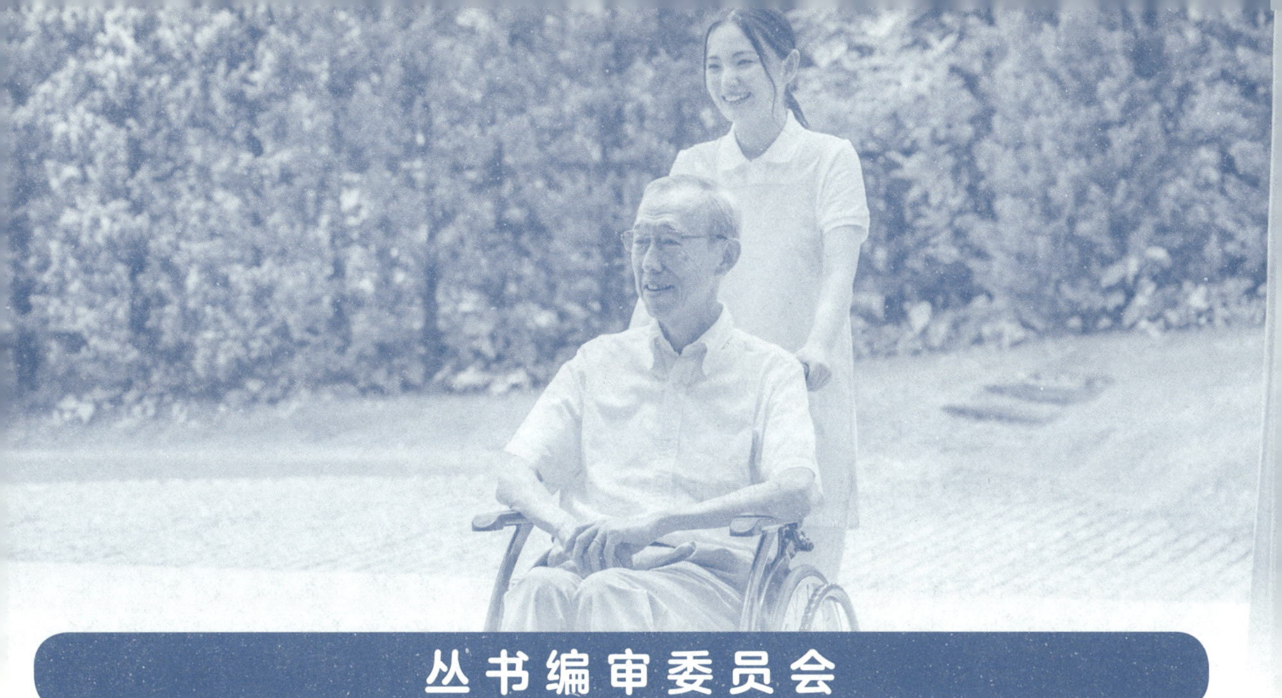

前言

失智老年人照护1+X证书在2019年8月经教育部遴选认定，正式被纳入第二批职业技能等级证书目录，至今已四年。

一、失智老年人照护职业技能等级证书实施工作成绩斐然

在这一千多天中，我们不忘初心，坚守使命与责任，取得了骄人的成绩：

在考核评价方面，院校学生与社会考生是评价制度改革的最终受益者。截至2023年8月，考试指挥中心累计组织了24次（含2019年试点考生）全国性考试，参与考试的总人数达61446人，获得“失智老年人照护职业技能等级证书”56521人。根据教育部1+X证书平台提供的统计数据，截至目前，全国有来自除西藏和新疆生产建设兵团外的省、自治区、直辖市311所院校的80705名学生选报第二批1+X证书制度社会福祉领域“职业技能等级证书”，经评价组织审核通过的有73470名学生。申报学生的专业有23个，其中报考人数最多的是护理专业。批准的院校总数为311所，其中高职院校202所、中职学校81所、本科学校25所、职教本科2所、开放大学1所。

在标准建设方面，研制并形成了国内首个失智老年人照护职业技能等级证书“1+N”标准体系。标准事关证书工作的方方面面，有一个适应职业发展和市场需求的标准，是证书能够顺利开发并且很好服务社会的基本前提。为建立与技能人才社会化相适应的职业技能标准和考核评价体系，我们在广泛吸收借鉴发达国家与地区组织先进经验的基础上，研制了《失智老年人照护职业技能等级标准》，同时还配套研发了相应的实践教学条件、培训、人员、考试等标准，这些企业标准与人社部养老护理员职业标准、教育部智慧健康养老服务与管理专业教学标准等形成了互补的标准体系。我们组织全国养老服务、护理等领域的专家召开相关会议，开发了《失智老年人照护职业等级标准》《失智老年人照护职业技能等级证书试点院校所需设备及用品配置标准》《失智老年人照护（初级）职业技能等级培训标准》《失智老年人照护（中级）职业技能等级培训标准》等。2020年疫情防控期间，我们克服重重困难，组建了标准化技术委员会，先后完成了《失智老年人照护职业技能培训（高级）》《失智老年人照护职业技能：考生》《失智老年人照护职业技能：师资》《失智老年人照护职业技能：院校考核点及考试机房设备环境要求》《失智老年人照护职业技能：院校考核点机考考务指南》等标准。组织专家对2019年8月版标准进行了修订，研究制订了《失智老年人照护职业技能标准》（2.0版），2022年1月1日起试行。这些标准是在广泛吸收我国治疗照护失智症患者以及养老院照护失智老年人方面的技术方法和照护理念、广泛借鉴世界发达国家与地区组织先进经验的基础上开发的，为“失智老年人照护职业技能等级证书”持续开发工作奠定了坚实基础。

在教学资源建设方面，建成了以企业牵头免费共享的“专业群资源库”。完善国家级老年专业教学资源库，开发了“社会福祉领域企业专业群资源库”，向学生、教师和社会学习者提供免费共享的学习资源。在疫情防控期间，利用资源库、职教云、MOOC学院等一系列网络平台，开展教学培训，受到了院校师生的赞誉。根据《失智老年人照护职业技能等级标准》《失智老年人照护职业技能系列教材》，利用教育部职业教育老年服务与管理专业教学资源库和企业资源库，开发了面向学生（包括院校考生和社会考生）和教师（包括院校和企业教师、考评人员等）免费使用的学习资源。自2018年7月建成并通过教育部验收的职业教育智慧健康养老服务与管理专业国家级教学资源库（以下简称老年资源库）投入使用以来，特别是在新冠肺炎疫情防控期间，新增用户13.5万余人，较验收之时用户增加了4.9倍，其中活跃用户比例为97.67%。在线学习者累计达到近17万人，与失智老年人照护有关联的课程3类11门，学习人数占所有在线学习总人数的1/3。重视开发利用各种网络平台，先后发布了6份关于网络培训方面的文件，为广大考生提供服务。利用老年资源库“职教云”“MOOC学院”等一系列网络平台开展培训工作，广受行业相关人士的普遍赞誉。中民福祉企业资源库于2021年9月全部上线并正式投入使用，包括养老、社区、婚姻、殡葬等4个领域的6个证书的13门课程。根据“合作共赢、共建共享、边建边用、免费使用”的原则，制订了《实施“岗课证赛”和“学分银行”改革启动社会福祉领域1+X证书配套数字课程联合研发工作方案》，资源库将得到持续优化。资源库在能学辅教、能育能培，特别是在助力教育部失智老年人照护1+X制度试点工作落地方面，成为学习培训的“利器”，在学习和课堂革命背景下发挥了不可替代的作用。“教学资源库与失智老年人照护1+X证书解决方案”入选中国信息协会“2019—2020年度在线教育优秀解决方案”。由杨根来教授团队主持的云课堂智慧职教有7.2万名学生在线学习，开展了507次教学活动，发布各类资源2.94万个。在“2020在线教育发展大会”上，被中国信息协会评为“2019—2020年度在线教育发展贡献人物”。

在师资培训方面，创新了师资培训方式方法，把1+X证书和信息技术纳入培训的重要内容。制订了《培训师资标准》，组织了23期共1898名参与的失智老年人照护师资培训班，每个试点院校平均拥有师资6.1人；组织了20期考评员培训，认定了1851名考评员。培训覆盖了30个省区、225所院校及近百个康养机构。积极并充分考虑了疫情防控需求与1+X制度推进工作情况，我们选择了网络培训与线下培训结合的形式，既保证参与培训人员的充分隔离，又能高效便捷地进行知识技能传授。为了保证网络培训质量，会务组全体工作人员尽最大努力优化流程、做好技术服务与保障。采用了网络直播、录播、网络互动交流等多样化教学方式，通过先进科技手段、科学方法，提升失智老年人照护师资人员的专业能力。线上与线下结合、自学与面授结合、院校与企业结合、集中短期培训与定时长期实践相结合的师资培训模式，受到一线广大教师的认同与好评。师资是教学过程中的人资基础，只有在教师获得专业、规范培训的前提下，才有可能培养出适应岗位需求、满足社会需要的行业工作者。

在站点建设方面，构建了覆盖校内外333个考核站点的网络体系。以院校考生为主体的省级牵头院校、院校考评点和以社会考生为主体的大区及省级考核站、省级培训基地、共享实训基地，构建起了基本覆盖全国的失智老年人照护考核站点网络。职业院校是1+X证书制度试点的“实施主体”。院校考评点既是开展“1+X等级证书”工作的抓手，又是培养学生和服务社会的着力点。院校担负着1+X证书制度试点与专业建设、课程建设、教师队伍建设，推进“1”和“X”的有机衔接，提升职业教育质量和学生就业能力的重任。加强院校考核点的遴选和制度建设一直是考评工作的重点内容之一。在院校考核点建设方面，分批次在全国311个地市级院校设立考评点。遴选认定了失智老年人照护1+X证书试点工作的41所院校作为省级牵头院校。为了推进社会考生考试工作，本着宁缺毋滥、便于协调和推进工作的原则，遴选出6家大区考核站，在全国32个省、自治区、直辖市建设了32个省级考评站。遴选认定了62个省级失智老年人照护培训基地和22个共享实训基地。

在教学模式改革方面，形成了与“岗课赛证”融合和“育训结合”的综合育人模式。1+X证书制度试点是职业教育教学模式改革和评价模式改革的重要举措，面向以中高职院校和应用型本科院校学生为主开展的1+X证书制度试点，与推进教师、教材、教法改革有机结合起来。立足民生福祉领域健康养老服务工作实际和岗位需求，积极研判康养服务岗位群、专业群，实现专业链对接岗位链、人才链和创新链，重点分析失智老年人照护这一跨专业重点技能以及与之匹配的素质、能力、知识，形成了岗位有分析、课程有标准、竞赛有选拔、证书有评价的“岗课赛证”融合发展之路和综合育人机制，引领康养专业群教育教学深度改革的发展方向。为贯彻落实《国家职业教育改革实施方案》《关于在院校实施“学历证书+若干职业技能等级证书”制度试点方案》《职业教育提质培优行动计划（2020—2023年）》等相关文件精神，全面深入推动1+X证书制度试点工作，面向全国参与失智老年人照护、老年康体指导等1+X证书试点院校，联合开展1+X证书配套数字课程的标准设计和内容研发，助力各院校将证书元素融入自身人才培养方案，开展线上线下混合式教学。同一名称的课程可由不同院校教师团队在必须融入该课程通用模块核心要素的前提下，各自进行个性化开发，形成多个各具特色的系列成果。项目建设依托智慧职教平台（全国社会福祉领域专业群资源库：中民福祉），按照平台要求的课程建设规范，依照失智老年人照护、老年康体指导职业技能等级标准、技能教材等开展相应的数字课程建设，完成课程上线等工作。学校通过参与1+X数字课程研发，可以将职业技能等级标准有关内容及要求有机融入本校专业人才培养方案，将证书元素融入本校专业（群）课程体系，实现“岗课赛证”以及国家职业教育“学分银行”的有效融通，提升学校办学水平和社会服务能力。

在评价方式创新方面，采用了人机对话的考试模式、“九统一”的考评方式，实施国际先进的“标准参照型”考试方式，实施全程智能化监考技术，确保考核和教学质量评价的科学性。第一，采用人机对话的考试模式。考核评价是培训评价组织的核心工作，既是对院校实施1+X证书培训效果的检验，也是对学生掌握专业知识技能的考查，有利于集中显现学生将来能够有效服务社会的职业能力。为找到一种更加现代化、更加合理的考核方式，公司多次召开专题会议并咨询教育考试领域专家，最终决定打破以往“职业技能鉴定”的“理论+实操”的考试模式，而采用“实践能力+照护实务”的方式进行考试，两大模块均采用人机对话的考试模式。在确定考核的方式后，公司紧锣密鼓地开始了题库建设等相关工作，同期委托专业的第三方考试技术服务公司搭建起考试平台。此做法节约成本、简便易行，能较为直接地考查学生的知识掌握，并且可以避免实操考试中因考评人员个人因素而影响考评结果，最大限度地达到考评结果的真实性，避免诸如评价不尽客观甚至徇私等弊端的现象。第二，采用“九统一”的考评方式。在实施失智老年人照护考试评价改革方面，认真总结民政行业10年职业技能鉴定考试和30余年职业院校传统考试的经验教训，坚决摈弃“理论+实操”这个沿用了几十年的“两维”考试方式，创造性地提出了“九统一”的考评方式，即统一技能标准、统一培训教材、统一培训大纲、统一考核命题、统一考核时间、统一合格标准、统一颁发证书、统一证书待遇、统一学分登记。在“统一考核命题”方面，我们采用国际上通用的标准化考试形式，由命题专家专项命题，审核合格之后纳入题库，只有单项选择题、多项选择题和是非判断题三种类型题，不设主观题。第三，实施国际先进的“标准参照型”考试方式。在“统一合格标准”方面，不设“通过率”，全国一个标准，只要考生达到了两个科目60分以上即为合格，这种标准参照考核方法，即将每个人的成绩与所选定的标准做比较，达到标准即为合格，与考生总人数无关，如各种执照考试、计算机等级水平考试等。区别于传统的常模参照考试，更加具有科学性和先进性。第四，实施全程智能化监考技术。在失智老年人照护考试过程中，我们通过第三方考试技术合作方，实施人员和技术双管齐下，发布了两个企业标准——《失智老年人照护职业技能：院校考核点及考试机房设备环境要求》《失智老年人照护职业技能：院校考核点机考考务指南》，培训认证了200多名考务技术员，建立了从“失智老年人照护指挥中心-院校考核点-考场”的全程智能化监考系统，确保考试质量。

在教学研究和社会宣传方面，利用教育部1+X证书平台、评价组织官网、钉钉、微信公众号以及其他各类媒体，进一步加大对国家实施职业资格证制度改革、1+X证书制度和失智老年人照护职业技能等级证书的宣传推广工作。在《中国民政》《中国社会工作》《社会福利》《光明日报》《健康报》《中国教育报》《中国社会报》《中国老年报》《幸福老人报》等报刊发表各类研究文章和专题文章30余篇。这些系统宣传、专题研究文章，广泛地面向社会宣传1+X证书制度和工作探究、工作部署和典型经验，为成果的生根、开花、结果营造了强有力的舆论氛围。

二、失智老年人照护职业技能教材得到了社会的广泛认同

贯彻产业融合、校企合作的职教理念，采用企业与学校合作编写的模式，组织撰写了模块化、系统化的《失智老年人照护职业技能教材》，具有基于实际工作过程和新型活页式特色，注重科学性、实用性、实操性。教材发行以来，得到了试点院校、社会培训机构的欢迎，订购数超过5万册，并在2020年被教育部评为“十三五”职业教育国家规划教材、2023年被教育部评为“十四五”职业教育国家规划教材。

开发具有先进意义的系列规划教材及配套学习资源。有一套好的教材，教学和培训工作的开展就会更加顺畅，甚至达到事半功倍的效果。以服务老年人为根本，从社会和市场的实际需求出发，依据新修订的各项标准，注重科学性、实用性、实操性，仅用5个月时间就组织撰写了《失智老年人照护职业技能教材（初级）》《失智老年人照护职业技能教材（中级）》两套富有新型意义的活页式、基于实际工作过程、突出能力为本的精美教材。2020年7月《失智老年人照护职业技能教材（高级）》也正式出版发行。

《失智老年人照护职业技能教材》配有智慧职教资源库、MOOC学院、职教云等资源。这些资源均是通过统一社会化鉴定、职业技能竞赛、院校内部课业评价、企业内部评价等多元评价体系而构建，以明确从业人员的技能发展导向，提高、规范从业人员理论和技能水平，从而起到有效推动行业健康有序发展的目的。

教材充分体现了新时代职教思想与创新理念。该教材在充分调研养老行业人才需求与国内养老人才学历培养现状的基础上，立足失智老年人的实际照护需要，根据《失智老年人照护员职业技能等级标准》，积极适应时代发展，探索实施分层次教学改革，科学合理地划分和展开了失智老年人照护技能的规范，为1+X失智老年人照护员职业技能等级评价工作的开展提供了基础资源。

该教材教学目标清晰，体现求真务实、开拓创新的学术精神，突出学科特色及特征；内

容选取典型、精练，难易度及长度适中，理论知识与案例实践比例合理，案例贴近临床；教材整体逻辑结构适宜教学，符合教学新理念和心理认知规律；采取“一套多本、多本合装”的装订方式，印刷精美，易于保存。这套教材自发行以来，深受广大参训人员、试点院校和社会相关人员的好评。

三、失智老年人照护职业技能教材修订的主要内容

第三版教材修改工作启动于2020年2月，9月在《失智老年人照护职业技能等级标准》（2.0版）修改之后，再次推进教材修订工作。本次修订工作依照2.0版的职业技能等级标准，对教材进行了较大幅度的调整：在人员上，适当调整了原有编写队伍，扩充了机构一线实务工作者以及对失智症教学研究工作有建树的专家，根据教育部2019年印发的《职业院校教材管理办法》和我们制订的《社会福祉领域1+X证书职业技能教材与题库开发实施办法（试行）》，建立了教材的审定团队。教材深入贯彻党的二十大精神，重视课程思政，强调职业教育的类型定位，把积极应对人口老龄化国家战略融入其中。

在体例结构上，对于前序版本教材进行了大刀阔斧地调整。一是将“工作领域”原标准第一模块的“身体综合照护”更名为“失智与身体综合照护”，放在新标准的第四模块，下分日常生活照护、家庭与社会生活照护、清洁卫生照护3个项目；二是将“工作领域”原标准第二模块“认知功能促进”和第三模块“活动功能维护”合并，更名为“认知与活动功能维护”，放在新标准的第三模块，下分情绪、环境与安全照护、认知功能促进、活动功能维护3个项目；三是将“工作领域”原标准第四模块“健康促进照护”更名为“失智与健康促进”，放在新标准的第二模块，下分健康环境与安全照护、营养与心理照护、失智预防与健康照护3个项目；四是将原标准的基本知识要求删除以后，将原来教材中的“基础知识”更名为“失智照护与职业素质”，放在新标准的第一模块，下分1+X证书制度和失智老年人照护员职业发展、失智老年人照护员职业道德与素质能力、失智症的基本知识、失智老年人照护相关知识4个项目。

值此“失智老年人照护职业技能等级证书系列教材”第三版付梓之际，向关心、支持、帮助老年人事业以及失智老年人照护工作的有关机构，特别是教育部职业教育与成人教育司、职业技术教育中心研究所，有关试点院校领导、老师、实务工作者，向关心专业人才培养、培训工作以及老年人事业的所有人士表示衷心的感谢！向为参与本书编写的主编、副主编及所有编者，向为本书编审工作付出心血的王虹峥教授、张仁民编审、何敏教授、程桂玲教授、孙树仁教授、肖成龙研究员等专家表示谢忱！在编写工作中，北京中民福祉教育科技有限责任公司的王静、刘利君、金静伟、张玉红、刘存存、帅一鸣、郑涛也做出了贡献。

向选择失智老年人照护1+X证书的院校师生以及广大养老机构工作人员等社会考生表示敬意。向为从事本书编辑、出版、发行工作的化学工业出版社表示谢忱！由于编写时间紧迫，加之能力所限，疏漏在所难免。恳请读者不吝赐教，将意见建议及时反馈给我们，以便再版时予以修订。

北京中民福祉教育科技有限责任公司执行董事　总经理　法定代表人
北京社会管理职业学院（民政部培训中心）教授　乐龄研究院院长

2023年8月　于北京东燕郊

第一版前言

2019年9月12日教育部职成司印发了《关于做好第二批1+X证书制度试点工作的通知》，失智老年人照护正式纳入第二批1+X证书制度试点工作范围，失智老年人照护员证书成为全国16个1+X证书之一。

失智老年人照护1+X证书制度试点工作的背景与意义简要介绍如下。一是贯彻落实十九大精神的有益探索。党的十九大报告指出，“完善职业教育和培训体系，深化产教融合、校企合作”“大规模开展职业技能培训，注重解决结构性就业矛盾，鼓励创业带动就业”“建设知识型、技能型、创新型劳动者大军，弘扬劳模精神和工匠精神，营造劳动光荣的社会风尚和精益求精的敬业风气”，以上为职业教育发展指明了方向。二是为探索技能人才专业能力水平等级考核体系的积极实践。为进一步发挥职业院校在养老行业职业教育和培训体系建设方面的积极作用，提升失智老年人照护专业的人才培养质量，结合养老行业人才需求与国内养老人才学历培养现状，作为教育部、民政部和国家卫生健康委员会认定的首批养老服务类专业示范点——北京社会管理职业学院老年福祉学院老年服务与管理专业，积极适应时代发展要求，探索实施分层次教学改革，探索为老服务技能人才实行社会化鉴定、职业技能竞赛、院校内部课业评价、企业内部评价等多元评价体系。三是在养老护理员职业资格证书暂未纳入职业资格目录情况下的改革举措。2017年9月，养老护理员《国家职业资格证书》暂时未纳入《国家职业资格目录清单》，养老护理员职业技能鉴定工作在全国已经停止，但是职业水平评价制度尚未建立，基层和机构服务对象呼吁恢复职业技能鉴定工作或者继续开展新时代为老服务人才新的评价方式。北京社会管理职业学院失智老年人照护专业试行《老年护理培训师资格岗位能力评价证书》是一个有益的探索。四是健康养老相关专业学生考核评价制度的重大调整。北京社会管理职业学院（民政部培训中心）老年福祉学院失智老年人照护专业以原有《养老护理综合实训》课程为基础，探索尝试分层次教学模式，将《养老护理综合实训》调整为《养老护理技能》系列岗位能力评价证书课程，通过该课程考核的学生，可以获得养老护理技能系列《岗位能力评价证书》。五是积极养老观在养老教育方面的积极应对。截至2018年年底，我国60岁以上老年人口已经超过2.49亿，占总人口的17.9%。其中失能老年人4600万人，失智老年人1000万人左右。激增的老年人口、快速的老龄化现状对养老服务业提出了巨大挑战，而人才成为了制约发展的“短板”。目前，尽管全国高职院校中开设失智老年人照护专业的院校达到了221所，但是每年输出养老类专业人才只有2000多人，严重“供给不足”，加快养老服务人才培养成为当务之急。失智老年人照护1+X证书制度试点工作为应对养老问题做出了积极回答。

在证书开发中，一是紧密围绕职教二十条指导要求开发证书。国家有关领导多次强调指出：此次职教改革把学历证书和职业技能等级证书结合起来，是职教改革方案的一大亮点，也是重大创新。职业教育以职业为基础、以就业为导向，不能片面追求学历，职业技能等级证书就是要突出技能水平，强化技能评价在办学模式、教学方式、人才培养等方面的引领作用，深化复合型技术技能人才培养培训模式和评价模式改革，体现职业教育的类型属性。希望试点涉及的院校要按照证书标准，将证书培训内容有机融入专业人才培养方案，优化课程设置和教学内容，把1和X有机衔接起来，提高职业教育质量和学生就业能力。希望培训评价组织要切实负起责任，积极开发企业认可度高、受社会欢迎的职业技能等级证书，并维护好证书质量与声誉，把品牌树立起来。为贯彻落实国家职业教育改革方针，促进养老服务业整体质量提升，推进失智老年人照护专业人才培养模式改革，我院围绕这几项要求正式启动了养老服务与管理领域1+X证书制度试点工作。二是紧密围绕养老服务工作核心技能需求开发证书。证书开发在对养老服务与管理领域的关键岗位进行分析的基础上，提出典型工作任务，并梳理其职业技能要求，在面向养老机构广泛调研的基础上确定养老服务与管理领域中当前亟须开发老年人生活照护、失智老年人照护、老年人能力评估、养老服务质量评估等9项证书，并将失智老年人照护、老年人能力评估和养老服务质量评估确定为我院首批开发的证书。三是紧密围绕职业标准、校企标准共建的基础开发证书。根据国务院人力资源社会保障行政部门组织制定职业标准，国务院教育行政部门依照职业标准牵头组织开发教学等相关标准。四是紧密围绕院校的人才培养方案和教育教学标准开发证书。2019年4月，在可行性论证的基础上，我们对3项证书所涉及的典型工作任务和职业能力进行了认真梳理。在标准起草方面，我们从理论专家、方法专家和实操专家三个层面，联合了解放军总医院、兰州大学护理学院、深圳健康养老学院等24家机构和组织共同开展标准的研发和起草工作。

在证书开发中，积极发挥行业优势。民政部培训中心（北京社会管理职业学院）是成立于1959年的国家内务部干部学校，在2003年发展为民政部管理干部学院基础上，2007年经北京市政府批准成立为集高职教育、民政干部培训、民政理论研究、职业技能鉴定于一体的高等职业院校，也是民政部唯一直属的高等学府。我院以教育部职业教育老年专业教学资源库主持校、国家级和北京市创新团队、首批国家级老年服务类专业示范点、首批现代学徒制试点单位、北京市教学成果奖特等奖及国家教学成果奖二等奖的所在专业——“老年服务与管理专业”为核心，以“老年福祉学院”为领头，开设失智老年人照护、护理、假肢矫形技术、社会工作、康复治疗技术、殡葬管理与技术等涵盖幼老康故“全生命周期”的17个特色专业。学院下设老年福祉学院、康复工程学院、社会工作学院、生命文化学院等教学单位，同时设有民政部培训中心、全国民政职业教育教学指导委员会秘书处、民政部职业技能鉴定指导中心、中民民政职业能力建设中心、北京市养老服务人才教育培训学院、民政部社会工作研究中心、中国社会工作学会、中日养老政策与产业合作项目办公室、中国健康养老职业教育集团、北京中民福祉教育科技有限责任公司等社会组织、企业和教育培训部门，承担着社会建设和服务领域职业教育、民政干部职工教育培训、科学研究、技能鉴定、1+X证书考试、社会服务等工作。2018年5月，在教育部论证1+X证书制度之初，我院即成立了“国家资历框架下为老服务人员1+X实践与探索”课题组，对养老服务领域新技术革命、产业转型升级对技术技能人才需求、职业资格证书、对1+X复合型技能人才制度的政策建议等内容进行了系统的调查研究。此次调研成果为我院开展后期的1+X试点工作奠定了基础。2018年10月，我院向教育部提交了“职业技能培训组织”

的申请，并同时着手养老服务与管理领域1+X证书的基础研究。

2019年我院已经完成了失智老年人照护、老年人能力评估、养老服务质量评估3项标准，教育部将失智老年人照护职业技能等级证书作为第二批职业培训评价组织及职业技能等级证书。配套教材的编写、题库开发、管理制度拟定、有关说明会和师资培训等工作都在有序快速推进之中。

现将由北京中民福祉教育科技有限责任公司主持编写的《失智老年人照护职业技能教材》的初级和中级2本培训教材正式出版，欢迎行业内外尤其是试点院校的专家、师生提出宝贵建议和意见，以便进一步修订完善。

在《失智老年人照护职业技能教材》出版之际，特向参与教材开发的各位专家、学者、教授及工作人员的艰辛付出表示感谢。

向关心支持失智老年人照护工作的教育部职成司、教育部职教所以及民政部养老服务司、全国老龄办等有关部门领导的关心支持表示感谢。

向本年度报名参加首次全国失智老年人照护1+X证书试点工作的160余所院校的1.7万名学生表示敬意。因为，你们选择全国失智老年人照护专业，就意味着你们选择了一份爱心和责任、选择了一项崇高伟大的事业。

全国民政职业教育教学指导委员会副主任委员

北京社会管理职业学院党委书记、院长

民政部培训中心主任

2019年10月9日

目录

项目一
1+X证书制度和失智老年人照护员职业发展

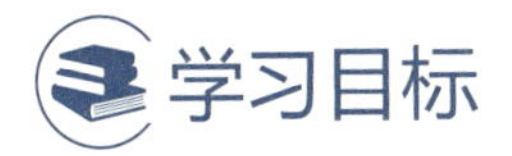

学习目标

一、知识目标

1. 了解国家资格证书制度、职业技能等级证书、国家职业技能标准、职业技能等级标准等概念。

2. 把握国家资格证书制度和职业技能等级证书有关政策及其改革。

3. 了解国家关于技能人才评价改革的有关政策。

4. 熟悉失智老年人照护员职业技能等级标准。

5. 掌握国家1+X证书制度试点工作的有关规定。

6. 熟悉国家职业技能标准、职业技能等级证书标准。

7. 熟悉国家实施1+X证书的重要意义和具体要求。

8. 能够运用失智老人照护员1+X试点工作的有关政策规定，解决现实中遇到的各类问题。

二、思政与职业素养目标

在国家全面深化职业教育改革的新形势下，把握最新政策和文件精神，深刻理解“构建职业教育与培训体系”的深刻内涵，积极投身到1+X证书试点工作和失智老年人照护的实践中去。

知识点一　1+X证书制度及其试点工作

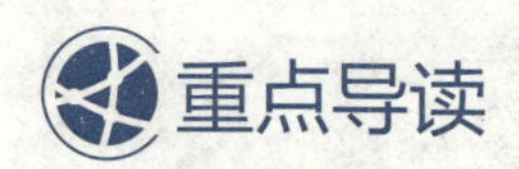

重点导读

2019年之后，职业教育领域一个热门主题就是1+X证书制度试点工作。许多院校和学生，还有用人单位和社会考生纷纷咨询：什么是1+X证书制度？为什么要试点1+X证书制度？国家有什么政策规定？试点院校作为实施主体应当具备什么条件？哪些专业的学生可以报考失智老年人照护职业技能等级证书考试？本项目就是要解决这些问题。

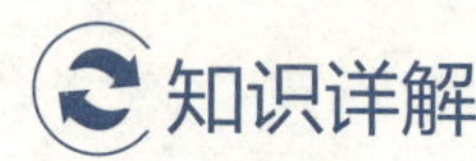

知识详解

一、1+X证书制度试点工作

（一）"双证书制度"与国家职业资格证书制度改革

职业资格证书制度是按照国家职业标准，通过政府认定的考核鉴定机构，对劳动者的技能水平和从业资格进行评价和认证的国家证书制度。减少资质资格许可和认定是党的十八届二中全会做出的重大决定和改革事项。国务院对资格证书进行了清理整顿，取消了一大批资格证书。2017年国家对职业资格实施目录清单管理。目录之外一律不得许可和认定职业资格，目录实行动态调整，2017年和2021年两次发布《国家职业资格目录》。

延伸阅读："双证书制度"与国家职业资格证书制度改革

2019年12月国务院常务会议，决定分步取消水平评价类技能人员职业资格，推行社会化职业技能等级认定，将技能人员水平评价由政府认定改为社会化等级认定，接受市场和社会认可与检验。

（二）1+X证书制度的涵义

《国家职业教育改革实施方案》明确提出，在职业院校、应用型本科高校启动"学历证书+职业技能等级证书"制度试点，即我们说的"1+X证书制度"。1+X证书中，"1"是指学历证书，"X"是指代表某种技术技能的资格证书，不同的专业对应不同的职业技能等级证书。

（三）职业技能等级证书制度

2019年1月，国务院印发的《国家职业教育改革实施方案》指出，深化复合型技术技能人才培养培训模式改革，借鉴国际职业教育培训普遍的做法，制定工作方案和具体管理办法，启动1+X证书制度试点工作。从2019年开始，在职业院校、应用型本科高校启动"学历证书+若干职业技能等级证书"制度试点，即1+X证书制度试点工作，鼓励学生在获得学历证书的同时，积极取得多类职业技能等级证书。

（四）失智老年人照护职业技能等级标准体系

从某种意义上看，1+X证书制度的推行实施过程也是标准制订、宣贯的过程；从工作过程上看，至少教育部主管部门和研究部门在指导工作上已经有了较高的标准意识，并在工作推进中不断强化，效果明显。

北京中民福祉教育科技有限责任公司作为教育部认定的第二批职业教育培训评价组织，十分重视失智老年人照护职业技能等级标准体系，面向社会公开遴选标准化委员，成立标准化技术委员会，除了内容涵盖初级、中级、高级的《职业技能等级标准》《职业技能等级培训标准》《职业技能设备与用品标准》外，论证开发系列标准，如《职业技能培训师资标准》《职业技能评价考核标准》《职业技能考评站点标准》（包括考评站点设置与遴选标准，考务考评员、考务技术员、检查督导员等标准，考场设置标准）等。

（五）学历证书和职业技能等级证书

1. 学历证书

学历证书是指学习者在实施学历教育的学校或者其他教育机构中完成了学制系统内一定教育阶段的学习任务后获得的文凭。其全面反映学校教育的人才培养质量，在国家人力资源开发中起着不可或缺的基础性作用。

2. 职业技能等级证书

职业技能等级证书是呈现毕业生、社会成员职业技能水平的凭证，反映职业活动和个人职业生涯发展所需要的综合能力。从性质上看：职业技能等级证书是学习者完成某一职业岗位关键工作领域的典型工作任务以及职业生涯发展所需要的相关职业知识、技能的学习后获得的反映其职业技能或能力水平的凭证。在院校内实施、针对在校生的职业技能等级证书，是一种检验学习结果的凭证。从特征上看：职业技能等级证书是反映完成某一典型工作任务具备的综合能力。不是准入式的资格鉴定，也不是岗位工作经验和业绩的认定。从功能上看：职业技能等级证书有利于学生个人职业发展，有利于用人单位选人用人。

3. 学历证书与职业技能等级证书关系

学历证书是基础，X证书是对“1”的强化、补充、拓展。“强化”表现在职业技能、知识、素养等方面；“补充”表现在新技术、新工艺、新规范、新要求；“拓展”表现在职业领域、职业能力等。X证书根据应当能做什么（即行为与结果）、怎么做（即条件和方法）、做得怎样（即标准），设置初、中、高三个不同的级别，与岗位层级相对应，与技术复杂程度和技能熟练程度相适应。

（六）职业技能等级证书是技能人才评价与职业教育的重大制度设计

2019年《政府工作报告》指出，“要加快学历证书与职业技能等级证书的互通衔接”。2021年《政府工作报告》进一步指出，“增强职业教育适应性，深化产教融合、校企合作，深入实施职业技能等级证书制度。”2021年10月，中共中央办公厅、国务院办公厅印发《关于推动现代职业教育高质量发展的意见》指出，“完善‘岗课赛证’综合育人机制”“深入实施职业技能等级证书制度，完善认证管理办法，加强事中事后监管”“把职业技能等级证书所体现的先进标准融入人才培养方案。”2022年5月1日，《中华人民共和国职业教育法》正式纳入国家法律。第十一条规定“实行学历证书及其他学业证书、培训证书、职业资格证书和职业技能等级证书制度。”第五十一条规定“经符合国家规定的专门机构考核合格的，取得相应的职业资格证书或者职业技能等级证书”。

延伸阅读：职业技能等级标准

职业技能等级证书制度是国家证书制度的重要组成部分，是十八大以来国家职业教育改革、“放管服”改革、技能人才评价制度改革、国家资格证书制度改革的重要举措和标志性成果之一。

二、实施1+X证书制度试点工作意义与要求

（一）实施1+X证书制度的意义

1+X证书是实现国家资历框架建设中内涵建设的突破口和抓手。启动1+X证书制度试点，是促进技术技能人才培养培训模式和评价模式改革、提高人才培养质量的重要举措，力图彻底打通学历教育和职业培训之间的壁垒，解决长期以来职业教育与经济社会发展脱节问题，加快推进我国职业教育现代化进程；是拓展就业创业本领、缓解结构性就业矛盾的重要途径，对于构建国家资历框架、推进教育现代化、建设人力资源强国具有重要意义。

职业教育以职业为基础、以就业为导向，不能片面追求学历，职业技能等级证书就是要突出技能水平，强化技能评价在办学模式、教学方式、人才培养等方面的引领作用，深化复合型技术技能人才培养培训模式和评价模式改革，体现职业教育的类型属性。

（二）1+X证书制度实施工作要求

各地要认真组织职业院校、应用型本科高校参与试点，指导监督当地培训与考核工作，并在政策、资金和项目等方面对试点院校给予支持。试点涉及的院校要按照证书标准，将证书培训内容有机融入专业人才培养方案，优

化课程设置和教学内容，把1和X有机衔接起来，提高职业教育质量和学生就业能力。

职业技能等级证书是能力评价，不是行业准入，不能助长“考证热”，增加学生的负担。现在我国社会化评价制度还不健全，试点工作一开始就必须把好质量关，严格规范考核标准、评价流程和监督办法。在试点中，国务院职业教育工作部际联席会议要加强指导，及时调整完善X证书标准和内容设置，增强评价的权威性、公正性。教育部、人力资源和社会保障部站位全局、积极探索，推动1+X证书制度从试点做起，由少到多、由易到难，循序渐进、逐步完善。培训评价组织要切实负起责任，积极开发企业认可度高、受社会欢迎的职业技能等级证书，并维护好证书质量与声誉，把品牌树立起来。

三、1+X证书制度试点工作有关政策规定

国家在职业教育改革中实施1+X证书制度试点的政策规定和主要文件可以分为主要政策法规（如《国家职业教育改革实施方案》《关于在院校实施“学历证书+若干职业技能等级证书”制度试点方案》等），以及涉及职业教育改革方面的，涉及教师、教材和教法“三教”改革方面的，涉及职业教育培训评价组织方面的，涉及试点院校、职业技能等级标准、费用和经费使用、信息平台和学分银行等方面的政策文件20余份。

延伸阅读：1+X证书制度试点工作有关政策规定

四、1+X证书制度试点的实施主体

（一）1+X证书制度试点培训工作采用社会化方式

“学历证书+若干职业技能等级证书”制度试点培训工作采用社会化方式，由有关职业院校、社会培训组织实施。院校是实施主体。中等职业学校（不含技工学校）与高等职业学校可结合初级、中级、高级职业技能等级开展培训评价工作，本科层次职业教育试点学校、应用型本科高校及国家开放大学可根据专业实际情况选择。省级及以上示范（骨干、优质）高等职业学校和“中国特色高水平高职学校和专业建设计划”入选学校要发挥带头作用。

（二）院校是实施1+X证书制度试点的培训主体

试点院校要根据职业技能等级标准和专业教学标准要求，将证书培训内容有机融入专业人才培养方案，优化课程设置和教学内容，统筹教学组织与实施，深化教学方式方法改革，提高人才培养的灵活性、适应性、针对性。

试点院校可以通过培训、评价使学生获得职业技能等级证书，也可探索将相关专业课程考试与职业技能等级考核统筹安排，同步考试（评价），获得学

历证书相应学分和职业技能等级证书。深化校企合作，坚持工学结合，充分利用院校和企业场所、资源，与评价组织协同实施教学、培训。加强对有关领域校企合作项目与试点工作的统筹。

延伸阅读：申报1+X证书制度试点院校的范围、条件程序及专业

延伸阅读：学习成果存储、积累、转换

延伸阅读：1+X证书服务平台、“学分银行”制度和国家资历框架体系

知识点二　失智老年人照护员职业发展和考核评价

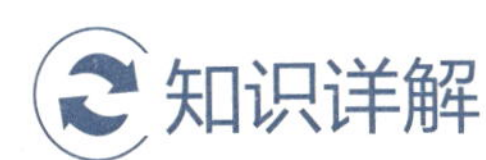

重点导读

失智老年人照护员和养老护理员是什么样的关系？失智老年人照护员和职业技能等级证书是怎么回事？分几个级别？怎样考取失智老年人照护职业技能等级证书？拿到证书之后能不能兑现待遇？这些问题一度困扰着职业教育领域的很多老师、学生以及养老服务用人单位。本次就要解决这个问题。

知识详解

一、失智老年人照护员职业名称及来源

（一）失智老年人照护员的职业来源

根据《中华人民共和国职业分类大典》（以下简称《职业分类大典》），失智老年人照护是养老护理员职业（职业代码为4-10-01-05）下设一个独立的工种名称，是对患有失智症老年人包括失能、半失能老年人进行身体综合照护、认知功能促进、活动功能维护、健康促进照护的人员。

延伸阅读：《职业分类大典》和失智老年人照护员职业来历

失智老年人照护员作为养老护理员职业下设一个独立的工种名称能够纳入新一版《职业分类大典》并非偶然。它的名称的诞生和职业定位有一个曲折的发展历程。

（二）失智老年人照护员与养老护理员

2000年，养老护理员职业产生，纳入就业准入制度。2002年养老护理员职业标准颁布。2005年养老护理员职业进入《职业分类大典》。2011年养老护理员新一版《国家职业技能标准》颁布，2012年纳入第一批职业资格清理规范公告目录。2015年养老护理员职业进入新一版《职业分类大典》，同年退出就业准入制度。2016年养老护理员拟纳入《国家职业资格目录》清单。2017年养老护理员退出《国家职业资格目录》。2018年全国范围内停止了养老护理员职业技能鉴定工作。

二、失智老年人照护员职业技能等级标准和职业等级

（一）失智老年人照护员职业技能等级标准

为贯彻十九大关于“构建职业教育与培训体系”的要求，按照全国教育大会部署，落实国务院《国家职业教育改革实施方案》和教育部等四部门在院校实施“学历证书+若干职业技能等级证书”制度试点方案，积极推动“学历证书+若干职业技能

延伸阅读：养老护理员职业定义与工作任务

等级证书”制度，进一步完善养老服务业技术技能人才标准体系，深化复合型技术技能人才培养培训模式和评价模式改革，提高人才培养质量，畅通技术技能人才成长通道，拓展就业创业本领，为老年服务与管理专业领域技术技能人才教育和培训提供科学、规范的依据，我们根据当前养老服务业发展的实际情况，2019年5月开始编写、同年9月发布了《失智老年人照护职业技能等级标准》，2021年修订了2.0版《失智老年人照护职业技能等级标准》，并于2022年1月1日正式实施。

（二）失智老年人照护员职业技能等级

失智老年人照护员分为三个级别：初级失智老年人照护员、中级失智老年人照护员和高级失智老年人照护员。

三、失智老年人照护员职业技能等级证书及其编码和样式

（一）失智老年人照护员职业技能等级证书

职业技能等级证书以社会需求、企业岗位（群）需求和职业技能等级标准为依据，对学习者的职业技能进行综合评价，如实反映学习者职业技术水平。

失智老年人照护员职业技能等级证书分为初级、中级、高级。

（二）职业技能等级证书的编码和样式

根据教育部职教所有关规定[1]，《职业技能等级证书》采用统一编号登记管理，证书编号为唯一编码，全国通用，可在教育部指定网站上查询、验证。

延伸阅读：失智老年人照护员的岗位与级别

延伸阅读：《职业技能等级证书》编码和样式详解

延伸阅读：1+X证书制度政府主管部门及其对培训评价组织的管理

[1] 教育部职业技术教育中心研究所关于发布职业技能等级证书编码规则（试行）及证书参考样式的公告（教职所〔2020〕49号 2020年3月10日）。

项目二

失智老年人照护员职业道德与素质能力

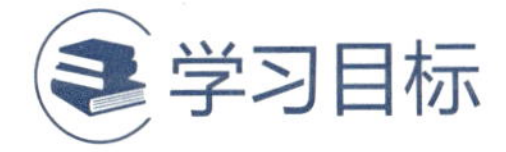

学习目标

一、知识目标

1. 熟悉道德、职业道德的内涵。

2. 熟悉职业道德的内容、形式与作用。

3. 掌握失智老年人病程及照护特点、失智老年人照护员应具备的职业道德。

二、思政与职业素养目标

1. 能够树立起与失智老年人照护特点相适应的道德理念，内化于心、外化于行，形成良好的职业习惯。

2. 具有良好的职业道德与职业责任感，服务意识强、服务态度好、服务水平高，做到尊老、敬老、孝老。

知识点一　道德与职业道德概述

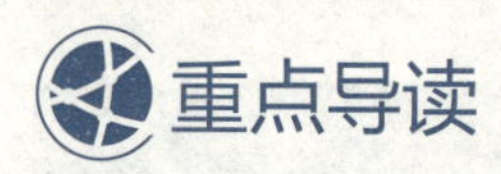

良好的职业道德是每一个优秀员工必备的素质。企业的成长，离不开员工的努力；员工的个人发展，也离不开企业的平台。良好的品质和人格是做人的根本，也是做事的基础。失智老人照护员怎样才是具备了良好的职业道德和素质呢？

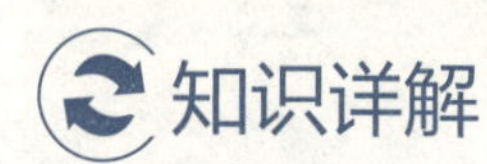

一、道德

延伸阅读：
道德的特点

1. 道德的概述

道德是一种社会意识形态，它是人们生活及其行为的准则和规范，是在传统、教育、舆论等的长期影响下逐渐形成的，并且具有时代、阶级差异等特征。

2. 道德的作用

（1）引导规范人的行为　道德是社会所提倡的行为规范的总和，它通过各种形式的教育和社会舆论的力量引导规范人们的言行举止，引导人们追求至善、认识自我，自觉接受对家庭、对他人、对社会、对国家的责任感和使命感；教导人们正确地认识社会生活的规律和原则，从而正确地选择自己的行为和生活方式。

（2）调整人际关系　人不可避免地要与他人、社会发生各种纠纷和矛盾，需要通过社会舆论、风俗习惯、内心信念等道德的力量去调节社会上人与人之间、个人与社会之间的关系，以使个人利益、他人利益、社会利益尽可能协调一致。

（3）稳定社会秩序　道德可以帮助培养人们良好的道德意识、道德品质，打造人们良好的道德行为。通过道德来引导人们树立正确的观念，营造良好和谐的社会氛围、稳定的社会秩序。人无德不立，国无德不兴。要想使人类社会稳定、健康、和谐向前发展，就必须重视道德的作用。

二、职业道德

1. 职业道德的概述

道德是一个庞大的体系，职业道德是这个庞大体系中的一个重要组成部分，也是劳动者素质结构中的重要组成部分，职业道德与劳动者素质之间关系紧密。加强职业道德建设，有利于促进良好社会风气的形成，增强人们的社会公德意识。同样，人们社会公德意识的增强，又能进一步促进职业道德建设，引导从业员工的思想和行为朝着正确的方向前进，促进社会文明水平的全面提高。

延伸阅读：职业道德的五项基本规范

《中共中央关于加强社会主义精神文明建设若干重要问题的决议》规定了各行各业都应共同遵守的职业道德的五项基本规范，即“爱岗敬业、诚实守信、办事公道、服务群众、奉献社会”。

2.职业道德的特征

（1）明显行业性　行业之间存在差异，各行各业都有特殊的道德要求。例如，商业领域对从业者的道德要求是“买卖公平”，驾驶员的职业道德要求是“遵守交规”，作为失智老年人照护员，“以老年人为本”就是我们行业的要求。

（2）具有有限性　职业道德一方面适用于从业人员的岗位活动，另一方面在不同的职业道德之间也有共同的特征和要求，例如共通的内容是“敬业、诚信、互助”等，但在某些特定行业和具体的岗位上，必须有与该行业、该岗位相适应的具体的职业道德规范，例如同样面对犯罪嫌疑人，警察则要竭尽全力搜寻犯罪证据，将罪犯绳之以法，而律师的职业道德则要求为其当事人努力地进行辩护。

（3）具备多样性　随着社会经济的高速发展，社会分工越来越细、越来越专。各行各业制订的适应本行业的行业公约、规章制度、员工守则、岗位职责等要求都会将职业道德的基本要求规范化、具体化，使职业道德的具体规范和要求呈现多样性。

（4）具有约束性　职业道德除了通过社会舆论和从业人员的内心信念来对其职业行为进行调节外，它与职业责任和职业纪律也紧密相连。当从业人员违反了具有一定法律效力的职业章程、职业合同、职业责任、操作规程，给企业和社会带来损失和危害时，职业道德就要以其具体的评价标准，对违规者进行处罚，轻则受到经济和纪律的处罚，重则移交司法机关，由法律来进行制裁。这就是职业道德约束性的表现。

（5）相对稳定性　职业一般处于相对稳定的状态，决定了反映职业要求的职业道德必然处于相对稳定的状态。如商业行业的“童叟无欺”，医疗行业的“救死扶伤”，失智老年人照护员的“以老年人为本”等职业道德，都为人们传承和遵守。

（6）利益相关性　职业道德与物质利益具有一定的关联性。对于爱岗敬业的员工，单位不仅应该给予精神方面的鼓励，也应该给予物质方面的褒奖；相反，违背职业道德、漠视工作的员工则会受到批评，严重者也会受到纪律的处罚。

延伸阅读：职业道德的作用

知识点二　失智照护职业道德概述

重点导读

失智症是以记忆和认知功能损害为特征的综合症状群，病程漫长，照护服务持久。随着病情的进展，患者不仅记忆力下降，还会逐渐发生异常精神和行为，最终长期卧床，这些都会带来很多负面情绪，加大许多照护压力。面对这样的失智老年人，照护员应具备什么样的职业道德呢？

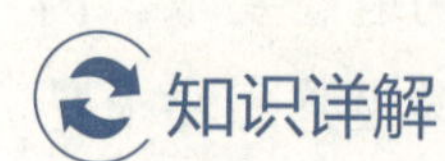

知识详解

一、失智照护需要更高的职业道德要求

失智症老年人的症状因人而异，病程从轻度到中度再到重度，逐渐进展，可能长达10年到20年之久。而且到现在为止还没有发现治愈或逆转失智的方法，因此，失智老年人照护应是一项长期的、艰辛的任务。失智老年人因为认知功能损害而带来记忆力下降，会出现各种异常行为以及多种并发症，故失智照护与失能照护有着非常大的区别。面对失智老年人反复无常的情绪、人格障碍和攻击行为，失智老年人照护员需要具备更高的职业道德要求。

失智老年人照护员在各行各业都应共同遵守的职业道德五项基本规范的基础上，还应做到“勤奋学习、正确引导、保护隐私、尊重权利、理解家属”。

二、失智老年人照护员职业道德要求

1.勤奋学习

我国是世界老年人人口大国，随着人口老龄化进程的加速，失智症将是我国社会发展中需要积极面对的重大问题。失智症起病缓慢呈进行性加重，疾病发展到失智阶段，目前所有治疗都无法延缓或阻止疾病的进展，仅能暂时改善症状。如能进行早期发现，在前驱期或临床前期进行有效干预，或许能阻止或逆转病情的进程。因此，作为失智老年人照护员，要本着为祖国负责、为社会负责的精神，努力做到勤奋学习，不断掌握失智症相关知识，通过健康教育和科学普及等措施，帮助人们对失智症进行早期发现、早期诊断、早期干预，以降低社会及家庭负担，为我国医疗资源合理使用做出贡献。

2.正确引导

常见的失智症有阿尔茨海默病、血管性痴呆、路易体痴呆、额颞叶型失智症。其中阿尔茨海默病占的比例最大，有关研究证明比例超过50%，而血管性痴呆大概有15%。纽约大学医学院老化与失智症研究中心临床主任提

出，随着时间的流逝，失智症会逐渐恶化，病程分七个阶段，发展因人而异。由于失智症的不可逆性，越早发现就越可以延缓病情的发展。尽可能将疾病控制在最初阶段，是延缓失智的根本所在。作为失智老年人照护员要本着“以失智老年人为中心”的原则，终身学习、不断提高，在病程发展的七个阶段，努力掌握相关知识和技能，积极制订不同的照护方案，对老年人进行正确引导。

3.保护隐私

隐私权是指自然人享有的私人生活安宁与私人信息秘密依法受到保护，不被他人非法侵扰、知悉、收集、利用和公开的一种人格权利。失智老年人不能准确表达自己的愿望、感受和需要。失智老年人照护员在与老年人朝夕相处中，掌握了老年人真实的生理、心理变化；了解了其家庭和社会的状况；随时发现老年人的需要并为其提供适合的帮助；还需要对老年人的所有情况做好全面的书面记录。所有这一切不仅是失智老年人照护员应做到工作，也是失智老年人的个人隐私。保护失智老年人的个人隐私，是失智老年人照护员的义务，因此要明确认识到：保护隐私是对人性自由和尊严的尊重；是人类文明进步的重要标志；也是基本人格权利和社会公德的重要内容。保护隐私有利于社会安定团结，也是对失智老年人及其家庭的尊重，失智老年人照护员必须严格遵守。

4.尊重权利

权利是社会关系的产物，尊重他人权利是公民权利意识的重要内容，尊重他人权利既是一项法律义务，也是一项道德义务。只有尊重他人权利，每个权利人才能真正获得并最终实现自我权利。

失智老年人因为疾病的原因，丧失了记忆力和判断力，出现了异常的行为和人格障碍，甚至卧床不起、丧失情感、吞咽困难、大小便失禁……但是，他们依然享有与人身直接相关的权利，包括生命健康不受侵犯、人身自由不受侵犯、人格尊严不受侵犯、住宅不受侵犯、通信自由和通信秘密不受侵犯等。如果人身权利受到侵害，老年人及其家属，可以请求司法保护。作为失智老年人照护员，在为老年人进行照护服务的过程中，不仅要严格遵守职业道德，还要做到知法、懂法、遵纪守法。要在工作中关注失智老年人的感受，从老年人的角度出发，设身处地地理解老年人的痛苦，在给予安慰、理解、同情，进行生活照护、康复照护、心理安抚的同时，要竭尽全力“以失智老年人为中心”，维护老年人生命的尊严。任何的嘲笑、漠视、虐待都是对他人权利的藐视，我们坚决反对以自我为中心或个人权利至上等认识和行为，更不允许以行使自我权利为名而侵害失智老年人的权利。

5. 理解家属

衰老已成为导致失智的首要因素。一组数据显示，失智已成为第六大死亡原因，每3位去世的老年人中就有1位失智患者，失智可使死亡率增加89%。“一人失智，全家失衡”，一个失智症可以摧毁一个家庭的正常生活。有统计数据表明，在负责照顾失智症患者的家属中，大多数人不仅身体疲惫，而且还受到不同程度的情绪困扰。从某种意义上说，家中出现了失智症，最痛苦的不是患者本身，而是照护他们的家属。因为，随着疾病的进展，失智老年人的思维世界会变得混乱，生活中的酸甜苦辣对他们来讲也没有什么感觉，精心的照护和沉重的经济投入也难以使老年人好转。面对这种氛围，绝大多数家属会感到压抑、紧张、烦躁、悲伤，有的人甚至患上了抑郁症或焦虑症。面对深感绝望的家属，作为失智老年人照护员，利用自己的知识和技能理解家属的苦恼，给予家属支持，将失智老年人的家庭痛苦降到最低，也是义不容辞的责任。

延伸阅读：失智老年人照护基本原则

知识点三 失智照护基本素质和能力

案例导读

赵奶奶，初中文化，83岁，5年前开始出现忘记刚刚讲过的话，经常找不到自己存放的东西，对过去的经历记忆犹新的状况。4年前出现记不得刚做过的事，对以前的记忆也部分丧失，出现找词困难、回答错误、缄默。3年前变得啰嗦，不断重复一句话，伴烦躁、易怒、入睡困难、无目的游走、随便玩弄电插座，偶尔尿湿裤子。总说存折和房产证被儿子偷走，经常哭闹，甚至骂人、打人，使得女儿也怀疑存折和房产证的去向。儿子觉得老人是“老糊涂了”，每天哄着老人坐在沙发上看电视，全部生活由保姆帮助。老人逐渐出现交流困难，双膝关节轻度屈曲，行走缓慢，基本丧失自我照顾能力，MMSE评估得分12分，诊断为中度失智。家属向失智老年人照护员咨询，得到的建议是去养老机构接受专业照护。经过专业团队共同努力，现在老年人部分异常行为得到改善，找到存折和房产证并做了妥善安排，女儿打消了疑虑，儿子洗清冤屈。

试回答失智老年人照护员应具备哪些职业能力与素养才能做好失智照护工作呢？

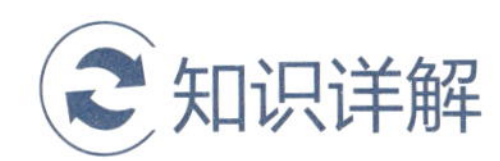

知识详解

一、失智照护基本素质

（一）了解我国人口老龄化现状

1. 何谓老龄化社会

21世纪是世界人口老龄化的时期，老龄化社会是指老年人口占总人口达到或超过一定的比例的人口结构模型。按照联合国的传统标准，一个地区或国家60岁以上老年人人口达到总人口的10%，65岁老年人人口占总人口的7%，就意味着这个地区或国家已经进入老龄化社会。按照上述标准，中国早在20世纪末的1999年就已经进入老龄化社会，是较早进入老龄化社会的发展中国家之一。

2. 我国人口老龄化状态

我国自20世纪末就进入老龄化社会，随着时间的推移，人口老龄化程度持续加深。根据最新发布的第七次人口普查结果，2020年中国65岁及以上的人口约有1.91亿，占总人口的13.5%。我国老年人口数量逐年增长，预示我国养老服务市场需求空间较大。

延伸阅读：我国人口老龄化的特点

（二）具备信息化处理能力

随着老龄事业发展，养老照护信息化必将成为未来失智老年人照护事业发展的重要趋势。信息化处理能力，一是能够完成计算机相关的日常使用；二是能够完成养老管理系统、评估系统等软件使用；三是能够完成以手机、平板电脑等为网络终端或先进的养老设施设备的应用。

1.应具有信息化处理的能力

能收集整理分析老年人相关信息，在快速发展的互联网时代、日新月异的信息化技术手段使我们养老从业人员在应对同人口老龄化问题上，需要有更为先进的手段和理念；提供更多的可能性和创新的空间；从而使人们在应对老龄社会时更加从容。

在信息化技术的辅助下，我们的老年人能力评估将会更加准确及时，服务提供方的人才储备、信息管理将更为高效，供需双方人员匹配更为精确、顺畅对接，为后续的老年人照护计划准确制订、及时调整打下良好基础，也为养老产业的发展助力，为政府做出养老相关决策提供有益参考。

2.掌握计算机及网络技术

能够在医院信息处理系统中，输入患者的信息、处理医嘱、收费计费、结算患者的医疗护理费用。掌握一定的网络技术，能够运用网络知识分析、解决患者问题。

信息化手段实施后，数据存储于系统平台，并可形成服务使用方个人的动态、即时数据信息库，经授权后连接网络即可使用，实现携带、存档、管理的便捷化操作。能够避免个人操作失误出现评估结果偏差，并快速计算分值生成评估报告，为使用报告的各方提供准确及时的结果。

（三）掌握事务处理能力

1.基本能力

了解有关公文管理、印章管理和档案管理等行政业务的相关政策。

具备基本的文字写作能力，能够以口头和书面的形式清楚、明白地传达指示，反馈信息。

能处理简单的行政事务，并在上级指导下处理较复杂的日常行政事务。

具备一定的沟通协调能力，能够从事一般的接待工作。

能够区分事务的轻重缓急，独立安排、处理日常的行政事务。

具有良好的沟通协调能力，能对公司各部门提出的各种行政管理需求及时、积极地回应及处理。

2.高级能力

具备较强的沟通协调能力，能完成上级下达的任务，并能协调处理内部或外部的各种关系和冲突，寻求符合总体利益的解决方法。

具有较强的客户导向和服务意识，能对其他部门人员提出的复杂、高级的行政需求提出解决方案，并能够进行总体的统筹安排，提供全面的服务支持，如策划、安排和组织公司与业务伙伴之间的重大会议等。

能识别整体战略的变化对行政管理工作的影响以及各部门和员工对行政工作新的需求，并积极采取相应的行动。

能对整体行政工作进行统一的计划、部署和指导，监控日常行政管理，确保行政管理的各项工作符合整体战略并及时、保质地完成。

能为其他部门提供全面的行政管理服务咨询，协调处理存在的问题，并能根据管理需要进行专题性的行政工作研究，起草有关报告。

延伸阅读：职业能力

能充分运用各方面的资源，对各部门需求及时提出解决方案，或进行统筹安排，并对突发事件进行紧急处理，统一协调、调度。

在收集整理、分析归纳能力方面，失智老年人照护员能够做到：

在筛选、甄别、取舍的基础上要对有价值信息或今后有应用潜质的信息内容进行有效梳理、归类、编目、建库、管理，便于日后的快速查找与利用。

借鉴他人经验，与自我提炼经验相结合，将他人做得好的方面加以学习、研究甚至模仿、改造、再加工、创新，将自己在实践中积累起来的经验沉淀、总结和再挖掘。

关键在于学以致用。养成勤阅读、勤记录、勤思考、勤总结的良好习惯。将学习和工作中的经验、体会、临床案例、护理要点等进行总结、归纳，并撰写成规律性文章。

（四）具备情绪管理能力

1. 情绪管理

情绪管理，指通过研究个体和群体对自身情绪和他人情绪的认识、协调、引导、互动和控制，充分挖掘和培植个体和群体的情绪智商，培养驾驭情绪的能力，从而确保个体和群体保持良好的情绪状态，并由此产生良好的管理效果。情绪管理，就是用对的方法、正确的方式探索自己的情绪，然后调整自己的情绪，理解自己的情绪，放松自己的情绪。

情绪管理就是善于掌控自我，善于调节情绪，对生活中因矛盾和事件引起的反应能适可而止地排解，能以乐观的态度、幽默的情趣及时地缓解紧张的心理状态。

失智老年人照护面临的服务要求、服务难度都比较大，一是工作强度较大、二是照护环境相对封闭、三是照护人员需要经常面对照护对象的逝去，这些都需要良好的情绪管理能力来应对。

2. 情绪管理的常见方法

（1）心理暗示法　从心理学角度讲，就是个人通过语言、形象、想象等方式对自身施加影响的心理过程。自我暗示分消极自我暗示与积极自我暗示。积极自我暗示，在不知不觉之中对自己的意志、心理以至生理状态产生影响，令我们保持好的心情、乐观的情绪、自信心，从而调动人的内在因素，发挥主观能动性。而消极的自我暗示会强化我们个性中的弱点，唤醒我们潜藏在心灵深处的自卑、怯懦、嫉妒等，从而影响情绪。

与此同时，我们可以利用语言的指导和暗示作用，来调适和放松心理的紧张状态，使不良情绪得到缓解。心理学的实验表明，当个人静坐时，默默地说“勃然大怒”“暴跳如雷”“气死我了”等语句时心跳速度会加剧，呼吸也会加快，仿佛真的发起怒来。相反，如果默念“喜笑颜开”“兴高采烈”“把人乐坏了”之类的语句，那么他的心里面也会产生一种乐滋滋的感觉。由此可见，言语活动既能唤起人们愉快的体验，也能唤起不愉快的体验；既能引起某种情绪反应，也能抑制某种情绪反应。因此，当我们在生活中遇到坏情绪时，应当充分利用语言的作用，用内部语言或书面语言对自身进行暗示，缓解不良情绪，保持心理平衡。比如默想或用笔在纸上写出下列词语：“冷静”“三思而后行”“制怒”“镇定”等。实践证明，这种暗示对人的不良情绪和行为有奇妙的影响和调控作用，既可以松弛过分紧张的情绪，又可用来激励自己。

（2）注意力转移法　该法就是把注意力从引起不良情绪反应的刺激情境转移到其他事物上去或从事其他活动的自我调节方法。当出现情绪不佳时，要把注意力转移到使自己感兴趣的事上去，如外出散步、看看电影、读读书、打打球、下盘棋、找朋友聊天、换换环境等，都有助于使情绪平静，在活动中寻找到新的快乐。这种方法，一方面中止了不良刺激源的作用，防止不良情绪的泛化、蔓延；另一方面，通过参与新的活动特别是自己感兴趣的活动而达到增进积极情绪体验的目的。

（3）适度宣泄法　过分压抑只会使情绪困扰加重，而适度宣泄则可以把不良情绪释放出来，从而使紧张情绪得以缓解、放松。因此，遇有不良情绪时，最简单的办法就是宣泄。宣泄一般是在知心朋友中进行的。采取的形式或是用较为过激的言辞抨击、抱怨恼怒的对象；或是尽情地向至亲好友倾诉自己认为的不平和委屈等，一旦发泄完毕，心情也就随之平静下来；或是通过体育运动、劳动等方式来尽情发泄；或是到空旷的山林原野，拟定一个假目标大声叫喊，发泄胸中怨气。必须指出，在采取宣泄法来调节自己的不良情绪时，必须增强自制力，不要随便发泄不满或者不愉快的情绪，要采取正确的方式，选择适当的场合和对象，以免引起不良后果。

（4）自我安慰法　当一个人遇有不幸或挫折时，为了避免精神上的痛苦或不安，可以找出一种合乎内心需要的理由来说明或辩解。如为失败找一个理由，用以安慰自己，以此冲淡内心的不安与痛苦。这种方法，对于帮助人们在大的挫折面前接受现实，保护自己，避免精神崩溃是很有益处的。因此，当人们遇到情绪问题时，经常用“胜败乃兵家常事”“塞翁失马，焉知非福”等语句来进行自我安慰，可以适当摆脱烦恼，缓解矛盾冲突，消除焦虑、抑郁和失望，达到自我激励，总结经验、吸取教训之目的，有助于保持情绪的安宁和稳定。

（5）交往调节法　某些不良情绪常常是由人际关系矛盾和人际交往障碍引起的。因此，当我们遇到不顺心、不如意的事，有了烦恼时，能主动地找同事、亲朋好友交往谈心，比一个人独处胡思乱想、自怨自艾要好得多。因此，在情绪不稳定的时候，找人谈一谈，具有缓和、抚慰、稳定情绪的作用。另一方面，人际交往还有助于交流思想、沟通情感，增强自己战胜不良情绪的信心和勇气，能更理智地去对待不良情绪。

（6）情绪升华法　升华是改变不为社会所接受的动机和欲望，而使之符合社会规范和时代要求，是对消极情绪的·种高水平的宣泄，是将消极情感引导到对人、对己、对社会都有利的方向去。如某照护员因其照护的老人去世而非常痛苦，但他没有因此而消沉，而是化悲痛为力量，把注意力转移到照护其他老人的工作中，立志做一名优秀的失智老年人照护员。

（五）具备协调与沟通能力

延伸阅读：协调能力的内涵、构成、分类

失智老年人常常合并情感障碍、异常精神和情绪问题，给照护者带来许多沟通困难。作为失智老年人照护员，应该掌握沟通技巧，打破与失智老年人的沟通障碍。

（1）注意倾听　与失智老年人沟通，做一个合格的倾听者十分重要。与老人交流时，要尽量集中注意力去关注他，让他感觉到照护者在认真倾听自己的表达，不要东张西望，也不要有“看手表”“看手机”等不耐烦动作。当老人存在思维中断或忘记某词语时，可以给予老人充分的时间思考，尽量不要中途打断，也不要转换话题，可适当给与肯定的眼神，鼓励老人尝试完成。哪怕最终经过长时间思考仍没有想起，只要照护员能够理解老人的意思，就应继续沟通，不必再去纠正老人的错误，以免损伤老人的自尊心。

（2）语气亲切　与失智老年人沟通，照护员与老人交流时所表达的情感和语音语调远比内容更加重要。同样，照护员也应该尽可能地从老人的语音语调和动作中发现老人想表达的感受。所以在沟通的全过程中，应该做到态度和蔼、语气亲切。为了快速拉近与老人的距离，获取老人信任，营造轻松的氛围很重要，在交流中尽可能使用老人使用的方言，切忌使用命令性言语，如“你坐下！”如不可避免，可改为“让我们先坐下来。”当不同意老人观点时，切记不必纠正更不可与老人争执，可以转换一个话题，慢慢让老人明白你的意思。

（3）言简意赅　失智老年人短时记忆下降或丧失合并理解障碍，与其沟通时应避免复杂的句式给老人带来理解压力。照护员应尽量以简明的言语、缓慢的语速、清楚的口齿，根据老人的文化程度和理解能力，使用老人能理解的词汇进行交流，做到言简意赅，尽量不要选择专业术语。

（六）具备安全防护意识

失智老年人照护需要做好自我防护，除医疗卫生防护外，也要注意自身安全防护。安全防护，即安防。所谓安全，就是没有危险、不受侵害、不出事故；所谓防护，就是防备和保护，而防备是指做好准备以应付攻击或避免受害。照护失智老年人需要做好准备和保护，以应付攻击或者避免受害，从而使被保护对象处于没有危险、不受侵害、不出现事故的安全状态。显而易见，安全是目的、防护是手段，通过防护的手段达到或实现安全的目的，就是安全防护的基本内涵。应掌握自我保护、安全防护技能。

失智老年人照护员应能从失智老年人反常行为和精神症状中预见风险点，通过制订和实施应急预案，预防、减少或降低因行为和精神症状带给失智老年人和他人的困扰、影响或伤害，按照标准程序应对相应的应急状况。

比如案例中的老人有游走的状况，可能存在走失的风险，失智老年人照护员需要关注并分析原因，是因为失智老年人视空间、定向力存在障碍？还是因为环境发生改变？是行为和精神症状所致幻觉？还是疾病原因、身体或心理需求得不到满足？进而制订相应预防措施。比如为失智老年人制作身份信息卡，卡上备注老年人姓名、家庭住址、病史、家庭联系人及联系电话等信息，放于老年人衣袋内、挂于脖子上或制成信息布片缝制于老年人外套上；为失智老年人穿防走失衣，戴防走失手腕带或有定位功能的表或鞋，并开展持续性评估。确定走失后，应明确应急预案流程，及时启动应急预案、开展相应的应急处理措施。

二、失智照护基本能力

（一）了解阿尔茨海默病流行病学知识

1. 阿尔茨海默病是全球重要的公共卫生问题

作为失智最常见的阿尔茨海默病（alzheimer's disease，AD）是一种起病隐匿且进行性发展的慢性神经系统退行性疾病，以记忆障碍、语言功能和其他认知能力衰退为主要症状，可导致患者日常生活能力下降，出现异常精神和行为，会给家庭和社会带来极大的负担。阿尔茨海默病已成为全球重要的公共卫生问题。2019年，全球阿尔茨海默病患者人数已高达5000万，预计2050年将增加至1.52亿。

2. 阿尔茨海默病的流行存在地区、性别差异

研究发现，全球阿尔茨海默病患病率总体呈逐年上升趋势。我国阿尔茨海默病患者人数逐年升高，目前达到1500万以上。

我国不同地区的阿尔茨海默病患病率也存在差异。有专家研究发现，我国60岁以上人群阿尔茨海默病患病率约为5.5%，其中西部地区阿尔茨海默病患病率最高达9.6%，其次是北部地区5.4%、中部地区3.8%，最低的是南部地区3.7%。地区的差异性可能与不同地区人群生活饮食习惯、行为方式、遗传风险等因素不同有关。

从患阿尔茨海默病的人群分布既往研究发现，阿尔茨海默病患病率随年龄增加而增加，女性人群高于男性人群。关于阿尔茨海默病患者中性别差异的原因，可能与女性平均期望寿命高于男性有关。也有学者认为，在阿尔茨海默病致病基因携带者中，女性的大脑海马体萎缩更严重，表现出更差的记忆力，因此女性患阿尔茨海默病的风险更高。

（二）掌握阿尔茨海默病的危险因素

很多研究探索了阿尔茨海默病的危险因素，主要包括不可改变的危险因素和可改变的危险因素。不可改变的危险因素包括遗传因素、年龄因素、慢性心脑血管疾病因素等；可改变的危险因素包括文化程度因素、生活行为习惯因素、心理状态因素和环境暴露因素等。

1. 遗传因素

位于第19号染色体的ApoE基因是目前唯一公认的晚发性阿尔茨海默病的致病基因。ApoE基因有3种等位基因，分别为E_2、E_3和E_4。研究发现，含有E_4等位基因的人比含有E_3、E_2等位基因的人有更高的患病风险。美国失智症研究表明，大约有2%的阿尔茨海默病是因为遗传因素导致的，一般50岁前发病的阿尔茨海默病大多数是遗传性的，而高龄的阿尔茨海默病老年人往往与遗传无关。

2. 年龄因素

高龄是患AD最重要的危险因素。研究发现，从65岁起，每经过5年，阿尔茨海默病患病概率就会增加1倍。高龄与阿尔茨海默病关联的可能机制是，年龄增长伴随β淀粉样蛋白的累积和Tau蛋白的磷酸化，诱发氧化应激，进而引发神经退行性变，从而增加了罹患阿尔茨海默病的风险。

3. 慢性心脑血管疾病因素

研究发现，高血压、糖尿病、血脂异常、代谢综合征等慢性心脑血管疾病是患阿尔茨海默病的危险因素之一。心脑血管疾病可通过影响血脑屏障血管的完整性，引发血管损伤、蛋白质漏出、神经元损伤和伴随的β淀粉样蛋白累

积，从而增加阿尔茨海默病患病风险。血脂异常者的阿尔茨海默病患病风险更高，其原因可能与载脂蛋白E（ApoE）、载脂蛋白J（ApoJ）等几种参与胆固醇代谢或转运的蛋白基因为阿尔茨海默病的易感基因有关。

4. 文化程度因素

有研究报道，文化程度与阿尔茨海默病患病率呈负相关，文化程度越高，阿尔茨海默病患病率越低。有专家报道在 65 岁以上人群中，维持良好认知能力时 长较短的人，其文化程度相对较低。Gilsanz 等在 9605 名美国人群中开展的研究显示，高中及以下文化程度者阿尔茨海默病的患病风险比高中以上文化程度者高12%，文化程度与阿尔茨海默病的关联性可能与高文化程度者更易遵循良好的生活行为习惯有关系，但是具体机制仍有待于进一步研究。

5. 生活行为习惯因素

有研究表明，控制生活方式疾病（由不正常的饮食习惯、运动不足、吸烟等不良生活方式直接引起的疾病）有利于抑制失智症恶化。德国开展的一项纵向观察研究发现，不良膳食模式与阿尔茨海默病患者认知功能下降有关，大量摄取饱和脂肪酸和吸烟会增加阿尔茨海默病的患病风险。另外，有研究显示，中年时期肥胖会导致阿尔茨海默病发病风险增高59%，老年时期体重过轻也会导致阿尔茨海默病发病风险增高。

6. 心理状态因素

研究证实，长期经受压力可加速认知功能的损害，因慢性压力可以降低脑容量。也就是说，如果人一直处于紧张状态，可使大脑体积缩小，这是导致认知功能受损并导致情绪障碍的因素之一。压力可以杀死脑细胞，尤其是在记忆和学习的相关区域。因为当大脑感受到压力时，人的身体会释放肾上腺素到血液中，直接作用于海马体。这些本来有助于学习与记忆的应激激素一旦水平过高，就会杀死海马体中的脑细胞，从而阻碍记忆与学习。不良的心理状态也是诱发失智症的一大危险因素。研究发现，40% ～ 50% 的患阿尔茨海默病的老年人都伴有抑郁情绪。有抑郁病史的人群中，阿尔茨海默病发病率更高。

7. 环境暴露因素

流行病学研究发现，空气污染的增加与阿尔茨海默病患病率升高有关，而且动物实验也证实空气污染可加速大脑衰老退化，使认知功能下降，增加罹患阿尔茨海默病的风险。

延伸阅读：阿尔茨海默病的七个阶段

（三）了解阿尔茨海默病的七个阶段

阿尔茨海默病会随时间的推移而恶化，纽约大学医学院老化与失智症研究中心临床主任提出病程分七个阶段，其发展虽然因人而异。这七个阶段分别为：功能正常阶段、极轻微的认知能力衰退阶段、轻微认知能力衰退阶段、中度认知能力衰退阶段、稍严重的认知能力衰退阶段、严重认知能力衰退阶段和极严重的认知能力衰退阶段。

（四）熟悉失智症各期的典型症状

1. 失智早期典型症状

此阶段可能持续在第1～3年，症状包括：①难以想起近期经历的事情和刚刚讲过的话。②很难记住现在是何年、何月、何日或者是星期几？③做饭和购物的能力越来越差。④不能解决收支平衡，失去家庭理财的能力。⑤很容易遗失常用物品，例如眼镜、钥匙、乘车卡、手提包等，丢失后不找自己原因，常怀疑被别人偷走。⑥讲话找词困难，对人冷淡，出现缄默或社交回避行为。⑦判断力差，容易轻信和上当受骗。⑧注意力分散，不能集中精力完成一件事。⑨自信心明显下降，优柔寡断，难于做出明智的决定。⑩开始在陌生地方迷路，很快出现在熟悉的环境中也会迷失方向。⑪重复动作，例如不断地把东西放进抽屉里又拿出来，同样的问题重复问很多遍。⑫睡眠障碍，日夜颠倒，夜间起床游走或干其他事情。

2. 失智中期典型症状

此阶段可能持续在第2～8年，症状包括：①忘记刚刚讲过的话和做过的事，以前经历的记忆部分丧失。②出现异常行为问题，例如多疑、恍惚、幻觉、妄想、烦躁、易怒、攻击等。③语言表达和理解能力进一步困难，可能出现错构和虚构，可能诬陷他人。④由缄默变为啰嗦，不断询问或重复同样一句话。⑤视空间功能损害加重，空间定位困难；难以整合一个连续的空间框架；难以执行涉及空间概念的心理操作。⑥丧失阅读和写作的能力。⑦丧失计算能力。⑧失去协调能力，分不清周围的人际关系。⑨生活大部分依赖他人，容易走失，需要每天24小时不间断陪伴和监护。⑩有时会无法辨认熟悉的家人和朋友。⑪出现随便脱衣服、随地大小便、乱藏东西，甚至会把垃圾藏起来或者异常性行为等人格障碍问题。⑫饮食不正常，重复进食。⑬日夜颠倒，可能整夜不睡、白天嗜睡。

3. 失智晚期典型症状

此阶段可能持续在第8～12年，症状包括：①丧失语言能力，仅能发出不可理解的声音，不能沟通交流。②不能辨认人、地方和物体，甚至不认识自己。③情绪表达困难，丧失微笑的能力，无欲无求，与世无争。④丧失行走的能力，需借助轮椅，甚至卧床不起，也会出现无法坐立、站立，不能照料自己。⑤肌肉可能萎缩，体重下降，四肢可能发生痉挛，容易跌倒发生意外。⑥可能吞咽困

延伸阅读：
失智症早中晚期症状

难，进食缓慢或拒绝饮食，出现呛咳，必要时需要鼻饲。⑦大部分时间卧床、睡眠。⑧大小便失禁。⑨可能表现吸吮、握持等原始反射。⑩合并肺部、尿路、皮肤等感染，出现骨折、昏迷，直至死亡。⑪日间节奏紊乱，睡眠能力与清醒能力退步。

（五）掌握失智老年人各阶段的照护原则

1.失智早期照护原则

（1）尽早明确诊断　失智的早期，家庭照护通常是首选的照护方式。当发现老年人出现异常或者被家属咨询时，应指导家属尽早带老年人去专业医院找专科医生，例如神经学家、精神病学家、老年病专家，以明确诊断，接受治疗。尽管失智症目前没有药物可以治愈，但是由于失智是多种原因导致的，针对原发病进行治疗还是有意义的。同时要注意指导家属不要轻易相信治疗失智的特效药推销和广告，做到不轻信、不盲从，避免因病急乱投医而上当受骗。

（2）制订适宜照护计划　照护失智老年人是漫长而持久的，一旦明确诊断，应指导家属以正确的心态面对现实，帮助家属了解失智早期的典型症状、照护需求、照护方式并制订适宜的照护计划。

（3）帮助维持家庭和睦　指导家属明白一个事实，就是当老年人一旦发生失智，除去记忆力逐渐下降，其判断力、计算力也会逐渐下降，最终思维混乱，丧失处理问题的意识。所以在早期阶段，就需要妥善处理老年人保管的重要文件和财产，并委婉地征求他的处理意愿，以避免日后出现家庭纠纷，影响家庭和睦。

（4）维持记忆能力　要让家属明白，早期失智的记忆力下降是近期记忆下降，而远期记忆几乎保留完好。应指导家属采取方法帮助老年人维持记忆，例如陪伴她回忆过去的事情、听他讲过去的故事、听他读过去的书、帮他与过去的老朋友相聚、让他看老照片或撰写回忆录等。来自美国和日本等国家的研究显示，音乐是失智非药物治疗中被重点推荐的活动项目，还有绘画对刺激失去的记忆也具有特殊意义，指导家属经常陪伴老年人听音乐、进行涂鸦这样的画画活动，对延缓记忆力下降也非常有益。

（5）鼓励做熟悉的事情　尽管让失智老年人恢复记忆是不太可能的，但是因为远期记忆保留完好，为了延缓记忆力下降的速度，应指导家属注意观察老年人能做什么或不能做什么，鼓励老年人依然做他熟悉的、喜欢的事情，例如简单的家务劳动，千万不要因为老年人是患者就事事包办。要让家属知道，事事包办的结果只会使病情进展加速。

（6）维持语言功能　随着时间流逝，老年人会出现语言障碍，例如找词困难、表达错误，为了避免说错话，可能干脆不说话而变得缄默。失智老年人照护员应指导家属改变交流方式，即使他说错了也要认真聆听，并让他知道你理解他讲的话。避免让老年人因为尴尬而少讲话或者不讲话，使语言功能快速下降。

（7）保持合理营养　早期失智老年人仍然具备进餐能力，但是很难独立完成制订食谱、购物和做饭等活动，所以，为了老年人的健康，应指导家属为老年人安排以植物性饮食为主的营养方案，例如地中海式食谱和DASH饮食❶。这样的饮食结构能保护脑细胞，降低罹患心脑血管病的风险，对延缓病情发展有利。

（8）保证居家安全　随着病情发展，老年人区分颜色的能力也在下降，即便是失智的早期阶段，视觉也可能发生变化，此时，为老年人创造一个舒适安全的家非常重要。失智老年人照护员应指导家属在布置居家环境时，对老年人经常使用的家具不要随便移动位置；在卫生间或浴室安装扶手和防滑地砖；要限制老年人进入厨房，避免其使用刀具及搅拌机、电水壶、微波炉等物品；在老年人进行炒菜、做饭等活动时需要陪伴。还要注意限制老年人独自进入未封闭的阳台及电梯、马路等地方；指导家属更换更加明亮的照明灯并注意在日落以前打开，以降低光线差，避免出现“黄昏综合征”。

（9）帮助家属减轻压力　“一人失智，全家失衡。”照顾失智老年人是非常漫长而艰巨的工作，绝大多数失智老年人的家属，通过亲身经历证明，除了疲惫，还会或多或少地产生负面情绪，包括压抑、紧张、烦躁、悲伤，甚至产生抑郁症或焦虑症。面对家属的压力，失智老年人照护员除了指导家属如何照顾失智老年人外，同时对家属也要给予积极支持。为居家照护的家属提供失智症老年人常见事件的应对方法，例如老人重复说同一件事时，不要不理睬老年人，要回答老年人的问题，在反复回答的过程中转移老年人的注意力。老年人说东西被偷了的时候不要忙着否定他，先和老人产生共鸣，然后一起找东西等。

案例分析

案例中的赵奶奶，5年前出现早期认知障碍，但是，因为家属没有意识到老年人的问题与失智症有关，既没有进行早期诊断，也没有进行早期干预，导致老年人的记忆力、判断力、语言能力快速下降，从发病到进入中度阶段仅仅持续了1~2年的时间，给家属带来很大的照护压力，并且，因为没有在病情的轻度阶段妥善处理老年人保存的重要文件及财产，还引发了家庭不和睦问题。

---

❶ DASH饮食：一种由高血压防治计划发展出来的饮食。

2. 失智中期照护原则

（1）指导家属维持残余功能　失智中期阶段认知功能的衰退也是渐进性的。此阶段延续时间比较漫长，其记忆力、判断力、日常生活能力的下降是逐渐进行的。在中期的前半阶段，尽管近期记忆和远期记忆都降低，但是基本的进餐、如厕等能力仍然存在，还不至于全程照护，失智老年人照护员应鼓励家属，让老年人自己进行力所能及的生活活动，以维持残余功能，延缓病情进展。

（2）指导家属给予全程照护　当失智老年人的病情进入中期的后半阶段，他不仅仅记忆困难愈加严重，异常精神和行为问题也会凸显，他会由缄默变得躁动不安，会出现很多强迫性和重复性行为，会无目的地徘徊，会迷失方向，会妄想、错构、虚构，会“胡搅蛮缠”，会发生危险。这时，失智老年人照护员应指导家属进行24小时陪伴，对老年人的生活问题要进行全程照护。

（3）指导家属集中照护资源　失智照护是一场持久战，家庭是失智照护的第一资源，作为失智老年人照护员，在老年人的病情处于中度阶段时，应指导家属充分调动家人力量，合理安排照护项目及时间，以达到既能提高失智老年人的生活品质，又能降低家属照护压力的目的。

（4）指导家属选择养老机构　失智老年人的病情进入中期的后半阶段时，家庭照护不仅会使家人难以应对，而且还会使家人产生很多负面情绪，既影响老年人的生活照护，又影响家人的身体健康，很多家庭会考虑将老年人送住养老机构。作为失智老年人照护员，应帮助家属根据老年人的情况选择合适的养老机构，并且安抚家属，将老年人送住养老机构，并不意味着儿女不孝顺，而是希望老年人能够得到更专业的照护，让他的生活更加舒适和安全。当然，子女要经常探望，让老年人知道他是在子女的关心和陪伴下的，这也是做儿女应尽的责任。

（5）调整沟通交流的方式　当老年人入住养老机构后，失智老年人照护员首先要调整与他沟通交流的方式，因为此时的老年人不会理解三步或者两步的复杂指令，只能理解很简单的语言。例如我们使用MMSA量表，在对语言能力进行评估时，所用的“理解指令”项目：“我给您一张纸，请您按我说的去做，现在开始，用右手拿着这张纸”“用两只手将它对折起来”“放在您的大腿上”，这是三句话，需要做三个动作。当要求老年人按照指令，完成一个动作再去完成另一个动作时，对中度失智老年人来说可能能做到；但是如果连续讲完三句话，再让老年人完成动作，她可能会一脸茫然，她会因为记不住你后面讲过的两句话而不知所措，甚至诱发异常行为。所以，失智老年人照护员面对中度失智老年人，要使用“任务分解”交流方式，去引导老年人一步一步地完成他力所能及的事情。还有，尽可能使用简单的词语，例如对她讲："奶奶，我把菜、馒头和汤都摆好了，我扶您过来吃饭。"不如直接讲："奶奶，吃饭。"让她尽快理解你的意思，以降低她的迷惑和戒备心理，拉近亲密距离，促进照护工作顺利进行。

（6）掌握日常照护技巧　我们对失智老年人的照护措施包括健康促进照护、认知功能促进照护、身体综合照护等。在进行照护之前，要仔细观察评估，掌握他的作息时间、饮食喜好、二便情况、睡眠特点、穿衣习惯、洗漱能力、个人爱好、活动规律等，制订每日生活计划，做好进餐、着衣、口腔保健、仪容仪表、大小便、睡眠和相关认知促进等活动管理，陪伴她完成所有生活活动。

（7）掌握应对异常行为措施　失智的中度阶段，老年人会出现很多无法控制的情绪和行为，例如重复、妄想、猜疑、游荡、焦虑、激越、随地大小便、人格障碍甚至攻击。当失智老年人照护员遇到这些问题时，应该保持镇静，利用智慧进行应对，做到努力发现原因、积极预防发作、及时坦然面对。首先不要大声喊叫，不要指责教训，不要试图讲道理进行纠正，不要让他感到羞辱或者威胁。最好的方法就是利用转移法，先安抚不良情绪，再制止异常行为，既保证老年人安全又避免自己受到伤害。

（8）保证老年人身体安全　随着认知障碍逐渐加重，失智老年人会丧失危险概念，他会慢慢不知刀具会伤人、不知热水会烫人、不知烈火能烧人、不知触电能夺命、不知高处坠下的后果是什么，很容易被危险物品和危险地点所伤害。失智老年人照护员在照护工作中要时刻提高警惕，限制失智老年人使用刀剪、热水瓶等危险物品，还要限制老年人独自进入电梯、卫生间、厨房、未封闭的阳台等危险地点，以保证老年人的身体安全。

（9）进行延缓失智失能训练　限制老年人进入危险地点，不等于限制老年人自由。在对失智老年人进行日常照护时，为了延缓病情进展，还要注意对老年人进行延缓失智失能训练。例如：每天抽时间陪她讲话、回忆往事，延缓记忆力下降；使用肢体语言慢慢接近他，让他对你感到亲切、产生依赖，缓解因徘徊和游荡导致走失；使用简单的词组或语句与他交流，维持他的语言功能；在他活动能力尚好时，尽量鼓励他做一些力所能及的家务劳动，如洗碗、擦桌子、清洁小件衣服、叠被子、整理床铺等；还要注意按照计划，按时带他参加喜欢的活动，如音乐、绘画、写字、手工活动等，可能他唱的歌会跑调，画的画、写的字一团糟、手工活动不标准，也要给予鼓励和表扬，以增强老年人做事的信心，维护做事的兴趣。让老年人做事的过程不仅是延缓失智失能的训练，也是缓解异常精神和行为最常见的转移注意力的方法。

案例分析

案例中的赵奶奶，五年以前出现轻度认知障碍，三年前出现啰嗦、重复、烦躁、易怒、入睡困难、无目的游走、随便玩弄电插座，偶尔尿湿裤子甚至骂人、打人等表现。但是，家属还没有认识到老人已经罹患失智症，而是单纯地认为“老糊涂了”。为了求得家庭的安静与安全，购置了软沙发，放在老人居室，每天哄着老人坐在上面看电视。吃饭、喝水、如厕、个人卫生等全部生活由保姆帮助，基本不需老人参与或出门活动。不参与和限制活动的结果，加速了病情的进展，导致很快进入中度失智的中晚期阶段，不但发生异常精神和行为，还出现了双膝关节屈曲、行走缓慢等体征，严重影响了生活活动能力。入住养老机构以后，失智老年人照护员采取了适宜的照护措施，不仅使老人部分行为问题得到改善，而且还帮助家属找到了存折和房产证，在老人情绪稳定下到相关部门做了妥善安排，使老人家的女儿打消疑虑，儿子的冤屈得到澄清，维护了老年人家庭的和睦。

3. 失智晚期照护原则

（1）正视病情恶化　到了失智晚期，疾病为失智老年人大脑带来的损伤，已经让他完全丧失记忆、丧失语言能力。随着肌肉僵硬、关节挛缩等神经系统体征的逐渐出现和加重，老年人再也无法独立行走、站立、坐稳，直至卧床不起。他再也不能自己进餐，无法控制大小便，体重明显减轻，合并肺部感染、尿路感染、皮肤感染甚至骨折等。病情的恶化最终使老年人昏迷，慢慢走到生命最后一刻。作为失智老年人照护员在此阶段来临之前，要提前告知家属，让家属做好思想准备，以缓解可能失去亲人的悲痛。

（2）保证安全进食　良好的营养是健康的首要保证。失智老年人照护员必须明白，对于晚期失智老年人而言，相对于传统的体温、脉搏、呼吸、血压四大体征而言，营养状况是更加重要的生命体征。为了预防和控制感染，为了维持老年人的生命，为老年人摄取充分的营养是照护工作的重中之重。此刻的老年人已经不能吃固体食物，可根据老年人需求为老年人准备软食或半流质饮食，必要时通过鼻胃管进行进食、进水照护。为了保证进食安全，进食体位的摆放也是失智老年人照护员非常重要的工作。

（3）保证口腔清洁　失智老年人唾液减少，饮水量减少，口腔内不可避免地积存一些食物残渣。健康从口腔开始，失智老年人照护员要注意为老年人进行口腔清洁。保证口腔清洁不仅仅是为了预防口腔黏膜、牙齿、牙龈的感染，也是避免肺部感染和消化道感染的需要。

（4）预防肺部感染　晚期失智老年人长期卧床，咳嗽无力，痰液在肺部坠积很容易发生肺炎，失智老年人照护员要注意观察老年人的呼吸和咳痰情况，在药物治疗的同时，必要时进行翻身叩背，以促进痰液排出，保持呼吸道通畅，预防和控制肺部感染。

（5）预防尿路感染　晚期失智老年人大小便失禁，容易出现尿路感染。失智老年人照护员要具备观察老年人尿液颜色、性状和量的技能，发现异常要及时报告医生；还要注意老年人日常饮水量，每天少量多次保持饮水量至少1500毫升，同时保持会阴部清洁。适量饮水是老年人的生理需要也是预防尿路感染的需要。

（6）维持肠道功能　晚期失智老年人长期卧床，进食量减少，肠蠕动变慢，失智老年人照护员要注意监控老年人大便情况，如果出现便秘，要及时调整饮食。除了保证饮水量以外，可以增加适量富含纤维素的食物，例如水果、蔬菜、粗杂粮等，并且帮助其进行床上被动运动，促进排便，维持肠道功能。

（7）维持皮肤骨骼健康　晚期失智老年人皮肤弹性降低，骨骼变得脆弱，关节出现屈曲强直，为了预防压疮，要注意每隔2个小时（必要时每隔1个小时）进行翻身，并垫好软垫，减轻局部压力，保持体位舒适。要注意，晚期失智老年人与因脑血管病偏瘫导致的卧床原因是不一样的。脑血管病偏瘫老年人是因为一侧肢体活动不灵而卧床，另一侧肢体是健康的；晚期失智老年人是因为全身虚弱和肌肉僵硬、关节屈曲强直所造成的卧床，所以两侧肢体都是患侧。失智老年人照护员要有区分能力，并且掌握两侧肢体都是患侧的翻身技能，既为老年人摆放舒适体位预防压疮，还能避免牵拉肢体而导致骨折，以维持老年人皮肤骨骼的健康。

（8）保持安全和舒适　失智老年人到了重度的晚期阶段，他的世界会缩小到一张床上，不再认识周围的人和眼前的世界，丧失了对所有事物的兴趣，甚至不认识自己，变得无欲无求，再也不会对别人为他的照护提出需求和建议，一切都是不自知的、被动的。面对这样的老年人，需要对失智老年人照护员提出更高的职业道德要求，利用自己的知识和技能为老年人减少并发症，延长生存期，保持安全和舒适，陪伴老年人安详地度过生命最后一程。

案例分析

赵奶奶在出现认知障碍五年后，病情就发展到中度失智的中晚期阶段，这与家属缺乏失智症认知、没有及时就医、没有早期诊断、没有早期干预有关。

现在老人子女对失智症已经有所了解，为了让老人得到专业照护，将老人送入养老院，这是“健康所系、生命相托”。失智老年人照护员应深感责任重大，在老年人目前神志尚清楚，勉强能够交流的条件下，以良好的职业道德、扎实的失智专业知识、娴熟的失智照护技能，竭尽全力为老年人延缓认知功能下降、改善异常精神和行为、提高老年人生活品质，让失智的生命仍然有尊严。

（六）了解老年人失智的预防措施

1.人均寿命延长加大失智照护需求

随着社会经济和科技的迅猛发展，人类的平均寿命大幅度增长。人类寿命延长是人们对美好生活的追求与向往，但也不可避免地带来一些需要积极应对的新问题。人的老化是不可抗拒的自然规律，进入老年，一些与衰老相关的疾病在逐步增多，如高血压、糖尿病、癌症等，特别是失智症，作为一种随着大脑老化、年龄越大发病率越高的疾病，近年来发病率迅速增长。但是，长寿不健康的老年失智者的剧增也加大了失智照护的需求。据国家卫健委公布，2018年我国人均预期寿命已达77岁，高于世界平均值的72岁，接近一般发达国家的水平。但是，长寿不等于健康。据世界卫生组织2018年公布的数据，我国的“人均健康预期寿命”是68.7岁，比预期寿命少了8.3年。由于我国居民普遍缺乏健康防病意识，慢性病发病率逐年攀升，到了老年，往往各种慢性病一起发作，所造成的失智、失能严重影响了老年人的生活质量。国家老龄科研中心的调查数据显示，我国60岁以上老年人余寿中，三分之二时间处于“带病生存”状态。国家卫健委老龄健康司公布，我国患有慢性病的老年人比例高达75%，已达老年人口的四分之三。国家卫健委披露，我国目前失智、失能、半失能老年人口已超过4000万人，这种状况会随着老龄化的进展而日趋严重。这也是我国失智、失能老人的比例大大高于同等老龄化程度的发达国家的主要原因。

2.失智的预防与干预

罹患失智症以后，认知功能缺损和行为异常终将导致患者丧失生活功能。目前，老年失智预防尚未形成独立的学科领域，在我国也属刚刚起步，因此，失智预防应包括哪些基本内容、如何开展这项工作等，都需要在实践中积极探索。

为增强全社会对失智症的预防意识，提高预防知识水平，降低患病率增速，提高老年人的健康水平，2019年9月国家卫健委发布《阿尔茨海默病预防与干预核心信息》，主要内容如下。

（1）形成健康生活方式。培养运动习惯和兴趣爱好，健康饮食，戒烟限酒，多学习，多用脑，多参加社交活动，保持乐观的心态，避免与社会隔离。

（2）降低患病风险。中年肥胖、高血压、糖尿病、卒中、抑郁症、听力损失、有痴呆症家族史者，更应当控制体重，矫正听力，保持健康血压、胆固醇和血糖水平。

（3）知晓阿尔茨海默病早期迹象。包括：很快忘掉刚刚发生的事情；完成原本熟悉的事务变得困难；对所处的时间、地点判断混乱；说话、书写困难；变得不爱社交，对原来的爱好失去兴趣；性格或行为出现变化，等等。

（4）及时就医。老年人若出现阿尔茨海默病早期迹象，家人应当及时陪同到综合医院的老年病科、神经内科、精神/心理科、记忆门诊或精神卫生专科医院就诊。

（5）积极治疗。药物治疗和非药物治疗可以帮助患者改善认知功能，减少并发症，提高生活质量，减轻照护人员负担。可在专业人员指导下，开展感官刺激、身体和智能锻炼、音乐疗法、环境疗法等非药物治疗。

（6）做好家庭照护。家人掌握沟通技巧、照护技能以及不良情绪的调适方法，在日常生活中协助而不包办，有助于维持患者现有功能。应当为患者提供安全的生活环境，佩戴防走失设备，预防伤害，防止走失。

（7）维护患者的尊严与基本权利。注重情感支持，不伤其自尊心，沟通时态度和蔼，不轻易否定其要求。尊重患者，在保障安全的前提下，尽可能给予患者自主自由。

（8）关爱照护人员。患者的照护人员身心压力大，要向照护人员提供专业照护培训和支持服务，维护照护人员身心健康。

（9）营造友善的社会氛围。加强社会宣传，减少对患者的歧视，关爱患者及其家庭，建设友好的社会环境。

《阿尔茨海默病预防与干预核心信息》精炼准确地涵盖了老年失智预防的主要内容，为指导失智症预防的宣传和实施、营造全社会关心支持失智患者的社会氛围提供了科学依据，也是我们目前开展失智预防的基本内容。作为失智老年人照护员，我们不仅要做好失智老年人的照护服务，还要将照护的关口前移，做好未病前的预防和保健，这既是我们义不容辞的责任，也是应对老龄化社会问题的重要措施。

（七）能进行预防和延缓失智的健康教育

基于我国人口老龄化严峻，失智症的患病率逐年上升，对家庭和社会都带来极大照护压力和经济负担的现实情况，大力开展健康教育，积极进行失智预防，降低失智发病率，迫在眉睫。作为失智老年人照护员，不仅要能掌握照护技能，更要肩负社会责任，掌握对社会进行健康教育的技能。

1.如何开展预防失智健康教育

（1）掌握健康教育基本概念　健康教育是有计划、有组织、有系统的社会教育活动，使人们自觉地采纳有益于健康的行为和生活方式、消除或减轻影响健康的危险因素、预防疾病、促进健康、提高生活质量，并对教育效果作出评价。健康教育的核心是教育人们树立健康意识、促使人们改变不健康的行为生活方式，养成良好的行为生活方式，以减少或消除影响健康的危险因素。

（2）熟悉失智症健康教育基本内容　具体包括：①失智症的基本概念；②失智症的症状表现；③失智症对患者的影响；④失智症各期的照护原则及方法；⑤如何应对失智的异常精神与行为；⑥失智症对家庭和社会的压力；⑦预防和延缓失智症的措施。

（3）熟悉失智症健康教育的基本目的　提高社会对失智症的认识；了解并避免失智症的危险因素；了解早期干预对失智症的意义；掌握失智症的照护原则，维护失智症患者生命尊严；增强健康理念，积极预防失智症，降低失智症发病率，减轻失智症家庭和社会的照护压力。

（4）熟悉失智症健康教育的基本形式　能对失智症家属进行针对性健康教育；能对失智照护人员开展照护技巧指导和减轻压力健康教育；能在社区进行预防和延缓失智的健康教育；能在学校进行预防和延缓失智的健康教育；能对公共场所服务人员进行失智症认知健康教育。

2.熟悉阿尔茨海默病病因和预防措施

（1）了解阿尔茨海默病的病因　阿尔茨海默病的病因和发病机制复杂，至今原因未明。通常认为与基因突变、胆碱能缺陷、tau蛋白过度磷酸化、线粒体缺陷、神经细胞凋亡、氧化应激、自由基损伤及感染、中毒、脑外伤和低血糖等有关；亦与遗传、年龄、文化程度、生活行为、慢性心脑血管疾病、心理改变、环境状态等因素有关。

（2）早期发现是预防阿尔茨海默病的关键　很多人认为神经变性疾病是一种不可治愈的疾病，是不可逆转的退行性病变。但是，很多专家也告诉我们：如果在出现明显的临床症状前，尽早控制破坏大脑神经物质的产生，那么，这种神经的损伤是可以治疗的。也就是说，在认知障碍早期阶段，进行早期发现、早期诊断、早期干预是预防阿尔茨海默病的关键。

纽约大学医学院老化与失智症研究中心临床主任提出阿尔茨海默病病程分七个阶段。目前在阿尔茨海默病流行病学调查中已经发现在轻度认知功能损害阶段，有1/3的病情经过干预后不再进展、有1/3能够逆转到正常范围、仅有1/3发展为阿尔茨海默病。

阿尔茨海默病流行病学调查结果说明，该病是可以预防的。关键要在轻度认知功能损害阶段，做到早期发现、早期干预，才有可能阻止阿尔茨海默病的发生，或者使一些症状得到逆转。北京协和医学院教授、阿尔茨海默病防治协会副会长兼秘书长也曾经讲过：这个病一旦到了中晚期，还没有很好的药物能够治疗，但是如果能够普及宣传、尽早筛查、辅助早期训练，就能大大降低或延缓发病概率。

轻度认知功能损害（mild cognitive impairment，MCI）是指正常状态和失智症之间的状态。即便被诊断为轻度认知功能损害也不一定会发展成失智症。据研究发现，被确诊为轻度认知功能损害的人过了5年病情都没有恶化的约占30%，接受治疗和预防的人症状得到改善和正常人一样的约占20%，所以总的来说约50%的轻度认知功能损害患者不会发展为失智症。

延伸阅读：
日常生活中应该注意的“失智症危险信号”

（3）熟悉预防阿尔茨海默病的措施

① 药物预防。近年来获得美国FDA许可应用于临床痴呆治疗的药物有四种，分别是多奈哌齐(安理申)、重酒石酸卡巴拉汀(艾斯能)、加兰他敏(力益临)以及美金刚(易倍申)。其中前三种是胆碱酯酶抑制剂，美金刚是天冬氨酸受体拮抗剂。

世界医学界多年的临床证明，胆碱酯酶抑制剂能够显著改善轻度和中度阿尔茨海默病患者的认知功能和异常行为。美金刚单一用药或者和胆碱酯酶抑制剂合并用药，也可以改善中度和重度阿尔茨海默病患者的神经精神症状。美国FDA还批准将安理申用于重度阿尔茨海默病患者的治疗。但是，截至目前还没有能够减缓疾病进程的治疗方法，更不用说停止或逆转了。科学家普遍认为，治疗阿尔茨海默病的最佳时机是在失智症状出现之前。

另外，有研究证明，有些因素会导致认知功能损害提早发生。因为高胆固醇、高血压、糖尿病及吸烟等心脑血管风险增强因子，可能与阿尔茨海默病高发生率相关，所以药物预防主要是针对以上疾病的治疗。临床观察显示，降胆固醇的他汀类药物无法有效预防阿尔茨海默病的发生或推迟它的进程；使用非甾体抗炎药，例如阿司匹林、布洛芬等，在2007年时被认为可能降低阿尔茨海默病的发生率，由于副作用太大，相关的临床试验也提前中止，但是，该类药仍可作为预防阿尔茨海默病的候选药物之一。

需要说明的是，世上没有两个完全相同的患者，不同药物作用于不同的患者，可能出现不相同的效果。所以，医生在进行全面诊断、开出药物后，无论是用于治疗还是用于预防，要因人而异，并且要在长期的治疗过程中严密观察疗效，不断调整药物种类和剂量，以降低副作用、收到最佳效果。

值得注意的是，所有用于治疗的药物，必须由专业医生以处方开出，如果有人推荐能够治愈失智症的特效药，失智老年人照护员一定要指导家属谨慎对待，不要盲从，避免引来危害。

② 活动预防。大量案例证明，从事某些益智体育活动，例如歌唱、跳舞、朗诵、阅读、填字游戏、拼图游戏、手工编织、健脑手指操、演奏、散步、慢跑、游泳、骑自行车、打太极拳、园艺活动，以及参加社交活动等的人群，似乎较少罹患阿尔茨海默病。瑞典有一项研究显示，不怎么和人交往的人和经常与人交往的人相比得失智症的概率高8倍。

对于患MCI的老年人，除了指导其参加以上活动外，如果能够教会他们学用智能手机，例如学会用微信，能跟过去的老朋友、老同事、老同学建立一个群，在群里分享他的故事，甚至学会购物，就等于为他们的生活打开了一扇非常有趣的门，使他们可以接触更加丰富的世界，以此延缓甚至逆转认知功能下降。接受教育也会延迟阿尔茨海默病的发生，例如学习第二语言，重温过去的课本，多看书报，学写诗歌、散文等。绘画也是一项很好的、可以预防失智的活动。绘画可以刺激大脑，减少认知能力下降的风险。

体育锻炼可以降低患阿尔茨海默病的风险，并且能降低发生失智的概率，减轻异常行为的严重程度。另外，运动还可以防止体力下降，老年人卧床不起主要有两个原因，一是脑卒中，二是摔倒骨折。虽然长期卧床不是直接导致失智症的原因，但是患有轻度认知损害或是处于早期失智症的老年人长期卧床不起，则会加剧病情急速发展。人的大脑海马体主要负责学习和记忆，日常生活中的短期记忆都储存在海马体中。人进入老年期之后，海马体会以每年1% ～ 2%的速率萎缩。有一项研究是让老年人做有氧的快步行走，一年之后，发现做有氧快步行走的老年人，他的海马体不仅没有萎缩，而且还增长了2%。所以说运动不仅仅能够强健肌肉，还能强健大脑。

延伸阅读：
老年人跳广场舞
可预防老年痴呆

太极拳是我国文化瑰宝之一，中国科学院心理研究所的团队就发现，长期打太极拳的老年人，其大脑的某些区域的皮层厚度会显著增加。

所有这一切也符合认知存量假说，该假说认为有些生活经历会增进神经功能的效能，并扩充个人的“认知储备”，进而延缓失智的发生。

③ 饮食预防。饮食中含有大量饱和脂肪酸及单糖或双糖等易导致患病的概率增高。而含有更多蔬菜、水果、坚果、豆类和海产品的MIND饮食模式则具有

更佳的记忆力和认知维护功能。

MIND是“推迟神经元退化的地中海式干预法”的缩写。它结合了两种健康的饮食计划，即地中海式食谱和DASH饮食。DASH是“终止高血压膳食疗法”的英文缩写，又称为得舒饮食、降血压饮食。它作为非药物治疗高血压的方法越来越受到重视。

MIND饮食具体建议如下：绿叶蔬菜（比如菠菜和生菜沙拉），每周至少六次；其他蔬菜，每周至少吃一天；坚果，一周五次；浆果：（蓝莓最佳，还有草莓、蔓越莓等）；豆类，每周至少吃三次；粗粮，一天三次或者更多；鱼类，每周一次；家禽类（比如鸡或者火鸡）；橄榄油，将它作为主要食用油；红酒，一天一杯（非必需）。

④ 掌握风险预测的评分。

目前越来越多的证据显示失智和其他慢性病一样是可以预防的，这就把失智临床前期及失智高危人群的识别提高到了一个前所未有的高度。失智预测模型作为预测失智风险的手段近年来受到广泛重视。CAIDE失智风险评分是一般人群老年失智症风险的评估工具。该量表考量了年龄、教育水平、性别、血压、BMI、总胆固醇及日常活动等因子，来计算CAIDE风险的评分。CAIDE风险量表能够评估20年内发生失智的可能性。作为失智老年人照护员，应掌握普及CAIDE失智风险评分的能力。如果能为老年人群进行早期评估，从而进行早期预防，将会在控制失智症发病制方面做出重大贡献。

附：CAIDE痴呆风险评分

年龄	分数	总胆固醇	分数	体育锻炼	分数
40~47岁 47~53岁 53~65岁	0 3 4	≤ 6.5mmol/L > 6.5 mmol/L	0 2	经常锻炼 不经常锻炼	0 2
受教育年限	**分数**	**BMI指数**	**分数**	**20年后发生痴呆风险**	
				总分	风险概率
≥10 7~9 0~6	0 2 3	< 30kg/ m^2 ≥ 30kg/ m^2	0 2	0~5 6~7 8~9 10~11 12~15	1.0% 1.9% 4.2% 7.4% 16.4%
性别	**分数**	**总胆固醇**	**分数**	经常锻炼指每周至少进行两次体育锻炼	
男 女	0 1	≤ 140mmHg > 140mmHg	0 2		

⑤ 其他。吸烟会损伤大脑皮质，使思维变得迟钝，降低记忆力。有研究

表明（50～69岁人群）随着吸烟量的增加，其失智症的发病率也会变高。每天吸11～40支烟的人发病率是不吸烟人群的1.4倍，吸41支以上的发病率达到2.1倍。

有研究显示，牙周病会增加得失智症的风险。很多人会不重视牙周病。牙周病会破坏牙龈和牙槽骨，导致牙齿松动不得不拔牙。牙周病还会诱发各种疾病，例如增加糖尿病患病风险、牙周病菌感染动脉血管壁加快动脉硬化发展，从而诱发脑卒中和心肌梗死等。与有20颗以上牙齿的人相比，牙齿只剩几颗或没有、使用假牙的人患失智症的风险大约高2倍。

项目三
失智症的基本知识

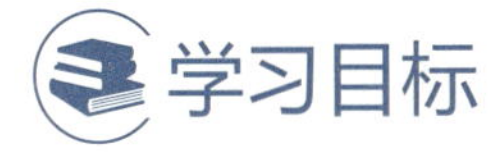

学习目标

一、知识目标

1. 了解神经系统基本结构和功能。

2. 了解神经系统活动基本方式。

3. 掌握神经系统衰老表现。

4. 了解失智症的概念和分类。

5. 理解失智症的主要症状。

6. 了解失智症的发病机制。

7. 了解失智症病因学分型及特点。

8. 了解失智症的分期表现。

二、技能目标

1. 能够使用失智症常用评估量表。

2. 能够运用失智症的诊断标准。

3. 能够运用人体神经系统基本知识与失智症基本知识，解决或解答失智症老年人在照护过程中的疑难问题。

三、思政与职业素养目标

通过学习本项目，成为不仅熟练掌握照护技能，还具备一定专业理论知识的失智老年人照护员。

知识点一　人体神经系统基本知识

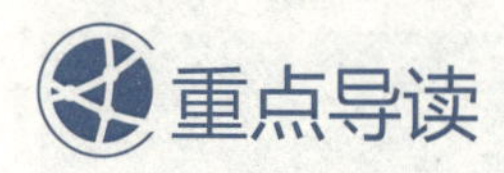

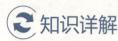

重点导读

随着我国人民生活水平的提高、医疗条件的改善、养老观念的转变，许多失智老年人对服务的需求越来越高。他们不仅需要满足基本的生活需要，更希望得到更科学、更合理、更专业的照护。为了不断提高失智老年人照护质量，学员必须了解人体神经系统基本知识。

知识详解

一、神经系统基本结构和功能

人体神经系统是机体内对生理功能活动的调节起主导作用的系统，主要由神经组织组成，分为中枢神经系统和周围神经系统两大部分。中枢神经系统包括脑和脊髓；周围神经系统包括脑神经、脊神经、自主神经。

（一）中枢神经系统基本结构和功能

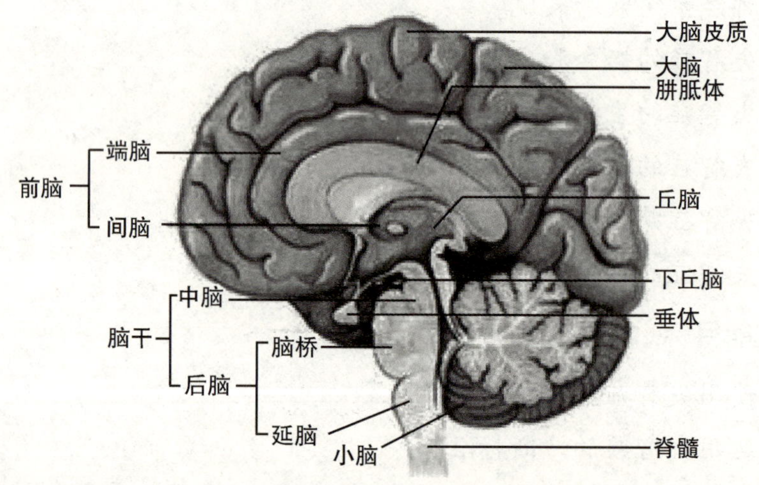

1. 大脑基本结构

大脑位于脑干前方，背侧以大脑纵裂分成左、右大脑半球。大脑半球表面覆盖一层灰质，称大脑皮质，其表面凹凸不平，凹陷形成脑沟，凸起形成脑回。皮质深层为白质，由各种神经纤维构成，每侧半球内各有一个内腔，叫侧脑室。大脑皮质是神经元细胞集中的地方，具有分析、综合的功能，是神经系统调节躯体运动的最高中枢，同时对内脏活动也有着调节的作用。白质在灰质深面，由三种神经纤维组成。

联系左右半球的称联合纤维，位于大脑半球纵裂的底部，连接左右两侧大脑半球的横行神经纤维束称胼胝体，胼胝体是大脑半球中最大的联合纤维。胼胝体连合纤维能将一侧大脑皮质的活动向另一侧转送。

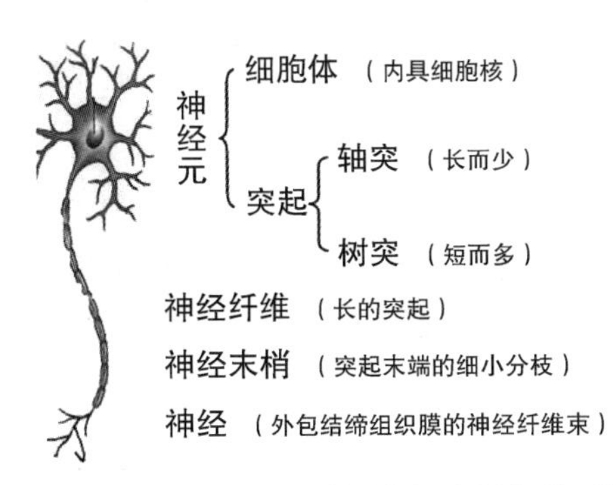

延伸阅读：人类大脑各叶有不同功能定位

联系同侧半球各叶各回之间的神经纤维称联络纤维。

联系大脑皮质与脑干和脊髓的上、下行纤维称投射纤维。这些向上、向下的投射纤维在丘脑和纹状体之间聚集成宽阔致密的纤维带，称为内囊。内囊是脑梗死和脑出血的好发部位。损伤后可以出现对侧肢体瘫痪、中枢性面舌瘫、对侧偏身感觉障碍，以及对侧同向性偏盲、偏身的共济失调等临床表现。

白质内有灰质核，靠近脑底，称基底核。核内主要为纹状体，主要功能是辅助大脑皮质调节肌肉活动、维持肌紧张。

每个半球的大脑皮质均为三面，即背外侧面、内侧面、底面。背外侧面以三个主要沟回为分界，将半球区分为四个脑叶。

2.大脑半球的主要功能

（1）左大脑半球主要功能　左大脑半球是处理言语、进行抽象逻辑思维、集中思维、分析思维的中枢。它主管着人们的说话、阅读、书写、计算、排列、分类、言语、记忆和时间感觉等心理活动，具有连续性、有序性、分析性。由于大脑的左半球专门负责言语功能，因而左半球受到损伤的人，往往不能说话，不能进行抽象逻辑思维，以及出现不能进行阅读、情绪暴躁等症状。

（2）右大脑半球主要功能　右大脑半球则是处理表象和进行具体形象思维、发散思维的中枢。它主管着人们的视知觉、复杂知觉、模型再认、形象、记忆、认识空间关系、识别几何图形、想象、做梦、理解隐喻、发现隐蔽关系、模仿、音乐、节奏、舞蹈以及态度、情感等，具有不连续性、弥漫性、整体性。而右半球受到损伤的人，主要表现为情绪较低落，但仍然能从事言语活动。

3.脑干基本结构和功能

脑干由延脑、脑桥和中脑组成，是连接大脑、小脑、脊髓的中间枢纽，主管传递进出脑部的信息，密切联系意识之间的关系及生命的重要活动，发生损害时可发生眼球活动障碍、视力下降、听力减退、眩晕、呕吐、口眼歪斜、构音不清、声音嘶哑、吞咽困难、饮水呛咳、震颤、反射亢进、情绪激动、强哭、强笑，出现原始反射（强握、掌颏反射）等。脑干的延髓网状结构内有调节呼吸、循环、消化等重要的反射中枢，又称为“生命中枢”，这个部位受损将危及人的生命。

4. 小脑基本结构和功能

小脑是脑的一部分，是维持躯体平衡和运动协调的重要中枢部位，位于颅后窝内，延髓和脑桥背面，并被大脑半球遮盖。受损后可引起共济运动失调，即随意运动失去准确性；肌张力减弱或肌张力增强，即身体平衡失调，走路容易跌倒，动作时出现震颤等。

（二）周围神经系统基本结构和功能

1. 脑神经基本结构和功能

由脑神经运动核发出的脑神经有12对。第一对嗅神经，主要负责嗅觉的传入。第二对视神经，主要负责视觉的传入。第三对动眼神经，主要负责眼球的上、下运动和瞳孔的缩小。第四对滑车神经，主要负责眼球的运动。第五对三叉神经，分为两部分，较大的一部分负责面部的痛、温、触等感觉，较小的一部分主管吃东西时的咀嚼动作。第六对外展神经，主要负责眼球外展运动。第七对面神经，主要负责面部表情肌的运动，还主管一部分唾液腺的分泌以及舌前三分之二的味觉。第八对前庭神经，也称前庭蜗神经，由两部分组成，一部分叫做听神经，主管耳对声音的感受；另一部分叫做前庭神经，主要作用是保持人体的平衡。第九对舌咽神经，主管咽喉部黏膜的感觉，一部分唾液腺的分泌和舌后三分之一的味觉，与第十对迷走神经一起主管咽喉部肌肉的运动。第十对迷走神经，除与第九对舌咽神经一起主管咽喉部肌肉的运动外，还负责心脏、血管、胃肠道平滑肌的运动。第十一对副神经，主要负责转颈、耸肩等运动。第十二对舌下神经，主管舌肌运动。

12对脑神经都是在大脑的统一指挥下进行工作，既保证了各尽其能，又能做到有条不紊。任何一个脑神经受到损伤时，会表现出该神经支配区域的感觉或运动功能障碍，并表现出相应的临床症状。

2. 脊神经基本结构和功能

脊神经有31对，由脊髓发出，其中颈神经8对、胸神经12对、腰神经5对、骶神经5对、尾神经1对，分布在躯干、腹侧面和四肢的肌肉中，主要支配颈部以下身体和四肢的感觉、运动和反射。

3. 自主神经基本结构和功能

自主神经分为交感神经和副交感神经，是从脑干和脊髓出发，分布于平滑肌、心肌、腺体的传出神经。主要功能是调节内脏、心血管的运动及腺体的分泌，控制体内的物质代谢活动，保证各种生命活动的顺利进行。为了适应机体的需要，机体在运动时，交感神经占优势，表现为心跳加快、血压升高、支气管扩张、消化管活动抑制等。机体在安静或睡眠时，副交感神经占优势，表现为心跳减慢、血压降低、支气管收缩、消化道活动增强等。对于一个器官来说，交感神经的作用超过了副交感神经作用，所表现出来的就是交感神经的作用；反之，所表现出来的就是副交感神经的作用。正常情况下，这两类神经在中枢神经的统一管理下，维持着相对平衡的状态。

二、人体神经系统活动基本方式

1. 反射活动的形态基础

人体神经系统的功能活动十分复杂，但其基本活动方式是反射。反射是神经系统内、外环境的刺激所作出的反应。当机体接受内外刺激后，神经系统参与整个活动过程。例如：光线进入眼睛后瞳孔会缩小，叩击髌韧带小腿会踢起等。反射活动必须有完整的神经通路才能完成。反射活动的形态基础是反射弧。

2. 反射弧的五个基本环节

反射弧由五个基本环节组成，包括感受器、传入神经、神经中枢、传出神经、效应器。反射弧中任何一个环节发生障碍，反射活动将减弱或消失。

（1）感受器　是感觉神经末梢在各个组织器官内形成的结构。如眼睛的感受器能感受光；皮肤的感受器能感受疼痛、冷热、压力等。

（2）传入神经　将感觉从外传向中枢。

（3）神经中枢　位于中枢内，起联络作用。

（4）传出神经　将冲动从中枢传到效应器。

（5）效应器　是传出神经末梢所支配的肌肉和腺体等。

3. 反射弧模式

感受器→传入神经→神经中枢→传出神经→效应器。

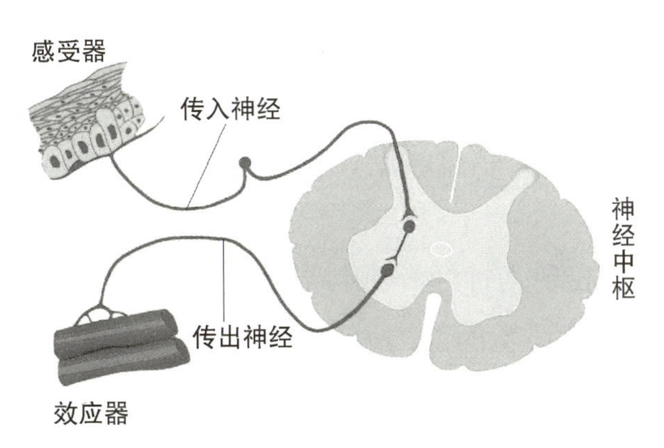

三、人体神经系统基本功能

1. 调节功能

神经系统通过调节和控制其他各系统的功能活动，使人的机体成为一个完整的统一体。

2. 活动功能

神经系统通过调整机体所有系统功能活动，使人的机体适应不断变化的外界环境，以维持机体与外界环境的平衡。

3. 发展功能

人类在长期的进化发展过程中，神经系统也在不断发展，特别是大脑皮质得到了高度发展，产生了语言和思维。人类不仅能被动地适应外界环境的变化，而且能主动地认识和改造客观世界，使自然界更好地为人类服务，这是人类神经系统最重要的特点和功能。

四、神经系统衰老表现

1. 大脑改变

该处改变的主要表现为大脑体积缩小、重量减轻、神经细胞减少、胶质细胞增生，出现淀粉样斑块沉积，神经纤维缠结。使老年人出现健忘、判断力下降、感知觉减退、思维敏捷性降低、学习和语言能力下降，情绪不稳定，对事物的兴趣变小，常有孤独和自卑感，甚至发生抑郁、失智等。

2. 小脑改变

该处改变的主要表现为小脑萎缩，引起共济失调，出现站立不稳、步态蹒跚、容易跌倒等。

3. 脊髓改变

该处改变的主要表现为运动神经细胞减少、变性，出现运动障碍、力量减弱、精确度降低等。

4. 周围神经改变

该处改变的主要表现为神经束内结缔组织增生、神经纤维变性，导致睡眠时相变化、睡眠质量下降、情绪波动、抑郁、近期记忆明显衰退等。

5. 传导通路改变

该处改变的主要表现为神经纤维传导速度减慢、中枢神经调控功能降低，使机体自稳状态和适应环境的能力减弱，出现感觉不灵、反应迟钝、行动迟缓、运动震颤、平衡失调等。

知识点二　失智症基本知识

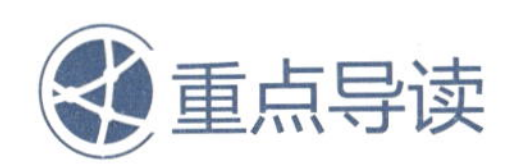

重点导读

什么是失智？很多人认为失智就是一种慢性疾病。其实，失智是由不同原因导致的以认知功能损害为特征的综合征。其持续性智力损害的程度严重地影响着患者的工作和生活能力。导致失智症发病的原因有很多，本知识点希望学员了解失智症基本概述、失智症发病机制、失智症病因学分型及特点、失智症的主要症状等。

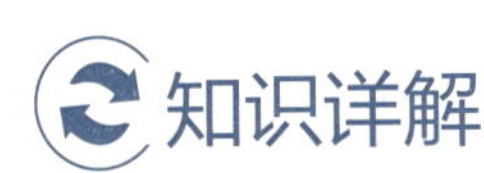

知识详解

一、失智症基本概述

（一）基本概念

失智、失智症，痴呆、痴呆症，认知症、认知障碍可以理解为统一的概念，是由认知功能缺损、病程缓慢的进行性大脑疾病所致的智能损害综合征。损害范围涉及记忆力、注意力、语言、行为、人格、判断、逻辑推理、视空间技能等多种高级神经功能。

中华医学会《中国老年期痴呆防治指南》(2021版)指出：痴呆是指由于神经退行性变、脑血管病变、感染、外伤、肿瘤、营养代谢障碍等多种原因引起的一种获得性的大脑综合征，其特征是认知功能在两个或两个以上的领域(如记忆、执行功能、注意力、语言、社会认知和判断等)受损，并可伴有人格改变、精神行为症状等，不能归因于正常老化。引起痴呆的疾病多、病因杂，阿尔茨海默病是其主要代表。目前，老年期(年龄超过65岁)痴呆已成为多发病和常见病，国家和全社会的重视程度不断提升。

在痴呆中，最常见的类型是阿尔茨海默病（AD），曾称老年期痴呆。现一般称65岁以前发病者为早发型AD，65岁以后发病者为晚发型AD；有家族发病倾向的称家族性AD，无家族发病倾向的称散发性AD。血管性痴呆（VD）是痴呆的第二大类型。

根据病损部分和临床表现不同，痴呆有皮质性痴呆和皮质下痴呆。皮质性痴呆以记忆障碍、失认、失用和失语等表现突出；而皮质下痴呆以思维、运动缓慢、人格和情感改变为突出。经过适当的治疗，痴呆的病损和症状能全部或大部分恢复称为可逆性痴呆，否则称为不可逆性痴呆。在痴呆中，AD和VD是最常见的两种类型。AD占所有痴呆的50%～70%，而VD占所有痴呆的10%～25%。

由于公众对这种疾病缺乏足够的重视，痴呆无论在中国还是西方,都存在社会歧视问题，这样的诊断，患者不愿意接受，家属也不认可。有人用“阿尔茨海默病”这个专业术语来代替“痴呆”诊断，但是，因为“阿尔茨海默病”仅是“痴呆”疾病的一种类型，所以，在医学上没有被采纳。

日本有着高度老龄化的社会，随着老年人数量急剧增加，老年痴呆症患者也越来越多，为消除社会对这种疾病的偏见，日本很早就把老年痴呆症改称为“认知症”，而“失智症”的叫法在我国比较普及。

（二）基本特点

痴呆除表现有定向、记忆、学习、语言理解、思维等多种认知功能损害外，多数患者还表现有行为异常。认知功能缺损和行为异常终将导致患者的职业及社会生活功能下降或丧失。痴呆症的患病率高，致残、致死率高，现已成为西方发达国家的第四位死因，仅次于心脏病、癌症和脑卒中。痴呆症病程长，医疗和照料负担重，直接和间接的医疗费用都很高，是老龄化社会面临的重要卫生服务问题和社会经济负担问题。

（三）基本现状

目前，全球每3秒钟就有一例失智症产生。中国阿尔茨海默病患者人数已居世界第一。有数据统计，目前中国失智症超过1500多万人，其中有60%为阿尔茨海默病。65岁以上人群发病率为5%，80岁以上发病率超过30%。预计到2030年，中国失智症患者将超过2000万。

发病后的失智症患者一般存活年限平均仅为5.5年，且绝大部分患者生活质量低下。有的失智症患者甚至受到各种人身限制，不能享有正常的权利和自由。

世界卫生组织曾报告称“鉴于老年痴呆症带来的巨大经济负担，建议中国政策制定者，把老年痴呆症作为国家卫生优先发展战略。长期内如未能采取合适的行动，老年痴呆症可能带来经济负担增长，导致中国的整个医疗系统出现功能障碍。”

失智症的防治和护理已引起我国医学界乃至全社会的广泛重视。加强失智症问题研究，寻找解决失智症照护问题的方法，提升服务水平，对提高失智症患者生活质量、促进家庭与社会和谐都具有非常重要的意义。

二、失智症的发病机制

失智症是由于大脑器质性病变引起的获得性、持续性智力损害综合征。其最常见类型——阿尔茨海默病的病因复杂，其发病机制到目前为止尚未确定。目前，最普遍的解释有β淀粉样蛋白沉积学说、tau蛋白过度磷酸化学说和线粒体功能紊乱学说。

阿尔茨海默病的危险因素还包括年龄、性别、受教育程度、脑外伤、遗传、甲状腺功能减退，以及与接触重金属、有毒化学物质和有机溶剂等有关。脑血管病、糖尿病以及老年抑郁症也是阿尔茨海默病的危险因素之一。

延伸阅读：
阿尔茨海默病的发病机制

三、失智症病因学分型及特点

1.退化性失智症

（1）阿尔茨海默病（AD） 阿尔茨海默病主要是由掌管记忆的海马旁回及掌管人格特质的大脑皮质的神经细胞发生退化性病变引起的。临床表现是认知和记忆功能不断恶化，占所有失智症的60%以上，多见于60岁及以上的老年人，但不一定是老年人的“专利”，部分人在40多岁时即会发病。特点是早期就会发生记忆力衰退，对时间、地点和人物的辨认出现障碍，在熟悉的街道上迷路，忘记经常使用的词汇，忘记家人及发生在自己身上的事情。

主要症状：迷路、健忘、认知功能衰退、情绪不稳、行为改变等。

（2）路易体痴呆（DLB） 路易体痴呆是退化性失智症中仅次于阿尔茨海默病的第二位常见失智症。该症除了认知功能障碍外，病程早期还会出现身体僵硬、震颤、走路不稳，以及无法解释地反复跌倒等。

主要症状：认知功能减退、反复幻觉、颤抖、步履不稳、容易跌倒。

（3）额颞叶痴呆(FTLD) 额颞叶痴呆是脑部额叶、颞叶渐渐萎缩的一种脑部退化性疾病，是早发失智症最常见的原因，影响人的语言、判断、沟通以及日常生活能力。早期即表现有人格变化，出现不合常理的行为，如该安静时却一直讲话、语言不流畅、不断重复某个动作、重复行走在某个地点、反复阅读同一本书、不停地开关房门等。好发年龄在50岁以后，比阿尔茨海默病发病要早，与阿尔茨海默病不同的是初期不会出现神智混乱或健忘症状。所以早期难以被发现。

主要症状：言语退化、判断力紊乱、人格改变、出现违反社会规范的行为等。

2.血管性痴呆（VD）

血管性痴呆占所有失智症的15%～20%，有城市多于农村的特点，主要由脑血管破裂或堵塞导致脑细胞受损所致。症状较为复杂，依其受损的脑部位和受损程度而定。与其他失智症略有不同的是，其退化速度取决于中风次数与中风发生的位置，有三大合并症，分别是感染、跌倒和再度中风。根据研究显示，血管性痴呆的死亡率要高于其他失智症。

主要症状：思考能力时好时坏、日夜时序混乱、精神症状、抑郁、小步行走、记忆衰退，以及影响心智、情绪、合并情感失禁等。

3. 混合性痴呆

混合性痴呆是阿尔茨海默病和血管性痴呆的混合体，占所有失智症的10%～15%。早期症状可先出现阿尔茨海默病，后来出现血管性痴呆，如反应迟钝或侧肢无力、脑部检查发现血管堵塞等。这类患者可能两种病情前后发生或交替发生。

4. 雷维体失智症

该病约占失智症的6%，早期即呈现类似帕金森病症状，如发生视幻觉等。情绪变化较大，对抗精神病药物特别敏感，应用后反应较大。

延伸阅读：不是只有老年人才会得失智症

5. 其他类型失智症

这种类型由帕金森病、酗酒、尿毒症、脑瘤、贫血、维生素B_{12}缺乏、甲状腺功能低下等造成，约占10%。一般情况下，帕金森病晚期才会呈现失智症状。

6. 抑郁症

抑郁症与失智症关系密切。患有轻度认知功能损害的人在被诊断前更有可能出现较高水平的抑郁症状。抑郁症状水平越高，思维和记忆能力下降得越快，也会逐渐产生失智症的特征。

四、失智症的主要症状

1. 记忆力下降

记忆力下降是失智症早期最常见症状。特点是近期记忆减弱、远期记忆增强。近期记忆减弱的表现有多方面，如近事遗忘严重、常常丢三落四、东西放错或丢失、刚放下电话就忘记谁打来的、手里拿着钥匙到处找钥匙、洗完手忘记关水龙头、烧开水忘记关煤气灶、购物忘记付款或多次付款、把钱付了却把买好的东西遗忘在商场里、不能记住新近接触的人名或地名、反复说着同样的话或问着同样的问题、凡事需要别人提醒或依赖“备忘录”等，日常生活受到严重影响。

延伸阅读：记忆和智力的基本知识

在疾病的早期，由于远期记忆增强，老年人对往事的记忆力保持完好，在回忆多年以前的事情时，会津津乐道，所以很容易被家人忽略。

老年人都会有突然回忆不起某件事情的经历，也会遇到难以学会新知识、新事物的情况。但“失智症”与“年龄增长的健忘”不同。老年人健忘是忘记某件事情的部分内容；失智症是忘记了曾经体验过的事情或者没有意识到自己的健忘。

“年龄增长健忘”与“失智症”的区别

分类	正常老化的健忘	失智症
遗忘的范围	某件事的部分内容	体验过的部分忘记、体验的全部遗忘掉
过后再想起	经常	少有
依从口头或字面的指示	能够依从	慢慢不能依从
用笔记或提醒方法弥补	能够使用	慢慢不会使用
对于要找的东西	自己知道努力地去寻找	不知道找，但会怀疑他人偷走或怪罪他人
对事情的判断力	正常	降低
症状的发展	非常缓慢地发展	发展得较快
健忘的意识	有，知道自己有健忘现象	无，不知道或否认
自我生活照顾	对日常生活没有影响	对日常生活有影响，需要接受照护

2.定向力障碍

定向力指一个人对时间、地点、人物以及自身状态的认识能力。对时间、地点、人物的认识能力称为对周围环境的定向力，对自身状态的认识能力称为自我定向力。失智症患者在早期就会表现出时间观念差，分不清目前的年份、月份和日期；在简单绘图试验时，患者不能准确临摹简单的图形，也常不能临摹立方体图。随着病情加重，逐渐分不清季节、白天和黑夜；到陌生地方有迷失感，外出迷路，甚至走失；逐渐不认识朋友、家人，在熟悉的环境中也会迷路，找不到自己的家门，甚至在自己家中走错房间或找不到卫生间；到晚期，认不出镜子中的自己。

3.语言能力受损

语言能力是指掌握语言的能力，这种能力表现在人能够说出或理解从未听到的、合乎语法的语句，能够辨析有歧义的语句，判别表面形式相同而实际语义不同或表面形式不同而实际语义相似的语句，掌握听、说、读、写、译等语言技能。

失智症患者出现最早的语言异常是自发言语空洞、找词困难、用词不当、赘述不得要领、不能列出同类物品名称，出现阅读困难情况、语言没有逻辑性，讲话前言不搭后语、答非所问、难以理解抽象的话语（如“知识就是力量”等）。继之出现不能命名，在命名测验中首先丧失对少见物品的命名能力，随后对常见物品命名亦困难。例如：拿着牙刷，知道是刷牙用的，也会使用刷牙，但是讲不出“牙刷”这个名称；知道杯子是用来喝水的，可能会指着杯子说动词“喝”，但是叫不出“杯子”这个名称。

之后出现感觉性失语，不能进行正常交谈，可有重复言语、模仿言语、刻板言语，最后仅能发出不可理解的声音或者缄默不语。到了疾病晚期，不能理解别人的话，也不能用语言表达自己的意愿和需求。

4. 判断力下降

判断力是对思维对象是否存在、是否具有某种属性以及事物之间是否具有某种关系的肯定或否定的能力。失智症老年人在早期就会出现判断力下降，表现为缺乏推理和处理复杂任务的能力，甚至日常生活中穿衣违背时令，如烈日下穿厚衣，寒冬披薄衫，不知道根据天气冷暖增减衣物；有些老人变得容易受骗上当，随便买一大堆无用的保健品；缺乏危机意识、无法理财，缺乏决策能力、无法计划复杂的活动，已经不会策划家庭聚会、接待亲朋好友等。

5. 抽象思维能力下降

抽象思维是人们在认识活动中运用概念、判断、推理等思维形式，对客观现实进行间接的、概括的反映的过程。失智症患者早期就会出现抽象思维能力的障碍。首先是对“数”的概念变得模糊，数学计算能力减退，不能进行复杂运算。如以前从事会计工作，现在分不清钱款的数额，甚至连两位数以内的加减运算也不能完成；逐渐出现思维迟钝缓慢，不能区分事物的异同，不能进行分析归纳，看不懂小说和电影等；听不懂他人谈话，不能完成或胜任自己很熟悉的工作和任务，最后完全丧失生活能力。

6. 难以完成熟悉的工作

早期表现为难以完成平日胜任的工作，例如：不知道穿衣服的次序、忘记做饭烧菜的步骤、不能打理退休金等。随着疾病进展，最基本的日常生活能力也出现问题，穿衣、洗澡、吃饭、大小便等需要不同程度的帮助，晚期则完全依赖于别人的照护。

7. 性格改变

失智症患者早期性格就会发生明显变化，表现为缺乏主动性、对人冷漠、不热情、活动减少、顽固、执拗、孤独，自私、爱抱怨、多疑等。有些跟孙子女争宠、抱怨子女对自己照顾不周；有些过度关注自己身体，稍有不适，也要向周围人诉述；有些过分注意报刊书籍上的一些医学常识，对照自己的不适而心神不定，惶惶不安，反复多次求医就诊；有些对周围人不信任感增强，常计较别人的言谈举止，严重者认为别人居心叵测，甚至发展成为妄想。

8. 情绪波动

情绪是人在生理反应上的评价和体验，包括喜、怒、哀、乐。正常人可以通过认知调适、合理宣泄、积极防御、理智控制、及时求助等方式进行管理，使自己情绪保持稳定。失智症老年人因为认知障碍，在早期就会出现情绪波动。有些表现为抑郁，很容易被误诊为抑郁症；有些是变得紧张、敏感，因为一点儿小事坐立不安，惶惶不可终日；有些喜怒无常，不知何故大发雷霆或哭闹不安。

9. 异常精神与行为

失智症异常精神与行为的许多症状是以认知症状为基础的，如被害妄想症多出现于记忆力障碍时，表现为退缩、古怪、纠缠他人、藏污纳垢、破坏等症状，进而发生人格改变。人物定向障碍表现为不认识家人或配偶，认为他们是骗子、冒名顶替者。还会出现幻听、幻视、幻觉、妄想、错认、抑郁、类躁狂、激越、无目的漫游、徘徊、进行躯体和言语性攻击、喊叫、随地大小便等行为。有些坚信自己东西被人偷走，坚信配偶对自己不忠，坚信有人要迫害自己及家人，坚信家人要遗弃自己。伴有睡眠障碍，表现为睡眠倒错，白天萎靡不振、小睡增多，夜间不睡、做些无目的动作与活动等。

10. 人格改变

人格也称个性，指个体在适应社会生活的成长过程中，在遗传与环境交互作用下，形成的独特的、相对稳定的身心结构，包括气质、性格、自我调控等多个成分。气质就是我们平常所说的脾气、秉性，人的气质差异是先天形成的。性格表现了人们对现实和周围世界的态度，并表现在他的举止行为中。性格是在社会生活中逐渐形成的，同时也受个体生物学因素的影响。

人格的形成包括三个方面：本我、自我、超我。“本我”就是人的本能，最根本的习性。（天性）“自我”就是人的思维，想法，意识。（控制系统）“超我”就是外界事物，如法律，社会舆论，道德标准等。（社会责任）“自我”和“超我”，是人在成长过程中形成的。弗洛伊德学说认为：人的自我是无法抑制本我的，必须要用超我的力量才能控制。

失智症患者随着神经元不断死亡，大脑萎缩不断加重，逐渐不能控制自己的行为，开始出现性格改变，以后兴趣越来越窄，进而缺乏羞耻及伦理感，变得对亲人漠不关心、不负责任、由安静转为焦虑、易激惹、易暴怒、言语粗俗、打人，骂人、不修边幅、不讲卫生、不顾社会规范、取他人之物据为己有，还可能表现为本能活动亢进，甚至出现异常性行为等。

知识点三　失智症的诊断与照护核心

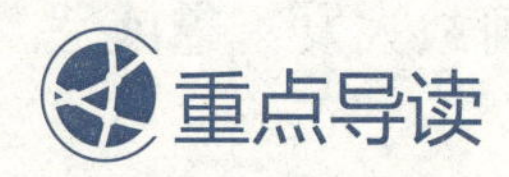

重点导读

失智症起病缓慢，呈进行性发展，到目前为止，还没有可以治愈的药物。但是早期发现、早期干预会延缓失智患者病情的进展。通过对本知识点的学习，希望学员了解失智症常用评估量表、常用辅助检查、失智症的诊断标准以及分期表现和失智症的照护核心等知识。

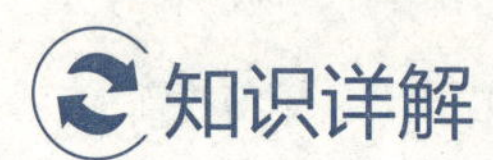

知识详解

一、失智症常用评估量表

失智最常见的阿尔茨海默病的核心症状是：日常生活能力受损、精神行为症状、认知功能障碍。常用评估量表如下。

（一）认知功能障碍常用量表的应用

简易智能精神状态量表（MMSE）

项目	记录	分数	
1.定向力（时间定向力和地点定向力）		（10 分）	
（1）今年是哪一年？		0	1
（2）现在是什么季节？		0	1
（3）现在是几月份？		0	1
（4）今天是几号？		0	1
（5）今天是星期几？		0	1
（6）您家住在哪个省（或市）？		0	1
（7）您家住在哪个区（或县）？		0	1
（8）您家住在哪条街？		0	1
（9）现在是在第几层楼？		0	1
（10）我们现在在什么地方？		0	1
2.记忆力（即刻记忆） 导语：“现在我要说三样东西的名称，在我讲完之后，请您重复说一遍。并且请您记住，因为几分钟以后，我还要再问您这三样东西的。”（要说清楚，每个单词允许有 1 秒钟的思考，可测试 6 次） “请您把这三样东西说一遍。”（以第 1 次的答案记分）		（3 分）	
（1）“皮球”		0	1
（2）“国旗”		0	1
（3）“树木”		0	1
3.注意力和计算力 导语：“请您算一算 100 减 7 等于几？然后从所得数目再减 7 等于几？连减 5 次。”（如果哪一次答案错了得“0”分，答案是对的得“1”分）		（5 分）	
（1）100−7=（93）		0	1
（2）−7=（86）		0	1

续表

<table>
<tr><th colspan="2">项目</th><th>记录</th><th colspan="2">分数</th></tr>
<tr><td colspan="2">（3）-7=（79）</td><td></td><td>0</td><td>1</td></tr>
<tr><td colspan="2">（4）-7=（72）</td><td></td><td>0</td><td>1</td></tr>
<tr><td colspan="2">（5）-7=（65）</td><td></td><td>0</td><td>1</td></tr>
<tr><td colspan="3">4.回忆力（延迟记忆）
导语：“现在请您说出刚才我让您记住的那三样东西好吗？”（回忆不出得“0”分，回忆出得“1”分）</td><td colspan="2">（3分）</td></tr>
<tr><td colspan="2">（1）“皮球”</td><td></td><td>0</td><td>1</td></tr>
<tr><td colspan="2">（2）“国旗”</td><td></td><td>0</td><td>1</td></tr>
<tr><td colspan="2">（3）“树木”</td><td></td><td>0</td><td>1</td></tr>
<tr><td colspan="3">5.语言能力</td><td colspan="2">（8分）</td></tr>
<tr><td rowspan="2">命名</td><td>（1）（出示手表）这个东西叫什么？</td><td></td><td>0</td><td>1</td></tr>
<tr><td>（2）（出示铅笔）这个东西叫什么？</td><td></td><td>0</td><td>1</td></tr>
<tr><td>复述</td><td>请您跟我说：“四十四只石狮子”</td><td></td><td>0</td><td>1</td></tr>
<tr><td>阅读</td><td>把写有“请闭上您的眼睛”的卡片给测试者看
导语：“请您念一下这句话，并且按卡片上写的做动作。”</td><td></td><td>0</td><td>1</td></tr>
<tr><td rowspan="4">理解指令</td><td>导语：“我给您一张纸，请您按我说的去做，现在开始。”</td><td></td><td></td><td></td></tr>
<tr><td>（1）“用右手拿着这张纸”</td><td></td><td>0</td><td>1</td></tr>
<tr><td>（2）“用两只手将它对折起来”</td><td></td><td>0</td><td>1</td></tr>
<tr><td>（3）“放在您的大腿上”
（不要重复说明，也不要示范，请测试者按指令完成）</td><td></td><td>0</td><td>1</td></tr>
<tr><td>书写</td><td>“请您说或者写一句完整的有意义的句子。”
导语：“句子必须有主语和动词”</td><td></td><td>0</td><td>1</td></tr>
<tr><td colspan="3">6.视空间能力（结构模仿）</td><td colspan="2">（1分）</td></tr>
<tr><td colspan="2">“这是一张图，请您照样画图”
（正确：两个五边形的图案，交叉处有个小四边形）</td><td></td><td>0</td><td>1</td></tr>
<tr><td colspan="2">合计</td><td></td><td colspan="2">（30分）</td></tr>
</table>

（1）测试范围　该表简单易行，国内外广泛应用，是失智症筛查的首选量表。共30个题目，可评估6个方面：定向力（时间定向力和地点定向力）、记忆力（即刻记忆）、注意力及计算力、回忆力（延迟记忆）、语言能力、视空间能力（结构模仿）。每个题目回答正确得1分，回答错误或不知道得0分，总分范围为0～30分。

（2）评估标准（北京协和医院标准）（与文化程度有关）

判定痴呆：文盲≤17分，小学≤20分，初中及以上≤26分。

判定痴呆程度：21～26分为轻度；10～20分为中度；<10分为重度。

（二）画钟测验（CDT）

1.特点

徒手画钟表是一个复杂的行为活动，除了需要空间构造技巧外，尚需很多知识功能参与，涉及记忆、注意、抽象思维、设计、布局安排、运用数字、计算、时间和空间定向概念、运作的顺序等多种认知功能，对失智的敏感性和特异度均达85%以上，操作更简单、省时，一般耗时1～5分钟，适于门诊使用，对环境要求少，受教育、种族、社会经济等因素影响小。更易被老年人所接受。

2.操作指导语

请您画出一个钟表表盘，把数字标在正确位置上，把指针标于10点10分的位置。

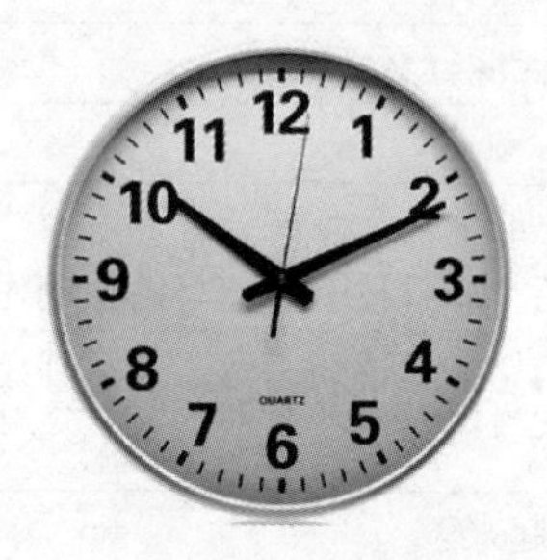

3.“4分”评分法

CDT虽有多种评定方法，但以“4分”评分法最简单、敏感和易行，其失智确诊率可达75%，失智老年人常不可能完整无缺地画出一钟表盘面。

① 画出闭合的表盘（1分）。

② 全部12个数字均正确且无遗漏（1分）。

③ 将数字安放在正确位置（1分）。

④ 将指针安放在正确位置（1分）。

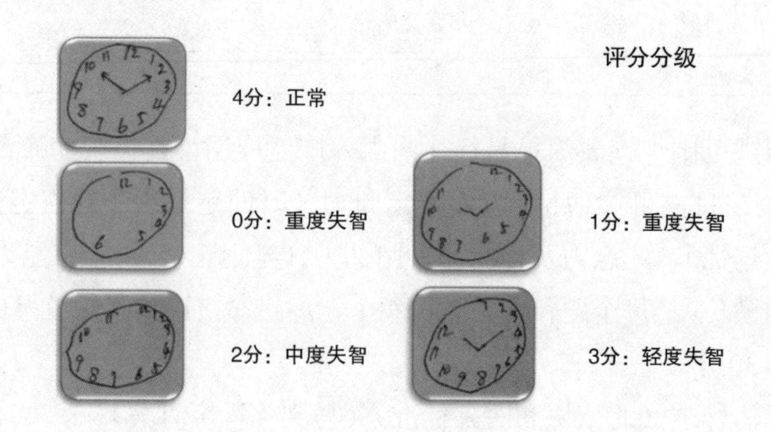

4.测试结果说明

轻度AD患者CDT主要错误表现在钟表的指针放置错误或不知如何放置。

中、重度AD视空间功能损害的总趋势是在每个阶段均明显下降，与AD患者病程特点的总趋势相吻合，与大脑皮质主管视空间功能的相应脑区萎缩病变的范围及程度逐渐增加有关。

重度AD患者认知功能全面衰退，不能够完成CDT，往往数字位置放置错误，甚至只能完成一个闭锁的圆。

（三）简易智力状态评估表（Mini-Cog）

1.组成

由画钟试验（CDT）加（MMSE）3个记忆条目（皮球、国旗、树木）组成。

2.方法

让患者仔细听记三个不相关的词组，然后让患者复述这三个词组；在一张白纸上或在一张已经画有一面钟的纸上，让患者在这个钟上标出时间刻度，然后让患者画出一特定时间的指针位置；让患者再次复述之前的那三个词。

3.特点

该评估敏感性76%～99%；特异性89%～93%；耗时3min；不受受教育程度的影响。

（四）AD8量表

1.概述

AD8量表是美国华盛顿大学于2005年开发的八题探访问卷，是临床上使用的医学量表，本量表侧重于患者是否产生了八种特定的“变化”，回答“是”与“否”能帮助筛查痴呆症状。因为它考察的是“变化”，定期使用本量表可观察对比患者是否有特定的情形变化。

2.内容

序号	内容	是	无	不知道
1	判断力是否出现了障碍？	疑似或有障碍	无障碍	不确定
2	不爱活动？或对事情不感兴趣？	少动，不感兴趣	喜欢活动，感兴趣	不确定
3	是否会不断重复做同一件事或说同一句话？	有	没有	有时
4	学习新东西使用方法时，是否会有困难？	有困难	没有困难	有时出现困难
5	是否有时会记不清当前的月份或年份？	有	没有	有时
6	处理复杂的个人事情时，是否存在困难？	有难度	没难度	不确定
7	是否会忘记与某人的约定？	是	从不	有时
8	记忆或思考能力是否出现过问题？	有过	没有	偶尔

3. 特点

AD8问卷包含8个问题，由患者或家属自己填表，测试患者在日常生活中是否存在记忆障碍或由此引起的生活能力下降。患者存在2个或2个以上的问题，提示可能存在痴呆状态。提示临床医生是否需要采取进一步的诊断步骤，如用其他量表测查或应用辅助检查，以明确诊断。

（五）日常生活能力评估量表的应用

可用于评定患者日常生活功能损害程度，日常生活能力评估量表（ADL）的内容有两部分：一是躯体生活自理能力量表(BADL)，即测定患者照顾自己生活能力的6个相关方面（进食、穿衣、如厕所、梳洗、行走和洗澡）；二是工具使用能力量表(IADL)；即测定患者使用工具能力相关的8个方面打电话、购物、烹调、做家务、洗衣、使用交通工具、服药和自理财务。工具使用能力量表(IADL)更容易受疾病和早期认知功能下降的影响。

1. 躯体生活自理能力量表(BADL)

项目内容	得分	评分标准
B.1.1 进食 指用餐具将食物由容器送到口中、咀嚼、吞咽等过程		10 分，可独立进食（在合理时间内独立进食准备好的食物）
		5 分，需部分帮助（进食过程中需要一定帮助，如协助把持餐具）
		0 分，需极大帮助或完全依赖他人，或有留置营养管
B.1.2 洗澡		5 分，准备好洗澡水后，可自己独立完成洗澡过程
		0 分，在洗澡过程中需他人帮助
B.1.3 修饰 指洗脸、刷牙、梳头、刮脸等		5 分，可自己独立完成
		0 分，需他人帮助
B.1.4 穿衣 指穿脱衣服、系扣、拉拉链、穿脱鞋袜、系鞋带		10 分，可独立完成
		5 分，需部分帮助（能自己穿脱，但需他人帮助整理衣物、系扣 / 鞋带、拉拉链）
		0 分，需极大帮助或完全依赖他人
B.1.5 大便控制		10 分，可控制大便
		5 分，偶尔失控（每周 <1 次），或需要他人提示
		0 分，完全失控
B.1.6 小便控制		10 分，可控制小便
		5 分，偶尔失控（每天 <1 次，每周 >1 次），需要他人提示
		0 分，完全失控，或留置导尿管
B.1.7 如厕 包括去厕所、解开衣裤、擦净、整理衣裤、冲水		10 分，可独立完成
		5 分，需部分帮助（需他人搀扶去厕所、需他人帮忙冲水或整理衣裤等）
		0 分，需极大帮助或完全依赖他人

续表

项目内容	得分	评分标准
B.1.8 床椅转移		15 分，可独立完成 10 分，需部分帮助（需他人搀扶或使用拐杖） 5 分， 需极大帮助（较大程度上依赖他人搀扶和帮助） 0 分， 完全依赖他人
B.1.9 平地行走		15 分，可独立在平地上行走 45 米 10 分，需部分帮助（因肢体残疾、平衡能力差、过度衰弱、视力等问题，在一定程度上需他人搀扶，或使用拐杖、助行器等辅助用具） 5 分， 需极大帮助（因肢体残疾、平衡能力差、过度衰弱、视力等问题，在较大程度上依赖他人搀扶，或坐在轮椅上自行移动） 0 分， 完全依赖他人
B.1.10 上下楼梯		10 分，可独立上下楼梯（连续上下 10 ～ 15 个台阶） 5 分， 需部分帮助（需他人搀扶，或扶扶手、使用拐杖等） 0 分， 需极大帮助或完全依赖他人
总分		上述 10 个项目得分之和
评级		0 能力完好： 总分 100 分 1 轻度受损： 总分 65 ～ 95 分 2 中度受损： 总分 45 ～ 60 分 3 重度受损： 总分≤ 40 分

2. 工具使用能力量表 (IADL)

项目内容	评分标准
1. 上街购物	□ 1. 独立完成所有购物需求 老人能够独立购买任何想要的物品，包括必需品和非必需品 □ 0. 独立购买日常生活用品 老人仅能独立在附近商店购买简单的日常生活必需品（例如卫生纸、牙膏等），购买较复杂的商品就需要有人陪 □ 0. 每次上街购物都需要人陪伴 老人只要有人陪伴，就可以完成购物 □ 0. 完全不上街购物 老人因身体、精神或智能状况因素，完全不能购物
2. 使用交通工具	□ 1. 能够独立乘坐公共交通工具或独自驾车 □ 1. 能够独立乘坐出租车并安排自己的行车路线，但不能乘坐公交车 □ 1. 在他人帮助或陪伴下能乘坐公共交通工具 □ 0. 仅能在他人陪伴下乘坐出租车或汽车 □ 0. 不能外出
3. 食物烹调	□ 1. 能独立计划、烹煮和摆设一顿适当的饭菜 □ 0. 如果准备好一切的佐料，能做一顿适当的饭菜 □ 0. 会将已做好的饭菜加热 □ 0. 需要别人把饭菜做好、摆好

续表

项目内容	评分标准
4. 家务维持	□ 1. 能做比较繁重的家务或需偶尔协助（如搬动沙发、擦地板、擦窗户） □ 1. 能做比较简单的家务，如洗碗、擦桌子、铺床、叠被 □ 1. 能做比较简单的家务，但不能达到可被接受的整洁程度 □ 1. 所有家务活动均需要在别人帮助下完成 □ 0. 完全不能做家务
5. 洗衣服	□ 1. 自己清洗所有衣物 不论老人用什么工具洗衣服（洗衣机或以洗衣板用手洗），可以洗（晾晒）所有的衣服，且可自行完成 □ 1. 只清洗小件衣物或部分衣物需协助 只能洗内衣裤或袜子等小件衣物，或需他人协助晾晒或洗涤厚重衣物 □ 0. 所有衣物必须由别人洗及晾晒
6. 使用电话的能力	□ 1. 能独立使用电话，会查电话簿、拨号等 □ 1. 仅可拨熟悉的电话号码 □ 1. 仅会接电话，不会拨电话 只能接听电话，并能听懂对方所说的内容 □ 0. 完全不会使用电话或不使用
7. 服用药物	□ 1. 能自己负责在正确的时间服用正确的药物 □ 0. 需要提醒或少许协助 老人有时会忘记吃药，需提醒时间和剂量 □ 0. 药品事先按照时间和剂量摆好，可以自行服用 需他人准备好分量，按时间和剂量摆好，老人可自行服用 □ 0. 不能自己服药 包括乱吃、拒吃、藏药、无法自行服药
8. 处理财务能力	□ 1. 可独立处理财务 指到邮局（银行）提存款，支付房租、账单，给钱，找钱等 □ 1. 可以处理日常的购买，但需要别人的协助与银行的往来或大宗买卖 只能处理日常购买（给钱、找钱），无法独立处理与银行或金额较大的财务往来 □ 0. 完全不能处理财务
评级	正常：8 分 轻度依赖：6～7 分 中度依赖：3～5 分 严重依赖：≤2 分

3. 失智老年人日常生活沟通能力评估表

序号	评估项目	能	不能
1	是否能正常地说话？		
2	是否能够理解家属或照护者说的话？		
3	说话的内容是否有逻辑性？		
4	是否总是反复说同一件事？		
5	说话是否“牛头不对马嘴”？		
6	除说话以外，是否能够进行非语言沟通（例如肢体语言）？		
7	能否正确地识字和读文章？		
8	能否理解字面上的意思？		
9	触摸肢体时是否有反应？		
10	是否有视力和听力上的障碍？		

注：能=0分，不能=1分. 得4分以上代表沟通能力存在问题。

4. 失智老年人饮食能力评估表

序号	内容	评估
1	是否能够自己吃饭，还是需要护理？	
2	是否能够识别食物？	
3	是否能够区分可以吃的和不可以吃的？	
4	是否有玩弄食物的现象？	
5	是否有忘记已经吃过饭的情况？	
6	是否有拒食的情况？	
7	吃饭时是否经常有饭菜洒落的现象？	
8	喝水时是否经常出现被呛咳的情况？	
9	是否有假牙不适的情况？	
10	吃饭时姿势是否正确？	
11	吃饭时的动作是否正确？	
12	吃饭用的餐具是否合适？	
13	是否有过食和异食的状况？	
14	最近三个月体重的变化如何？	

5. 失智老人排泄能力评估表

序号	内容	评估
1	是否能够感知便意和尿意，并且告知家属或照护者？	
2	是否能够自己一个人去厕所大小便？	
3	大小便的次数、量、颜色如何？	
4	是否能够识别厕所（男、女）？	
5	是否会使用便器？	
6	自己能否脱穿裤子？	
7	排泄后自己能否清洁？	
8	在厕所锁门或不锁门？	
9	去厕所时是否告知？	
10	有无便秘？	
11	除去厕所外怎样排便？	
12	是否在服用利尿类药或安眠药等？	

（六）常用异常情绪和行为评估量表

1. 柯恩–曼斯菲尔德激越情绪行为量表(CMAI)问卷观察

（1）观察最近2周行为表现　根据下表评定最近2周老年人的行为表现，不必包括可以被外界因素影响的少数现象。如经常出现骂人、当众脱衣服、夜间翻东西、怀疑被家人偷了东西和用力推打家人现象，可应用CMAI观察老年人是否出现异常精神或行为。

反应	分值
从不	1
小于一周1次，但仍在发生	2
一周1～2次	3
一周数次	4
一天1～2次	5
一天数次	6
一小时数次	7
没有阻止，就会发生	8
不受约束，任何时间均可发生	9

（2）柯恩-曼斯菲尔德激越情绪行为量表

行为	分值	行为	分值
踱步或无目的徘徊		想到其他地方	
不适当地穿衣或脱衣		故意跌倒	
吐痰（并不是由于多涎症）		抱怨或者发牢骚	
诅咒或言语攻击		违拗症	
经常请求帮助、关心		进食不适当的食物	
言语或问题重复		用烟、热水、尖锐物品等伤害自己或者他人	
拍打		不适当地处理问题	
踢		隐藏物品	
抓其他人或物		囤积物品	
用力地推		撕裂物品或有破坏性	
扔东西		重复性怪癖	
制造奇怪的声音		口头性欲增加	
尖叫		肉体性欲增加或有暴露癖	
咬		坐立不安	
抓伤		综合得分：	行为异常程度

评估标准：35分～55分为行为异常轻度。56分～86分为行为异常中度。87分及以上为行为异常重度

2. 神经精神科量表 (NPI)

精神情感障碍症状	是 否	严重度	发生频率	苦恼程度
妄想 患者是否一直都有不真实的想法？比如，一直坚持认为有人要害他/她，或偷他/她的东西	□ □	1 2 3	1 2 3 4	0 1 2 3 4 5
幻觉 患者是否有幻觉，比如虚幻的声音或影像？他/她是否看到或听到并不存在的事情？	□ □	1 2 3	1 2 3 4	0 1 2 3 4 5
激惹/攻击行为 患者是否有一段时间不愿意和家人配合或不愿别人帮助他/她？他/她是否很难处理？	□ □	1 2 3	1 2 3 4	0 1 2 3 4 5

续表

精神情感障碍症状	是 否	严重度	发生频率	苦恼程度
抑郁 / 心情不悦 患者是否显得悲伤或忧郁？他 / 她是否曾说过他 / 她的心情悲伤或忧郁？	□ □	1 2 3	1 2 3 4	0 1 2 3 4 5
焦虑 患者是否害怕和你分开？患者是否会有其他神经质的症状，比如喘不过气、叹气、难以放松或过分紧张？	□ □	1 2 3	1 2 3 4	0 1 2 3 4 5
过度兴奋 / 情绪高昂 患者是否感觉过分的好或者超乎寻常的高兴？	□ □	1 2 3	1 2 3 4	0 1 2 3 4 5
淡漠 / 态度冷淡 患者是否对他 / 她常做的事情和别人计划的事情不感兴趣？	□ □	1 2 3	1 2 3 4	0 1 2 3 4 5
行为失控 患者是否显得做事欠考虑，例如对陌生人夸夸其谈或者出口伤人？	□ □	1 2 3	1 2 3 4	0 1 2 3 4 5
易怒 / 情绪不稳 患者是否不耐烦和胡思乱想？是否无法忍受、延缓或等待已经计划好的活动？	□ □	1 2 3	1 2 3 4	0 1 2 3 4 5
异常举动 患者是否有不断的重复行为？如在房子里走来走去，不停地扣扣子，把绳子绕来绕去，或者重复做其他事情？	□ □	1 2 3	1 2 3 4	0 1 2 3 4 5
得　分				
自主神经症状				
夜间行为 患者是否半夜会吵醒你？是否起来太早？或者在白天睡得太多？	□ □	1 2 3	1 2 3 4	0 1 2 3 4 5
食欲 / 饮食变化 患者的体重有没有增加或减轻？他 / 她喜欢的食物种类有没有变化？	□ □	1 2 3	1 2 3 4	0 1 2 3 4 5
得分				

NPI包括10项常见的精神情感障碍和2项自主神经症状，常用于评价药物对精神症状的疗效，同时有助于鉴别痴呆的病因。由照料者回答。

（1）问卷导语　设计这些问题是来评估老年人发病以来的行为，通常您只需回答“是”或“否”即可，所以请尽量简单回答。

如果回答“否”，则进行下一测查问题。

如果回答“是”，则需评定过去4周内的症状严重度、发生频率和照料者苦恼程度。

（2）严重度

1分：轻度，对患者几乎没有造成困扰。

2分：中度，对患者造成较多困扰，但照料者能改变患者行为。

3分：非常严重，患者的障碍大，行为难以改变。

（3）发生频率

1分：偶尔（每周小于1次）。

2分：经常（每周约1次）。

3分：频繁（每周数次，但不是每天都有）。

4分：非常频繁（每天1次或数次）。

（4）苦恼程度　该症状带给照料者的苦恼程度。

0分：一点不苦恼。

1分：有一点苦恼。

2分：轻度苦恼。

3分：中度苦恼。

4分：重度苦恼。

5分：非常严重的苦恼。

（七）老年抑郁状态评估

1.观察情绪异常症状

近两周持续以上情绪异常伴有以下症状，就要警惕老年抑郁的可能。

序号	内容
1	对日常生活丧失兴趣，无愉快感
2	精力明显减退，无原因的持续疲乏感
3	动作明显缓慢，焦虑不安，易发脾气
4	自我评价过低、自责或内疚，有负罪感
5	思维迟缓或自觉思维能力明显下降
6	反复出现自杀想法或行为
7	失眠或睡眠过多
8	食欲不振或体重减轻

2.使用老年抑郁量表（GDS）评估

序号	项目	是	否
1	对生活基本上满意	1	0
2	已放弃了许多活动与兴趣	1	0
3	觉得生活空虚	1	0
4	感到厌倦	1	0
5	觉得未来有希望	1	0
6	因为脑子里一些想法摆脱不掉而烦恼	1	0
7	大部分时间精力充沛	1	0
8	害怕会有不幸的事落到自己头上	1	0
9	大部分时间感到幸福	1	0
10	常感到孤立无援	1	0
11	经常坐立不安、心烦意乱	1	0
12	希望待在家里而不愿去做些新鲜事	1	0

续表

序号	项目	是	否
13	常常担心将来	1	0
14	觉得记忆力比以前差	1	0
15	觉得现在活着很惬意	1	0
16	常感到心情沉重、郁闷	1	0
17	觉得像现在这样活着毫无意义	1	0
18	总为过去的事忧愁	1	0
19	觉得生活很令人兴奋	1	0
20	开始一件新的工作很困难	1	0
21	觉得生活充满活力	1	0
22	觉得自己的处境已毫无希望	1	0
23	觉得大多数人比自己强得多	1	0
24	常为一些小事伤心	1	0
25	常常觉得想哭	1	0
26	集中精力有困难	1	0
27	早晨起来觉得很快活	1	0
28	希望避开聚会	1	0
29	做决定很容易	1	0
30	头脑像往常一样清晰	1	0

（1）评分方法　老年抑郁量表的30个条目中，有10个条目（1、5、7、9、15、19、21、27、29、30）是反序计分。计算总分时，把以上10个条目的原始评分转换过来（将1转换为0，将0转换为1）。再把30个条目的得分相加，得到总分，总分范围为0~30分。

（2）评分标准　0~10分为正常范围；11~20分为轻度抑郁；21~30分为中重度抑郁。

二、失智症常用辅助检查

1.神经影像学检查

常用的临床检查有结构性影像检查，如头部CT薄层扫描、核磁共振（MRI）；功能性神经影像检查，如正电子扫描（PET）和单光子发射计算机断层扫描（SPECT）等。CT或MRI证实有脑萎缩，随诊检查有进行性加重。

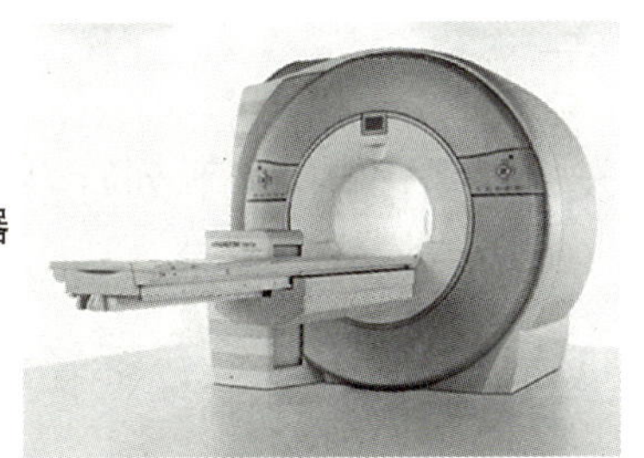
核磁共振仪器

2. 脑电图（EEG）

部分失智老年人早期脑电图可正常，但是随着病情进展，可出现异常表现。

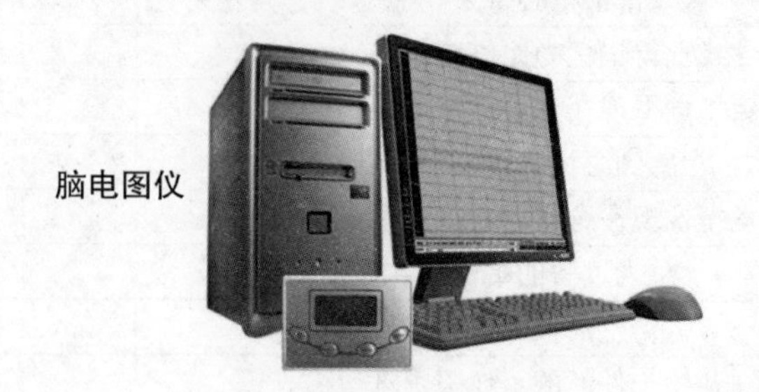

3. 脑脊液检测

失智症老年人脑脊液中的β淀粉样蛋白会减少，而磷酸化tau蛋白会增加，因此也可以通过这种情况来判断是否患有失智症。这是一种在世界范围内获得认可的、可信度较高的检查办法。

4. 基因检测

可为诊断提供参考。

三、失智症的诊断标准

根据美国国立神经疾病卒中研究所和瑞士神经科学研究国际协会2007年修订的NINCDS-ADRDA标准诊断。

1. 核心诊断标准

出现早期和显著的情景记忆障碍；超过6个月的缓慢进行性记忆减退；测试发现有严重的情景记忆损害的客观证据；回忆受损，通过暗示或再认测试不能显著改善；AD发病或进展时，情景记忆损害与其他认知功能改变，独立或相关。

2. 支持性特征

（1）颞中回萎缩　磁共振显示海马、内嗅皮质、杏仁核体积缩小。

（2）异常的脑脊液生物标记　β淀粉样蛋白1-42（Aβ1-42）浓度降低，总tau蛋白浓度升高，或磷酸化tau蛋白浓度升高。

（3）PET功能神经影像的特异性成像　双侧颞、顶叶葡萄糖代谢率减低。

（4）直系亲属中有明确的AD相关的常染色体显性突变。

3. 排除标准

（1）病史　突然发病；早期出现下列症状：步态障碍、癫痫发作、行为改变。

（2）临床表现　局灶性神经表现，包括轻瘫、感觉缺失、视野缺损、早期锥体外系症状。

（3）其他内科疾病　引起记忆和相关症状、非AD痴呆、严重抑郁、脑血管病、中毒和代谢异常，与感染性或血管性损伤相一致的颞中回MRI FLAIR或T2信号异常。

4. 诊断AD的标准

核心诊断标准加上一个或多个支持性特征。

四、失智症的分期表现

以阿尔茨海默病为例。阿尔茨海默病病程长，病情逐年加重，其临床过程，根据认知能力和身体机能的恶化程度大致分为三个阶段。

延伸阅读：失智症具体的分期表现

五、失智症的照护核心

从失智症三个阶段的病情发展来看，这是一种严重影响老年人生活质量的疾病。鉴于目前尚无药物能够治愈，只有早期发现、早期干预，才是对失智症老年人最好的帮助。对已经患病的失智症老年人来讲，最好的做法就是加强照护，其照顾核心是：

① 改善认知功能；

② 延缓或阻止失智症的进展；

③ 抑制和逆转失智症早期部分关键性病理过程；

④ 提高失智症患者的日常生活能力和改善生活质量；

⑤ 减少并发症，延长生存期；

⑥ 减少看护者的照料负担。

项目四
失智老年人照护相关知识

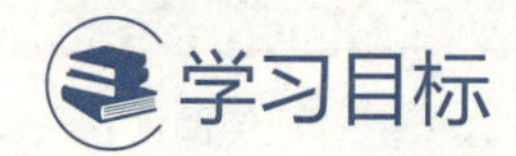

学习目标

一、知识目标

1. 熟悉老年人心理健康标准及失智症早期表现、照护现状及改善。

2. 掌握失智老年人照护工作技能、内容、流程和方法。

3. 了解与养老服务有关的政策法规和技术标准。

二、技能目标

1. 能根据老年人心理健康标准及失智症早期表现、照护现状及改善知识对失智症进行早期发现，并且进一步理解加强照护队伍建设的深刻意义。

2. 能根据失智老年人照护工作的内容，制订照护工作流程。

3. 能运用个案、小组与社区等资源，为失智老年人及家属提供照护服务。

4. 能够为失智老年人及其家庭成员提供政策法规和技术标准服务。

三、思政与职业素养目标

具备胜任失智老年人照护岗位的综合能力。

知识点一　老年人心理健康标准及失智早期表现和照护现状及改善

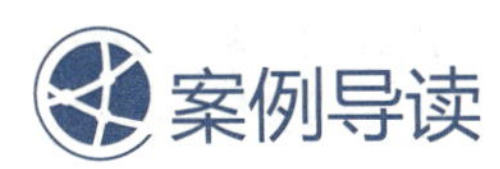

案例导读

王奶奶，78岁，退休教师，性格开朗，喜欢活动；和女儿同住，家中干净整齐，生活规律。3年前，记忆力下降，经常拿着钥匙找钥匙，反复提问一个问题，把电视机遥控器放进冰箱，做饭后忘记关煤气；外出买菜，有时忘记走哪条路，不知花了多少钱；原来对往事记忆清晰，现在叫不出某些老邻居的姓名。下楼散步有时很晚不回来，家人下楼寻找，发现在附近徘徊，询问不回家原因，说想不起住在哪个楼。家人认为老人“老糊涂”了。

王奶奶是“老糊涂”了？还是生病了？你怎样帮助家人应对老人的问题？

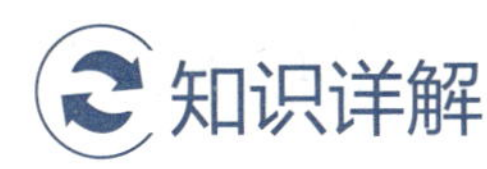

知识详解

一、老年人心理健康标准

1.能保持良好认知功能

认知功能决定了老年人的社会功能和生活质量，是老年期最为重要的健康标准之一。老年人认知功能正常表现为：记忆力正常、感知觉正常、定向力正常、思维逻辑清晰、做事果断、具有准确的判断力及决策力、具备基本生活能力和社会活动能力，并能及时更新保持稳定平和的心态。这样的老年人往往爱好繁多，喜欢习作书画、聆听音乐、养鱼养花、下棋打牌、运动、做家务。

2.能充分了解自己

能够客观分析自己的能力，并作出恰如其分的判断。老年人是否能对自己的能力作出客观正确的判断，对情绪有很大的影响。如果过高地估计自己的能力，勉强去做超过自己能力的事情，会因为得不到预期结果使自己精神遭受失败的打击；或者过低估计自己的能力，导致缺乏信心而沮丧。一般能恰如其分地判断自己能力的老年人都有无事能澄然、有事能斩然、得志能淡然、失意也泰然的特点。

3.能保持平和的心态

人到老年，各种生理机能均有严重下降，使身体疾病增加，此时保持一个平和的心态尤为重要。但有些老年人不服老，总和年轻时代较劲，遇到力所不能及的事情，达不到的预期效果，会产生自卑、沮丧、焦虑情绪，而心理健康的老年人却能常常保持良好、积极、乐观、开朗的心态，不攀比、不自卑，凡事顺其自然，有行也安然、坐也安然、顺也乐观、逆也乐观的表现。

4. 能处理好人际关系

人际关系的融洽与否，对人的心理健康影响较大。融洽和谐的人际关系表现为：乐于与人交往，能与家人保持情感上的和谐并得到家人发自内心的理解和尊重；有知己的朋友，在交往中能保持独立而完整的人格；能有自知之明、不卑不亢；能客观评价他人，取人之长、补己之短；能宽以待人，友好相处；能乐于帮助他人，也能乐于接受他人的帮助。

5. 能保持愉悦的心情

据统计，老年人最严重的心理疾病为抑郁症。其原因有很多，包括疾病影响、退休后的心理落差、孤独、经济拮据、不平衡等。而心理健康老年人能保持心情愉快，有更广泛的兴趣爱好，愿意走出家门交友、聊天、散心，能适度表达和释放不愉快的情绪，热爱大自然，乐于看山看水看碧空、游园游艺游街景。

6. 能保持与外界的接触能力

保持与外界环境接触，不仅丰富自己的精神生活，还可以调整自己的行为，以便更好地适应环境。与外界环境保持接触包括三个方面，即与自然、社会和人的接触。老年人退休在家，有着过多的空闲时间，常常产生郁闷或焦虑。如今的老年活动中心、老年文化活动站以及老年大学都为老年人接触外界环境提供了条件。心理健康的老年人一般能保持与外界的联系，乐于参加各种社会活动，喜欢下棋对弈、喝茶聊天、打太极拳或跳广场舞。

7. 能保持行为正常

能坚持正常的生活，保持正常的行为，在学习、娱乐、交友等活动中做到乐观、恬静、豁达、宽容，其一切行为符合自己的年龄特征以及各种场合的身份和角色，具备自得其乐、知足常乐、苦中取乐、积德为乐的良好心态。

二、失智早期异常表现的应对措施

1. 早期诊断

如果发现老年人出现失智早期异常表现，哪怕仅仅是1～2项，都要警惕老年人可能发生了认知障碍问题，要指导家属尽早就诊，因为最好的治疗和干预就在疾病的早期阶段。诊断的第一步是需要找到对的医院，例如有“记忆门诊”“心理门诊”“神经内科”“精神病科”的医院。还要找到对的医生，例如：心理学、精神病学、神经病学专家等。作为失智老年人照护员，日常要注意掌握这些医院和医生的信息，在老年人及其家属需要时，提供及时的帮助。

延伸阅读：失智老年人常见早期异常表现

2. 早期干预

目前的药物治疗可以改善一部分失智的症状，但是不能从根本上治愈这一疾病。进行早期行为干预是目前延缓失智的良好措施，例如指导家属选用合适的交流方式进行陪伴、搭配合理的饮食营养，以及根据老年人的个性化特点，选择记忆力、判断力、计算力、思维能力、活动能力等认知功能训练方法，以保护大脑，延缓失智病情发展。作为失智老年人照护员，日常要注意积累和总结这方面的知识，在老年人及其家属有需求时，能够提供合理的建议。

3. 保护安全

失智老年人因为判断力下降，对危险的概念也会降低，他可能会在使用刀具等生活用具时受伤、会在微波炉里放金属餐具、会在煤气灶上使用塑料盆、会触摸电插座，甚至可能会在没有封闭的阳台上坠楼、会在马路上横冲直撞……作为失智老年人照护员，为家属提供照护知识的同时，应注意提醒家属注意妥善保存家中的危险用具和避免老年人独自进入危险地点，以保护老年人安全。

三、失智老年人照护现状及改善措施

1. 失智老年人照护现状

目前我国对失智老年人的照护，基本以居家照护为主、以机构照护为辅。

（1）居家照护　目前大部分轻度、中度早期阶段的失智老年人一般以居家照护为主。居家照护资源主要来自于配偶和子女，其他为保姆及其兄弟姐妹和亲戚朋友等。

关于居家照护质量，总体而言，我国失智老年人居家照护质量欠佳，主要表现为很多家庭成员并不认为失智是一种疾病，而是认为老年人的状况是自然衰老，是“老糊涂了”。此外，由于社会对失智症的歧视和家属存在一定的“病耻感”，不愿承认发病，更不愿到医疗机构接受诊断和治疗。

失智老年人的照护内容主要包括认知训练、精神慰藉、生活照护、康复服务和经济赡养等，但目前大多家庭以采取限制行动的看护为主。在缺乏认知训练、精神慰藉、康复服务的情况下，不但没有使失智早期阶段的症状得到改善，还导致病情快速进展的结果。

由于我国大多数地区未将失智症照护纳入医疗保险报销目录,也未列入政府管理的慢性病扶持项目，所以居家照护的经济负担也比较严重。

（2）机构照护　目前入住养老机构的失智老年人，绝大多数为中、晚期患者。他们基本处于生活不能自理的状态。尽管有些中度阶段的老年人尚能够行走，也能够自己进食，但是他们存在焦虑、游走、妄想、攻击、人格障碍等异常的精神和行为，给照护人员带来极大负面情绪和相当大的照护压力，所以仅有部分机构愿意接收失智老年人。这些机构会设立“失智照护专区”，将这些老年人和其他失能、半失能老年人进行隔离，一方面避免走失等风险，另一方面也是避免造成伤害。

照护失智老年人与照护一般失能老年人相比，要付出更多的精力，需要更专业的知识，所以对照护人员的职业道德、专业水平和照护技能都提出了更高的要求。但是由于专业照护人员短缺，机构照护普遍存在素质欠缺和服务能力不足的问题。

由于目前我国尚没有专门针对老年人在养老机构照护下发生事故的责任认定法律，所以机构照护失智老年人的成本和风险尤为巨大。

2.失智老年人照护改善措施

（1）发挥政府主导，制定防治政策　鉴于失智症带来的经济负担与社会负担,许多西方国家都出台了应对措施，建立了失智症及其照护者的系统支持项目，为失智症患者和照护者提供了无缝隙的个性化支持。我国人口老龄化形势严峻，失智症发病率和患者人数居世界第一，所以建议政府积极发挥主导作用，制定老年失智症防治政策或规划，将老年失智症纳入公共卫生和养老服务重要工作内容，列入政府管理的慢性病扶持项目，扩大医疗保险报销服务范围，以切实改善失智症老年人的照护服务质量，做到早期发现、早期干预、早期治疗，以期降低失智症发病率，提高失智症患者生活质量。

（2）加强培训，努力打造专业队伍　国际阿尔茨海默病协会早在2005年就提出失智照料所需的最低要求，呼吁各国将失智列入卫生工作的重点，充分整合现有资源，从社区保健、公众教育、失智治疗、照料者培训与支持、多学科合作、国家政策和立法等角度采取行动，为失智患者及其家庭照料者提供优质服务。加强专业培训，尽快打造高素质专业队伍，是为失智老年人提供优质服务的关键所在。

（3）加强健康教育，提高社会共识　尽管加强了专业培训、增强了专业队伍的建设，但是，面对越来越多失智老年人给社会带来的越来越大的照护压力，将对失智老年人长期照护服务关口前移，探索开展预防疾病发生的健康教育非常必要。通过健康教育，让早期发现失智症、正确认识失智症、理解失智症患者、积极采取预防和延缓失智症措施成为全社会的共识，才是缓解失智症照护压力、保障老年人生活质量、维持社会繁荣稳定的主要工作。

知识点二　失智老年人照护工作技能、内容、流程和方法

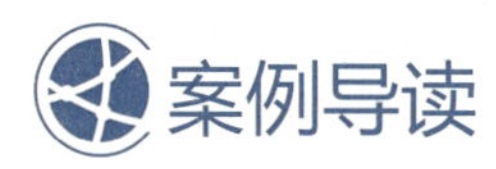

小张是一家养老机构的职场新人，在照护失智老年人的过程中常常觉得手忙脚乱、顾此失彼。护理部长针对此类情况，拟加强工作内容和工作流程的培训，使新员工能够更高效地开展工作。

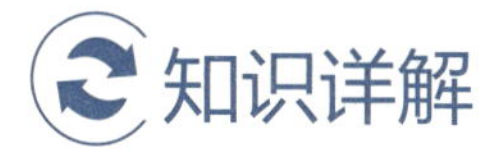

一、失智老年人照护工作的知识、技能

失智老年人照护员应具有合理的知识结构、完整的专业理论体系和熟练的实践技能，具体包括：

（1）照护人员需掌握老年人生理、心理、护理学基本知识，熟悉老年人生活照护、健康照护等服务知识；掌握失智老年人认知障碍表现、康复训练模式和具体操作技能；掌握失智老年人身体综合照护等操作技能；同时也应掌握应对照护风险的技能。

（2）照护人员应具备一定的社会工作知识背景，能够组织开展老年人开展益智活动，并促进老年人进行社会活动。

（3）照护人员需具备相关管理学知识，以便于对失智老年人照护服务质量进行管理与监控。

（4）照护人员应掌握自我保护、安全防护技能。

（5）照护人员应具备一定的法律法规知识，熟悉相关方针政策，需不断学习并遵守与老年人相关的法规政策、规范要求等，如《老年人权益保障法》《劳动法》的相关知识，以及其他相关法律、法规知识。

二、失智老年人照护工作内容

失智老年人照护员根据其职业定位、岗位责任，承担着照护者、管理者、教育者、协调与合作者、研究者等角色。在失智症早期阶段，照护人员主要工作是指导老年人进行认知训练，以维持生活能力、延缓失智病情进展。中期阶段的照护要点主要是改善异常精神与行为，在保障基本生活的前提下，保证老年人的安全。晚期阶段侧重于生活照护，以维持老年人的舒适和尊严。具体来说，照护人员的主要工作内容为健康促进照护、认知与活动功能维护、身体综合照护等内容。

1. 健康促进照护

失智老年人随着病情进展，认知能力不断恶化，各项能力都会出现进行性衰退，甚至导致失能。做好失智老年人的健康促进照护，对提高失智老年人的生存质量尤为重要。具体内容包括：健康环境与安全照护、营养与心理照护、失智预防与健康照护等。

2. 认知与活动功能维护

认知与活动功能维护是指通过设计可以刺激大脑功能的任务，来改善失智老年人受损的认知功能和促进身体功能维护。具体内容包括：情绪、环境与安全照护，认知功能促进，活动功能维护等。

3. 身体综合照护

身体综合照护贯穿于失智照护的各个阶段，主要内容包括日常生活照护、家庭与社会生活照护和清洁卫生照护等。

三、失智老年人照护工作流程

工作流程是指工作事项的活动流向顺序，包括工作过程中的工作环节、步骤、程序和各项工作之间的逻辑关系。照护工作流程既包括了照护人员每日、每周、每月的服务流程，也包括了具体服务项目的操作流程。这里主要介绍每日工作流程和具体服务项目的操作流程。

（一）每日照护工作流程

主要包括明确任务、获取信息、搭建框架、流程描述、征求意见、发布执行等步骤。

1. 明确任务

成立编写小组，制订机构每日照护工作流程。

2. 获取信息

通过访谈、观察、参与，或查询工作日志、照护文书等方法，全面了解老年人一天的生活节律与照护需求，明确照护员一天的工作内容，关注照护重点、难点、照护任务密集点、风险管控等资讯。

3. 搭建框架

分析流程信息，编制人员据此搭建流程框架，需关注以下要点：按照时间轴梳理老年人一天的生活内容；区分相对固定项和相对活动项，结合排班和人员情况确定活动项时间，保证工作人员排班和照护计划合理。例如：如何综合考虑多种因素来安排老年人的洗澡时间等。

4. 流程描述

进行流程描述时，编制人员应按照时间顺序和各环节的逻辑关系排列照护流程，标注每一环节的时间间距，突出时间维度的连续性，在照护重点、难点、风险管控点上应有注意事项提醒等。

5. 征求意见

将照护流程上交至护理部长、院长、专家等审阅，必要时建议院长组织召开研讨会，综合论证意见并进行流程修改补充。

6. 发布执行

报有关方面审定后，发布执行。

（二）具体服务项目的操作流程

以任务为导向，包括任务分析（找出问题、明确目标）、工作准备、照护实施和效果评价。下面以“失智老年人翻身预防压疮照护”为例介绍。

1. 任务情境

周爷爷，89岁，于8年前开始出现记忆力下降，诊断为失智症。4年前因合并异常行为日常生活能力明显下降，需要他人帮助，后入住养老机构。目前，言语不利、体重减轻、肌肉僵硬、四肢关节轻微屈曲强直、完全卧床，生活全部依赖照护。近日骶尾部皮肤出现局部发红，大小约3厘米×2厘米，压之不褪色。神志尚清楚，尚能用语言和非语言勉强交流。

2. 任务实施

（1）任务流程

任务分析→工作准备→照护实施→效果评价

（2）实施步骤

① 任务分析

1）主要健康问题

序号	主要健康问题
1	8年前开始出现记忆力下降，诊断为失智症
2	4年前合并异常行为，日常生活能力明显下降，入住养老机构
3	目前，言语不利、体重减轻、肌肉僵硬、四肢关节轻微屈曲强直、完全卧床，生活全部依赖照护
4	近日骶尾部皮肤出现一期压疮

2）主要照护目标及依据

序号	主要照护目标	目标依据
1	加强生活照护	完全卧床，生活全部依赖照护
2	定期翻身预防压疮	骶尾部皮肤出现一期压疮

② 工作准备

1）物品准备

名称	单位	数量
软枕	个	5

2）环境与人员准备

序号	环境及人员	准备
1	环境	安静整洁、安全、温湿度适宜、避开老年人休息时间
2	照护人员	着装整洁，用“七步洗手法”洗净双手，掌握老年人压疮照护的基本知识和技能
3	失智老年人	评估失智老年人神志、认知、活动能力、压疮分期，是否能够配合操作等情况

③ 照护实施

失智老年人翻身预防压疮照护		
步骤	流程	技能操作与要求
步骤1	沟通交流	（1）进入老年人房间，评估：老年人平卧在床，支起床档；神志尚清楚，能用语言和肢体语言勉强交流，四肢关节轻微屈曲强直，尚能配合操作
		（2）“爷爷好！我来帮您翻身，好不好？”使用闭合式提问方式
步骤2	实施照护	（1）站在右侧床边进行操作。放下床档，打开盖被
		（2）帮助老年人向对侧移位
		（3）帮助老年人整体向右侧翻身，体位处于床中间位置
		（4）为老年人垫软垫
		① 在老年人后背摆放体位垫
		② 分别在老年人左、右上肢下，左、右下肢下垫软垫
		③ 使老年人呈右侧卧 45° 左右，四肢呈功能位置并保持稳定舒适，保持骶尾部和骨隆突处减压
步骤3	整理	（1）询问老年人需求。盖好盖被，支起床档，检查床档安全
		（2）照护员清洗双手，做好记录
注意事项		（1）为了促进压疮愈合，一般每 2 小时（必要时每 1 小时）翻身 1 次
		（2）不要拉拽已经屈曲强直的四肢，避免造成疼痛和损伤
		（3）操作过程不要过多暴露老年人身体，避免受凉
		（4）翻身时注意安全，防止坠床。注意观察老年人表情，发现不适及时调整操作方法
		（5）操作动作轻柔、准确、熟练、安全，体现尊重和人文关怀

④ 效果评价

1）通过定时为老年人翻身，避免了压疮进一步发展。

2）操作全过程，动作轻柔、准确、熟练，有效避免了老年人受凉和损伤。

四、失智老年人照护工作方法

1.个案工作

个案工作是指运用专业的知识、方法和技巧，通过专业的工作程序，帮助有困难的单位、个人或者家庭发掘和运用自身及其周围的资源，改善个人与社会环境之间的适应状况。这是一种分别逐一对待的理念和方法，把每一个人看作是唯一的、不同的实体，应该受到不同的对待，体现了对个人的尊重。个案工作的介入过程可以分为接案或转介、收集资料、制订计划、签订协议、开展服务、结案、评估和追踪等不同的阶段。

失智老年人个案工作方法有其独特之处，主要体现在：在接案阶段，很重要的一点是跟老年人进行良好的沟通；在预估阶段，要特别注意老年人身体、心理、社会方面的功能状况；在制订计划阶段，要充分吸收老年人参与，即使是身体孱弱的老年人，也会希望尽量掌控自己的事情；在介入阶段，要定期追踪进展情况；在评估阶段，要重视老年人的主观评价。

个案工作中应特别注意：营造适宜与老年人沟通的环境；对有沟通障碍的老年人，应尽量多方求证老年人的问题；受文化传统的影响，老年服务对象特别需要得到照护人员的尊重；给老年人自决权，尊重其选择；要有耐心，做好花较长时间处理个案的准备。

2.小组工作

小组工作又称为团体工作，它是以小组为单位（两个或者更多的人）的助人工作方法，是照护工作方法在群体情境中的应用，是群体与照护工作方法的结合。小组有一定的生命周期，它一般应分为这样五个阶段：准备期、小组初期、小组中期、小组后期和小组结束期。

开展老年小组工作,首先要遵循小组工作的一般伦理准则,如组员的知情权、保密、公平平等、获得赋权、真诚接纳每个组员、阶段性评估等原则；其次还要注意,每次活动的方案与结果必须以预先设定的小组工作目标为依据,每次活动的目的要与总目标保持一致,下一次活动要与上一次活动彼此衔接；最后,要适合老年人的身心特点。因此，在开展活动时要注意分寸、适度控制。只有能够实现小组目标的活动才会对小组工作有帮助。老年小组工作主要内容有兴趣班活动、游戏互动、养生康乐以及感悟分享等，根据不同小组的主题，开展的内容不同。

3.社区工作

社区工作是以社区全体成员为对象的工作介入方法。它通过城乡社区的力量组织社区成员参与集体行动去界定社区养老照护工作的需要，合力解决社区问题，改善老年人的生活环境及生活质量；在参与的过程中，让社区成员建立对社区的归属感，培养自助、互助与自决的精神，加强他们在社区参与及影响决策方面的能力和意识，发挥其潜能，以实现社区和谐。社区居家养老照护的重点应主要面向失智老年人。

值得注意的是，失智老年人照护的工作方法不是一成不变的，也不是单一的，照护人员应根据实际情况综合判断、合理选择、有序开展工作。

五、社会学、管理学的基本知识

人是环境中的人，无论是个人需要还是生活任务，都产生于环境，而生活任务的完成和个人需要的实现又必须在特定的环境中运作，并且需要得到环境中资源的支持。因此，失智老年人自立支持体系建构也必须在微观、中观和宏观的系统环境背景下进行。

1. 微观层面——建立有效经济支持网络、疏解情绪困扰

要顺利解决好失智老年人问题，必须着力解决失智老年人治疗资金来源，经济支持是重中之重。微观层面，亲属应形成信息互通，建立有效的亲缘支持网络，给予相对稳定、形式多样化的经济支持。在经济条件允许的情况下，为40岁以上的家庭成员购买医疗保险，以预防和消除老年时期的医疗困境。

疏导情绪困扰表现在两个层次：疾病预防和疾病治疗。在疾病预防阶段，家庭成员和亲属应帮助其建立价值成就感，及时排解情绪困扰，预防失智症的产生；在疾病治疗阶段，应照顾患者情绪，使其生活规律，鼓励其参加力所能及的劳动及文娱活动，监督服药，为患者创造一个良好的家庭环境，努力增强家庭的稳定性，让患者感受到家庭温暖。

2. 中观层面——建立社区养老照顾模式、医院多向合作模式

第一，社区作为基层组织单位，应在社区居委会的帮扶下大力发展社区养老照顾模式。把家庭养老和机构养老的最佳结合点集中在社区，让失智老年人在继续得到家人照顾的同时，由社区专业服务人员为老年人提供上门服务或托老服务。在对近年来社区养老发展情况进行总结的基础上整合社区现有各类服务，同时挖掘社区内潜在资源，发展社工和义工联动的非营利性服务，从而为失智老年人提供丰富、完善、专业的养老服务。第二，在社区居委会建立针对失智老年人的专业护理机构，运用社会工作专业技巧调动资源，建立从微观到宏观的社工服务方式。第三，大力借鉴发达国家与我国港澳地区的成功经验，

逐步构建和完善失智老年人自立支持体系。

应对失智老年人医疗问题，保证“老有所医”。在传统城镇医疗保险和农村合作医疗模式基础上建立以社区卫生服务为平台的失智老年人医疗保健服务体系，满足失智老年人基本医疗需求。做好医疗卫生工作的同时预防失智症的发生，对尚未形成此类疾病的心理、情绪障碍者，应及时给予答疑解惑。逐步建立信息网络系统完成医院-社区双向转诊，由医院、社区共同完成失智老年人治疗康复工作，通过直接与间接干预，对家属定期进行心理教育辅导，为失智老年人创造良好的治疗与康复环境，为其回归社会创造良好条件。

3. 宏观层面——建立健全法规、创造良好社会舆论环境

在社会主义市场经济条件下，政府应大力支持和推进相关政策法规落地、落实、落细，深化改革，加快发展养老服务业，以规范老年人产业健康持续发展。鼓励社会资本进入，支持非政府组织、企业、团体和个人参与其中，实行政府购买居家养老服务政策，实现“低水平、高覆盖”，不断拓展老年服务领域，使老年人长期照护服务制度化、产业化和规范化。结合本土实际情况，借鉴国外先进经验，把针对失智老年人这一特殊弱势群体的自立支持体系从医疗保险体系中分离出来，积极探索建立独立于医疗保险之外的长期照护社会保险，以使尽可能多的慢性疾病患者（如失智老年人等）得到基本的、长期的、系统的照顾服务。

充分发挥媒体的宣传教育和引导作用，采取多种形式，增进全社会的“孝文化”意识，把弘扬养老、敬老的传统美德作为社会主义精神文明建设的重要内容，在利用道德习俗力量进行约束的同时，采取社会制度、法律等强制手段为失智老年人创造良好的社会舆论环境。

知识点三　养老服务相关法律法规和技术标准

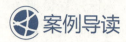

陈奶奶罹患失智症3年了，把女儿一家闹得“人仰马翻”，开始老人经常出现幻觉，感觉有人在敲门、砸墙，自己在家不放心。后来一家人白天上班就把老人反锁在屋里，老人着急出不去就经常打110。渐渐地还把女儿一家当坏人，要把她们赶出去。这家的房产证是陈奶奶的名字，据女儿说老人的银行存款密码也从不告诉亲人，现在老太太自己也忘记了密码。最近陈奶奶生活不能自理，所有生活都需要女儿一家进行照护。

面对陈奶奶的现状，请给她女儿提出一些可行的建议。

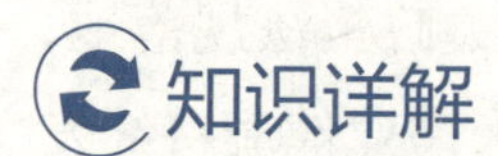

一、养老服务的法律法规和标准

（一）养老服务法律法规体系

中央和地方政府及各部门在养老事业改革中逐渐完善各项养老服务的政策、法律、法规体系。2000年，在我国进入老龄化社会之后，《中共中央 国务院关于加强老龄工作的决定》发布；2006年，《国务院办公厅转发全国老龄委办公室和发展改革委等部门关于加快发展养老服务业意见的通知》发布；2013年，《国务院关于加快发展养老服务业的若干意见》发布，为养老服务事业的发展作出了总的规划设计。

特别是党的十八大之后,中共中央、国务院、全国人大制定了一系列养老服务领域的方针政策、法律法规。全国老龄办、民政部、卫健委、发改委、财政部、人社部、工信部、住建部、文化和旅游部、司法部等有关部委相配套的养老政策和规定相继出台。地方也相继发布了养老服务的地方性法规,为养老事业与产业的发展提供了依据。

目前,我国已经初步形成了以《中华人民共和国宪法》为指导,以《老年人权益保障法》为基础,以养老服务法律、行政法规、地方性法规及国务院部门规章、地方政府规章和规范性文件为主要表现形式,以老龄事业发展规划、专项规划等可操作性政策,以养老保障政策、老年医疗卫生政策、为老服务政策、老年文化教育政策、老年人社会参与政策、老年人权益保障政策等为具体内容的近100部法律、法规、规章、政策、规范性文件体系框架，地方政府也发布了与养老服务有关的地方性法规规章、政策文件300余部（件）。

延伸阅读：全国健康养老服务常用政策法规一览表

（二）养老服务技术标准体系

标准化管理是一种管理手段或方法，即以标准化原理为指导，将标准化贯穿于管理全过程，以增进系统整体效能为宗旨，以提高工作质量与工作效率为根本目的的一种科学管理方法。《老年人权益保障法》第42条规定：“国务院有关部门制定养老服务设施建设、养老服务质量和养老服务职业等标准，建立健全养老机构分类管理和养老服务评估制度。”近年来，国家积极推进养老服务的标准化工作并取得了较好的成绩，从《民政部、国家标准化管理委员会关于加快推进民政标准化工作的意见》《民政部关于推进养老服务评估工作的指导意见》《养老服务标准体系建设指南》《养老护理员国家职业标准》《养老机构服务合同（示范文本）》，到《养老机构基本规范》《老年人社会福利机构基本规范》《养老机构安全管理》《老年人居住建筑设计标准》《老年人能力评估》《养老机构服务质量基本规范》《养老机构等级划分与评定》《养老机构安全管理》《老年人健康管理服务规范》《养老机构老年人健康档案技术规范》《养老机构医务室基本标准》《养老机构护理站基本标准（试行）》等的制订与发布，一系列养老服务国际标准、国家标准、行业标准、地方标准、企业标准以及团体标准的逐步完善，建立了内容涉及养老服务标准、养老服务行业标准、养老服务设施建设标准、养老机构分类管理标准、养老服务评估标准、养老服务质量标准、养老服务职业标准的体系。

延伸阅读：全国健康养老服务常用国家和行业标准一览表

二、阿尔茨海默病预防与干预、老年失能预防核心信息

（一）失智老年人认定的医学和法律标准

我国对于失能失智没有统一的标准，现在养老机构接收老年人有自理、失能和半失能的标准，而失智老年人没有具体标准。从医学上说，失智症是一种因脑部伤害或疾病所导致的渐进性认知功能退化性病症。

但是，在法律上，对于失能失智没有与医学相衔接的概念系统与法律安排。我国立法对于民事主体完全民事行为能力、限制民事行为能力和无民事行为能力三分法的基本依据是是否或在何种程度上可以辨认自己的行为。

《老年人权益保障法》认为，老年人在具备完全民事行为能力时，可以选定监护人，但尚不能接受监护。而老年人接受监护则是在其丧失或者部分丧失民事行为能力时。

首先，失能老年人行动不便，即使意识清楚，也需要合理监护。失能老年人的民事行为虽然可以通过授权委托或全权委托的方式进行，但是，失智失能老年人基本无法亲自从事民事行为，长期通过委托较为不便。另外，监护人不但有代理民事行为的权利，更有合理照顾的义务，所以，安排监护有其必要性。其次，失智可能是一个漫长的过程，要确定一个丧失或部分丧失民事行为能力的边界可能非常困难。在我国立法上，可以将失能失智作为老年人接受监护的标准，规定在《老年人权益保障法》中，以方便老年人按需接受监护，并且如有可能，在接受监护中确定未来监护人的人选。

（二）阿尔茨海默病预防与干预核心信息

为增强全社会的老年期痴呆预防意识，推动预防关口前移，提高预防知识水平，降低老年期痴呆患病率增速，提高老年人的健康水平，国家卫健委组织编写了《阿尔茨海默病预防与干预核心信息》。

延伸阅读：阿尔茨海默病预防与干预具体核心信息

阿尔茨海默病，是老年期痴呆最主要的类型，表现为记忆减退、词不达意、思维混乱、判断力下降等脑功能异常和性格行为改变等，严重影响日常生活。年龄越大，患病风险越大。积极的预防和干预能够有效延缓疾病的发生和发展，提升老年人生活质量，减轻家庭和社会的负担。

失能失智老年人因为自然原因需要照顾，甚至给他人造成不便，是不可避免的。而失能失智老年人难以在社会中得到合理照顾，做到安享晚年最主要的原因还是我国现有的制度安排有待进一步完善，这需要进一步加强社会引导，改变多数失能失智老年人只能依靠家人照料的现状。

（三）老年失能预防核心信息

为增强全社会的失能预防意识，推动失能预防关口前移，提高失能预防知识水平，降低老年人失能发生率，提高老年人的健康水平，国家卫健委组织编写了《老年失能预防核心信息》。

延伸阅读：老年失能预防具体核心信息

《老年失能预防核心信息》中，指失能是老年人体力与脑力的下降和外在环境综合作用的结果。引起老年人失能的危险因素包括衰弱、肌少症、营养不良、视力下降、听力下降、失智等老年综合征和急慢性疾病。不适合老年人的环境和照护等也会引起和加重老年人失能。积极预防失能，对提升老年人的生活质量、减轻家庭和社会的照护负担具有重要意义。

三、失智老年人的监护与财产

（一）失智老年人的监护

关于监护人的确定，《老年人权益保障法》认为，老年人在具备完全民事行为能力时，可以在近亲属或者其他与自己关系密切、愿意承担监护责任的个人、组织中协商确定自己的监护人。监护人在老年人丧失或者部分丧失民事行为能力时，依法承担监护责任。老年人未事先确定监护人的，其丧失或者部分丧失民事行为能力时，依照有关法律的规定确定监护人。

2021年1月1日起施行的《中华人民共和国民法典》规定，不能辨认或者不能完全辨认自己行为的成年人，其利害关系人或者有关组织，可以向人民法院申请认定该成年人为无民事行为能力人或者限制民事行为能力人。被人民法院认定为无民事行为能力人或者限制民事行为能力人的，经本人、利害关系人或者有关组织(居民委员会、村民委员会、学校、医疗机构、妇女联合会、残疾人联合会、依法设立的老年人组织、民政部门等)申请，人民法院可以根据其智力、精神健康恢复的状况，认定该成年人恢复为限制民事行为能力人或者完全民事行为能力人。

《中华人民共和国民法典》规定，无民事行为能力或者限制民事行为能力的成年人，由有监护能力的人按以下顺序担任监护人：配偶；父母、子女；其他近亲属；其他愿意担任监护人的个人或者组织，但是须经被监护人住所地的居民委员会、村民委员会或者民政部门同意。人民法院指定监护人时，可以按照上述顺序确定监护人。前一顺序有监护资格的人无监护能力或者对被监护人明显不利的，人民法院可以根据对被监护人有利的原则，从后一顺序有监护资格的人中择优确定。被监护人有识别能力的，应视情况征求被监护人的意见。

由于我国老年人自己确定监护人的意识不强，有时还会导致家庭矛盾。所以，我国法律在监护人的确定上，是以法定和指定监护为原则，以意定监护（即老人自选定）为补充。指定监护的主体是老年人所在单位或者住所地的居民委员会、村民委员会，但是法律也没有在赋予其权利的同时，确定其老年人失智前意愿调查、老年人监护情况监督等具体义务。更没有老年人权益受损的责任追究机制。随着社会的发展，用人单位与员工之间的关系已经逐渐转变为合同关系，人身关系已经减弱。而居民委员会、村民委员会在现代社会中，也越来越难以确切了解辖区居民的具体情况。

关于监护人的责任，《中华人民共和国民法典》规定，监护人的职责是代理被监护人实施民事法律行为，保护被监护人的人身权利、财产权利以及其他合法权益等。监护人应当按照最有利于被监护人的原则履行监护职责。监护人除为维护被监护人利益外，不得处分被监护人的财产。监护人依法履行监护职责产生的权利，受法律保护。监护人不履行监护职责或者侵害被监护人合法权益的，应当承担法律责任。成年人的监护人履行监护职责，应当最大程度地尊重被监护人的真实意愿，保障并协助被监护人实施与其智力、精神健康状况相适应的民事法律行为。对被监护人有能力独立处理的事务，监护人不得干涉。

因发生突发事件等紧急情况，监护人暂时无法履行监护职责，被监护人的生活处于无人照料状态的，被监护人住所地的居民委员会、村民委员会或者民政部门应当为被监护人安排必要的临时生活照料措施。

（二）失能失智老年人的财产安排

在我国，不管是遗嘱继承还是遗赠，甚至遗赠抚养协议，都不是以人的失能与失智为条件的财产安排。遗赠抚养协议可能有助于增进失能失智老年人的福祉，但因为失智老年人本身无法有效监督抚养人的行为，所以这并不能从根本上达到“财产为财产所有人利益使用”的目的。

《老年人权益保障法》所安排的养老保险和医疗保险，不能解决失能失智老年人的照顾问题。养老保险是国家和社会根据一定的法律和法规，为解决劳动者在达到国家规定的解除劳动义务的劳动年龄界限，或因年老丧失劳动能力退出劳动岗位后的基本生活而建立的一种社会保险制度。养老保险的目的是为保障老年人的基本生活需求，为其提供稳定可靠的生活来源。但因为失能失智老年人照料远远超出基本生活需求的范围，养老保险难以为其提供充足的经济来源。

医疗保险是为补偿疾病所带来的医疗费用的一种保险，主要是以医疗为目的的经济安排。而失能失智老年人所面临的问题不仅仅是医疗上的，更主要是生活上的照料，甚至是精神上的抚慰。所以，养老保险和医疗保险提供的是普通老人的基本保障，所能为失能失智老年人解决的问题比较有限。

我国现行立法对失能失智老年人的经济安排，不利于监护人为被监护人的利益行为。这不但要求对监护法律制度进行修正，也需要其他法律制度为老年人提供更多的财产安排选择。比如，在《信托法》中可以加入法定信托的安排，将监护人对被监护人的财产使用视为一种信托，并且依此对监护人克以受托人审慎管理人的义务。这样一来，被监护人如果有其他继承人或后顺位继承人，就可以依照对受托人的责任要求对其进行监督。财产安排上老年人也可以通过信托安排设定部分财产使用的特定目的，以便在自身遇到失能失智问题时为照料开支提供经济保障。

四、完善失智老年人照护工作的政策与支持体系

（一）加快失智照护社会化服务体系立法工作

只有建立失智失能老年人长期照护的法律保障，有了政府的支持和法律框

架的规定，才能明确在失智失能老年人照护服务上国家、个人和企业及其他机构的资金配备、管理与使用，使公共资金支持信用好的照护服务机构得到发展。同时，监督管理机构的评估要跟上，以保证优胜劣汰。建议制定相关的法律，尽快建立统一的失智失能老年人照护机构运营评估机制，使照护机构的运营补贴要和运营状况相挂钩。对接受财政补助的民办照护机构，要研究制定一套监督管理办法，包括对民办照护机构的产权归属、收费标准和属性监管等。

（二）建立失智照护社会救助制度

目前，失智失能老年人存在着养老金不足、医保不便的两难问题。一方面，目前许多养老机构都没有被纳入医保范围，失智失能老年人需要长期服药，没有医保将给老年人和家属都带来极大的不便。另一方面，失智失能老年人一般都需要24小时照顾，雇一个这样的照护员大概每月需要3000 ～ 5000元，而不少老年人的养老金都达不到这个水平，这个缺口很大。为此建议：①尽快将医保扩大至失智失能照护机构。同时，对一些患有慢性病需长期服药的失智失能老年人可采取更为简便的方式，尽最大努力为老年人提供便捷服务，体现“以人为本”的服务理念。②各省市地区成立“失智失能老年人照护机构发展基金”。政府在整体养老发展规划下应重点投入和推动照护机构的建设，制定鼓励和扶持政策，助推建立发展基金，让社会各方积极参与失智失能专业照护机构的建设。

（三）建立长期护理保险制度

社会护理保险制度的重要作用已越来越为各国所重视，它于20世纪70年代首先在美国出现，随后迅速在欧洲发展。目前，全世界有越来越多的保险公司开始办理长期护理保险，甚至在德国和日本已经将其纳入政府强制保险。长期护理是21世纪包括中国在内的世界大多数国家在社会保障方面关注的一个重点。从本质上讲，社会保险是处理社会风险的一种社会互助行为，主要由社会成员以自己的收入，采取统筹互济的方式来解决，国家的主要作用是提供规则、组织管理以及一定的财政支持。上海的正在进行社会护理保险制度的试点：老年护理保险，采取社会保险模式，以个人缴费为主，通过购买保险来支付个人，包括失智失能老年人长期照护的费用。

（四）将失智老年人照护机构纳入所在医疗救助体系

失智失能老年人经常会有看病的需要，尽管许多照护机构都设有医务人员，但这仅是提供最简单的检查服务，如测量血压、体温等，一旦遇有老年人突发病和患有疾病需要就医时，专业照护机构往往都要通知家属前来送老年人去看病，给老年人及家属带来极大的精神和体力上的负担。建议在建设失智失能老年人专业照护机构时制定相关政策，通过专业机构评估将所在区域医疗资源（含医疗救助资源）与失智失能专业照护机构进行有机结合，把失智失能老年人照护机构纳入所在区域医疗服务、救助体系内。

（五）加强照护服务队伍的培养与培训

现代社会的养老质量保证在于专业化，专业人才是保障的基础。老年病专业医生需要4年的医学专业加2年专业的老年病知识学习，再加1～2年的临床经验的学习；护士专业也分多种等级，可设立失智失能专业化的护士助理等一套完整的模式；此外，营养师、治疗师、康复师等，这些都是目前国内稀缺的高级专业人才。现阶段，许多养老机构欠缺的不仅仅是硬件资源，在管理和服务等软件方面更有待提高。当务之急要做的是建立专业的养老人力资源管理体制，制订完善的社会养老机构的护理和管理标准。各地有关院校加快培养失智失能老年人社会化照护服务的相关人才，以真正满足失智失能老年人生活的特殊需要。

（六）优先发展失智照护专门服务机构

建立失智失能老年人长期照护服务机制应该由政府主导，以社会组织等机构为主力、家庭等为重要参与者，从而实行市场化配置。要强化各级政府在养老服务事业中的职责，明确各级政府在养老基本公共服务中的定位和主导作用，尤其要提高政府对失智失能老年人专业照护机构建设的补助标准，明确失智失能老年人照护服务机构建设任务指标，促进基本公共服务均等化。

后 记

《失智老年人照护职业技能教材》（初级）于2019年11月由化学工业出版社出版发行，现已被广泛使用。2021年根据实际情况进行了第一次修订，现根据《失智老年人照护职业技能标准》（2.0版）（2022年1月1日起试行）进行第二次修订。

本册为《失智老年人照护职业技能教材》（初级）中的第一分册《失智照护与职业素质》。本次修订以第一、第二版教材的《基础知识》为基础，对部分内容进行了修订，并增加了新的内容，修订量约占30%。

本册主要包括4个项目（11个知识点）。项目一，1+X证书制度和失智老年人照护员职业发展（2个知识点，包括1+X证书制度及其试点工作、失智老年人照护员职业发展和考核评价）；项目二，失智老年人照护员职业道德与素质能力（3个知识点，包括道德与职业道德概述、失智照护职业道德概述、失智照护基本素质和能力）；项目三，失智症的基本知识（3个知识点，包括人体神经系统基本知识、失智症基本知识、失智症的诊断与照护核心）；项目四，失智老年人照护相关知识（3个知识点，包括老年人心理健康标准及失智早期表现和照护现状及改善，失智老年人照护工作技能、内容、流程和方法，养老服务相关法律法规和技术标准）。

本册建议学时数为18学时，其中理论教学10～14学时。

学习方法建议在授课教师指导下，充分利用本教材，以本专业相关课程为依托，借助和利用教育部智慧职教在线学习平台——中民福祉企业资源库或智慧职教云课堂等在线网络资源。

本教材编写工作贯彻产教融合、校企合作的职教理念，采用“校企双主编制”。本册由杨根来、谭美青担任主编并负责统稿，张伟、李玲、刘利君、曹雅娟、杨扬担任副主编。具体写作分工如下：

项目一：杨根来［北京中民福祉教育科技有限责任公司法定代表人、总经理、执行董事，北京社会管理职业学院（民政部培训中心）教授］、刘利君［北京中民福祉教育科技有限责任公司副总经理，北京社会管理职业学院（民政部培训中心）副教授］、杨扬（北京工业职业技术学院助理研究员）。

项目二（知识点1、知识点2）：曹雅娟［北京社会管理职业学院（民政部培训中心）讲师］、王伟［北京社会管理职业学院（民政部培训中心）副教授］。

项目二（知识点3）、项目三：谭美青（青岛市长期照护协会副会长，青岛市四方区红十字老年护理院创始人，副主任医师）、张伟（青岛市市立医院主任医师）。

项目四（知识点1）：谭美青、秦俊峰（青岛市四方区红十字老年护理院医师）、陈瑞美［北京社会管理职业学院（民政部培训中心）留日硕士］。

项目四（知识点2～3）：李玲（淄博职业技术学院副教授）、纪青（淄博职业技术学院讲师）、李文秀（淄博职业技术学院讲师）、周丽娟（淄博职业技术学院讲师）。

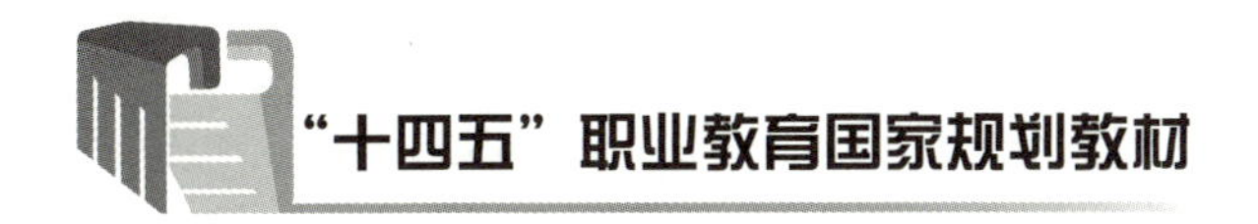

教育部第二批1+X证书制度试点

失智老年人照护职业技能教材系列丛书

失智老年人照护

职业技能教材（初级）第三版

失智与健康促进照护

北京中民福祉教育科技有限责任公司 组织编写

张雪英 殷晓敏 主 编

化学工业出版社

·北京·

图书在版编目（CIP）数据

失智老年人照护职业技能教材：初级.失智与健康促进照护/北京中民福祉教育科技有限责任公司组织编写；邹文开，赵红岗，杨根来主编.—3版.—北京：化学工业出版社，2022.8（2024.2重印）
“十三五”职业教育国家规划教材
ISBN 978-7-122-41608-7

I.①失… II.①北…②邹…③赵…④杨… III.①阿尔茨海默病-护理-职业培训-教材 IV.①R473.74

中国版本图书馆CIP数据核字（2022）第097740号

目录

项目一
健康环境与安全照护

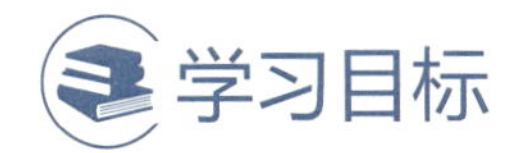

学习目标

一、知识目标

1. 熟悉失智老年人生活环境的设计原则。
2. 掌握失智老年人生活环境的设计及健康指导内容。
3. 掌握失智老年人跌倒风险程度的评估及预防指导内容。
4. 掌握失智老年人居室终末消毒及预防感染的方法和措施。

二、技能目标

1. 能指导或协助失智老年人进行居家环境的布置。
2. 能指导失智老年人及家属进行跌倒风险评估。
3. 能指导或协助失智老年人采取措施预防跌倒。
4. 能参与院内感染的预防及控制。

三、思政与职业素养目标

1. 具有关心、理解、尊重失智老年人的人文关怀理念，体会老年人的感受、思想和情感，保护老年人的隐私。
2. 具备敏锐的观察、判断力，能正确分析问题、处理问题。
3. 爱岗敬业，具有胜任失智老年人照护岗位的能力。

任务一　失智老年人生活环境评估及健康指导

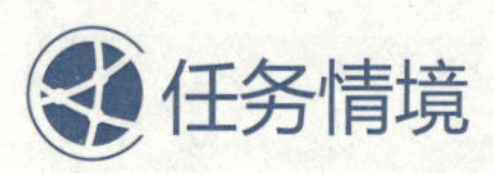

任务情境

胡爷爷，76岁，退休干部，诊断为中度阿尔茨海默病，入住养老机构半个月。老人意识清楚，能独立行走，生活部分自理（如进食、如厕），沐浴需要协助。目前对养老机构环境不熟悉，记性差，有时找不到自己的居室。入住养老机构前，胡爷爷从不做家务，由老伴照顾。故入住养老机构后，房间东西杂乱，经常找不到物品，椅子、小板凳随意放置。您作为照护人员，请帮助胡爷爷尽快适应养老机构的环境。

任务实施

一、任务流程

任务分析——工作准备——实施健康指导——效果评价

二、实施步骤

（一）任务分析

1.主要健康问题及生活状态

序号	主要健康问题
1	记忆力受损：记性差，经常找不到物品，找不到自己的居室
2	自理能力下降：部分生活需协助（沐浴）

2.主要照护目标和依据

序号	主要照护目标	目标依据
1	做好房间醒目标识	胡爷爷新入住、记性差，经常找不到自己居室
2	胡爷爷在帮助和指导下能整理居室内务，并定位放置物品	营造安全、舒适的个人生活环境
3	提高老年人规避安全风险能力	生活环境需要安全指导

（二）工作准备

1.物品准备

序号	名　称	单位	数量	备　注
1	大门贴	个	1	黄色
2	醒目标识物	个	1	硅胶小黄鸭（胡爷爷自备）
3	椅贴	个	2	手工制作（胡爷爷的孙子制作）
4	负压小挂钩	个	1	
5	抹布	块	2	
6	彩笔	支	4	红、黄、绿、蓝色
7	A3 纸	张	1	
8	照护记录单	份	1	

续表

序号	名 称	单位	数量	备 注
9	记录笔	支	1	
10	免洗手消毒液	瓶	1	250毫升

2.环境与人员准备

序号	环境与人员	准 备
1	环境	老年人居室
2	失智老年人照护员	熟悉养老机构环境及老年人居室状况，具有对失智老年人和家属进行环境安全指导的能力
3	失智老年人	精神状态良好，情绪稳定，能配合指导

（三）照护实施

失智老年人生活环境评估及健康指导		
步骤	流程	技能操作与要求
步骤1	评估	（1）胡爷爷精神和身体状态良好，情绪稳定，愿意与人沟通并接受指导 （2）居室通风良好，无异味，地面清洁干燥
步骤2	准备	（1）照护员准备：提前与家属沟通，掌握胡爷爷的住家情况及入住养老机构半个月来的适应情况。提前和老人沟通，告知来帮助老人进行居室布置和整理 （2）老年人准备：整理居室前，提前与胡爷爷进行沟通
步骤3	实施	“爷爷好！早餐吃得好吧？昨天和您说好了，今天我来和您一起收拾您的房间，现在可以开始了吗？”“可以。”胡爷爷愿意接受自己房间被整理 （1）安排胡爷爷坐在恰当、舒适、能看到照护员操作的位置 （2）湿抹房间各个台面、门窗，同时和胡爷爷聊天，了解胡爷爷入住后的情况、需求和喜好 （3）和胡爷爷一起张贴门贴（老人提前选好了黄色图案门贴），并带胡爷爷在走廊进行房间辨认，提醒回房间就看门贴和房号 (4)指导胡爷爷一起到卫生间的热水开关处挂负压挂钩，并挂上小黄鸭(老人自备)，告知挂有小黄鸭的这一侧为热水，起到提醒作用 （5）指导胡爷爷简单整理床单位，告知床上不宜放杂物，以免睡觉或起床时被绊倒，防止被尖锐物品（如剪刀、别针等）刺伤 （6）指导胡爷爷整齐分类摆放衣柜、抽屉、桌面物品；易碰倒、圆形的物品不放在桌面的外侧，避免滚落 （7）与胡爷爷协商，固定物品、椅、凳位置（凳子为胡爷爷家中旧物，有纪念意义），并将椅贴（胡爷爷孙子做的）挂在墙上固定位置，起提示作用。房间留出便于老人活动的足够空间 （8）带胡爷爷到养老机构各区域熟悉环境，指导胡爷爷日常活动的相关路线，对存在风险隐患或特殊的区域，特别交待其注意 （9）回房间和胡爷爷一起用A3纸手绘一张简单的路线图：回房间的路线用蓝笔、去食堂的路线用黄笔、散步的路线用绿笔、风险处用红笔做好标识。画好的路线图张贴在门背面，提醒胡爷爷外出时注意察看，尽量记住（胡爷爷原来从事设计工作，对此有喜好）
步骤4	整理记录	（1）询问胡爷爷和家属是否还有其他问题需要解答及对服务的满意度 （2）洗手，记录胡爷爷当天活动情况及注意事项

续表

失智老年人生活环境评估及健康指导		
步骤	流程	技能操作与要求
	注意事项	（1）提前和失智老年人及家属做好沟通、解释，交代本次活动要完成的任务 （2）在活动过程中，不断和失智老年人进行沟通，尊重老年人想法，尽量满足他的意愿 （3）随时关注失智老年人身体状况，如有疲倦感或情绪不良，应及时休息。可预约下一次再完成 （4）随时鼓励和表扬失智老年人，激发老年人的活动兴趣，提高他们日常生活活动能力，延缓失智进展 （5）在活动中融入安全知识宣教，提高失智老年人的安全意识 （6）失智老年人记忆力衰退会日益严重，在后续照护中仍需不断提醒和强化

（四）效果评价

（1）失智老年人能掌握房间醒目标识、物品固定的作用，能按标识完成相关活动，如正确找到自己的房门、椅子用后固定位置等。

（2）失智老年人能意识到环境安全的重要性，安全意识得到一定程度的提高。

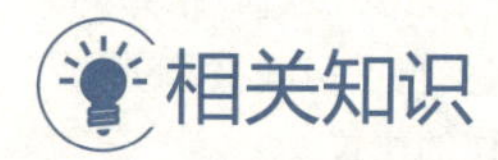

相关知识

一、失智老年人居室设计及健康指导

（1）居室应通风、光照良好，在门口、过道、卫生间等处增加光源，避免失智老年人跌倒，并张贴醒目标识，反复提醒老年人，强化记忆。

（2）居室地面确保平整、防滑、防眩光，避免放置地垫、矮凳、大型盆栽等，防止失智老年人绊倒跌伤。

（3）多人合住的失智老年人房间应利用家具、隔帘等分隔出各自的区域，以保护老年人居住的私密性。

延伸阅读：失智专业照护环境设计原则

（4）居室内的家具应精简，位置固定；家具宜为圆钝角或安装防撞护角；床的高度应可调整；室内安装夜灯，避免老年人坠床或夜间跌倒。

（5）居室要保证失智老年人有充足的活动空间，方便轮椅使用，活动区域避免放置过多物品，以免增加危险性。

（6）居室设有导向性的醒目标识，并不断强化告知、提醒老年人，避免迷失方向。

（7）居室内安装感应装置及呼叫器，并培训失智老年人掌握使用方法。当老年人出现意外或需要帮助时能及时呼叫，以得到救助。

二、失智老年人卫生间设计及健康指导

（1）居室内应配套独立卫生间，空间大小应符合标准要求，卫生间入口宽敞，方便轮椅进出，卫生间门内侧不得安装门锁或门闩，以防房门被反锁。

（2）卫生间的门与周围墙面区别明显，设置醒目的颜色和标识，方便失智老年人快速、准确地辨识。

（3）卫生间地面平整、防滑、下水良好，淋浴区域要固定防滑垫，同时还要提醒老年人保持卫生间地面干燥，如地面有水，应及时通知工作人员清理。

（4）卫生间马桶、纸筒、扶手等配套设施设备的颜色应与地面、墙面形成鲜明对比，以强化视觉刺激。

（5）卫生间安装温控淋浴装置，并配备带扶手的浴椅、扶手等，告知老年人合适的沐浴体位和方法。

（6）在卫生间内要安装紧急呼叫按钮，居住的失智老年人能正确使用。

三、失智老年人餐厅设计及健康指导

（1）失智老年人用餐环境需安静、安全，餐厅不宜过大，以消除老年人的不良情绪。

（2）为失智老年人固定用餐位置，让老年人有归属感，避免用餐混乱或与其他老年人发生矛盾。

（3）餐桌布置应简单，最好为纯色，仅放置必要的餐具，不得放装饰品或佐料等。餐具与桌面颜色对比明显，避免放置和使用陶瓷等易碎品。

（4）餐厅光源要充足，方便失智老年人看清楚食物，但要避免直接照射到头面部。

（5）餐椅应可移动、平稳结实，餐椅色调应与地面形成对比，以免失智老年人跌倒。

（6）餐厅附近应设有无障碍的公共卫生间，并有醒目的引导标识。

（7）提醒失智老年人安全用餐，强调用餐的注意事项，让老年人熟悉用餐环境，要细嚼慢咽；进食时不说话；选择适合的食物，防烫伤、噎食等。

四、失智老年人室内活动区设计及健康指导

（1）室内活动区域的设计要符合家居化环境和社交环境的设计原则，如设置半开放的小型交流区域、多功能厅等，方便失智老年人的亲密活动或社交活动。

（2）室内活动区域采光要充足，空间能满足失智老年人的安全移动（如轮椅、助行器等），提供多种类型的座椅，以满足老年人的个性化需求。

（3）室内活动区域应根据使用目的和功能明显分区，标识、指向醒目明确，附近应设有无障碍的公用卫生间。

（4）提醒失智老年人提前熟悉活动区域，掌握安全出口位置及应急撤离方法，活动时需遵守相关要求和注意事项。

（5）活动时，失智老年人如有任何不适，需立即告知现场工作人员，及时休息或就医。

五、失智老年人室外活动区设计及健康指导

（1）室外活动区域应有足够的活动空间，路面应平坦、防滑，设置相关的安全设施；所有出入口标识醒目，并通向安全区域；危险区域应设置遮挡与阻隔，避免失智老年人误入。

（2）规划布局合理，宜动静分区。设置健身器材、休闲座椅、阅报栏等功能区，分区隔离宜采用绿化植物遮挡，避免用围墙，以减少失智老年人被监禁和隔离感。

（3）老年人集中休息区应有顶棚（或花棚），直接通往室内，步行道与室内地面交汇处的色调应一致。

（4）活动区域内根据四季栽种的绿植，应无毒、无刺、无刺激气味，不影响老年人的安全与活动。

（5）养老院内设置观赏水景、水池时，应设有醒目的安全提示和防护措施。

（6）室外公共区域电子监控全覆盖，24小时有工作人员进行监控和巡查。

（7）帮助失智老年人熟悉室外区域，理解并配合只在安全区域活动，熟知各条路线及安全通道。活动时要做好防晒、淋雨防护等。

（8）强化失智老年人的安全意识，根据身体状况选择活动项目，如遇到意外或感到不适时，应立即呼叫等待救援。

任务二　失智老年人跌倒风险评估及预防指导

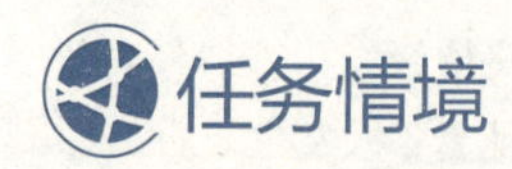

孙奶奶，75岁，退休小学老师，育有1子1女。患高血压病15年、骨性关节病8年，遵医嘱规律用药。2年前丧偶后独居，自感空虚寂寞，视力出现下降。半年前开始爱忘事，经常不记得自己常用的东西放在哪里，医院诊断为轻度阿尔茨海默病，奶奶入住医养结合型养老中心。3个月前，奶奶在如厕时跌倒一次，当时只有局部疼痛而无其他不适。今晨奶奶散步时又不慎跌倒，致不能站立、自感左侧髋部疼痛，照护员发现后，立即呼叫医护人员进行处理。经检查：左侧髋部轻度淤青，X射线检查示无骨折。已通知奶奶儿女前来探视。请您根据孙奶奶的情况，评估其跌倒风险程度，协助奶奶及其家人识别跌倒危险因素并进行防跌倒健康指导。

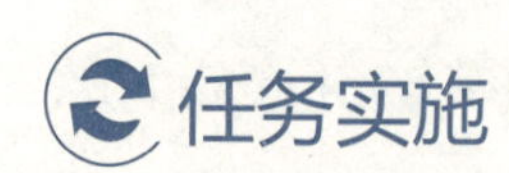

一、任务流程

任务分析——工作准备——照护实施——效果评价

二、实施步骤

（一）任务分析

1.主要健康问题

序号	主要健康问题
1	跌倒：有跌倒史，今晨不慎跌倒致不能站立，局部疼痛、淤青，无骨折
2	多病共存：高血压15年、骨性关节病8年、轻度阿尔茨海默病半年，有视力下降情况，规律服用降压药
3	记忆力下降：轻度阿尔茨海默病半年

2.主要照护目标和依据

序号	主要照护目标	目标依据
1	识别跌倒的危险因素	（1）3个月前跌倒一次，今晨又再次跌倒，查体：左侧髋部轻度淤青 （2）曾有高血压病15年、骨性关节病8年、阿尔茨海默病半年，视力下降，一直有规律用药
2	预防跌倒的健康指导	

（二）工作准备

1.物品准备

序号	物品名称	单位	数量	备 注
1	跌倒危险因素评估表/Morse跌倒风险评估量表	张	各1张	可随机选取，也可一起使用（见附表1/附表2）
2	“防跌倒”标识牌	支	1	
3	防跌倒健康教育小册子	本	1	

续表

序号	物品名称	单位	数量	备 注
4	辅助行走用具（如手杖等）	个	1	适合孙奶奶使用
5	记录单	本	1	
6	签字笔或墨水笔	支	1	
7	免洗手消毒液	瓶	1	

2.环境和人员准备

序号	环境与人员	准 备
1	环境	（1）房间安静、明亮、空气清新，温湿度适宜 （2）物品放置合理，便于开展健康指导
2	失智老年人照护员	（1）着装整齐，用七步洗手法洗手 （2）能正确评估跌倒风险及做好评估记录 （3）具有指导防跌倒的能力 （4）提前与老年人及家属沟通操作目的和内容，取得理解与配合及书面知情同意
3	失智老年人及家属	按季节着装，由家属床边陪伴

（三）照护实施

失智老年人跌倒风险评估及预防跌倒指导		
步骤	流程	技能操作与要求
步骤1	沟通	（1）“奶奶您好，我是照护员××（核对老人信息）。听说您今早散步时又跌倒了，是吗？”“是呀，已经跌两次了。” （2）“今天，我来与您聊聊这事，希望能帮助到您。” （3）照护员轻拿椅子，坐在老人床边，距离适合，视线平视
步骤2	评估跌倒风险	（1）“孙奶奶，我下面询问您几个比较简单的问题，您如实回答就好。” （2）根据《跌倒危险因素评估表》（附表1）逐项评估。 评估结果：年龄≥70岁1分、最近一年有跌倒史2分、患阿尔茨海默病2分、视力障碍2分、服用降压药1～2分，合计共8～9分。超过4分即高危人群 （3）根据《Morse跌倒风险评估量表》（附表2）逐项评估， 评估结果：近3个月内有跌倒史25分、超过1个医学诊断15分、使用降压药20分，合计共60分，45分以上即为高危人群
步骤3	实施健康指导	（1）“奶奶，根据评估结果显示，您属于跌倒高危人群。现在我给您讲讲防跌倒的知识，您平时要多注意，这样能降低跌倒的可能性。”把防跌倒小册子递给孙奶奶和她的女儿 ①在床头或房门悬挂1张防跌倒标识牌，起提示作用 ②平时服完降压药需休息半小时再活动；如果睡前服，就先洗漱完上床再服 ③下床吃饭、去卫生间时，一定要扶着墙走 ④大小便时扶着坐便池边的扶手，缓慢坐下或起身，避免头晕；也可以晚间准备个便盆和尿壶在床边解决 ⑤居室照明要明亮，夜间开夜灯 ⑥平时注意保持地面干燥、去除水渍 ⑦屋内摆放物品要整齐，留出行走空间 ⑧穿防滑、大小合适的鞋子，衣服要合体、舒适

续表

失智老年人跌倒风险评估及预防跌倒指导		
步骤	流程	技能操作与要求
步骤3	实施健康指导	⑨ 夜间不能单独活动，起床及时呼叫照护员，睡前拉上床档 ⑩ 日常饮食加强营养，多吃补钙食品，避免骨质疏松 ⑪ 保持心情愉快 ⑫ 可以选择一个适合您的拐杖 ⑬ 视力不好可以配个眼镜或到医院眼科咨询 （2）“奶奶，这本小册子留给您，您时不时翻看翻看，按注意事项去做，就不那么容易跌倒了。上面有我的联系方式。您有事随时联系我。” （3）照护员离开老年人房间
步骤4	整理记录	（1）妥善安置老年人，整理用品 （2）用七步洗手法洗手，记录
注意事项		（1）操作前评估失智老年人意愿、身体及情绪状态，不可强迫参与评估。老年人回答不清时可以由家属协助 （2）注意语言技巧，简洁清晰，耐心倾听 （3）评估和健康指导过程要注意人文关怀，随时关注失智老年人情绪和身体状况 （4）向失智老年人及家属进行防跌倒健康指导时，注意保护失智老年人的隐私

（四）效果评价

通过健康教育，失智老年人及家属了解了老人的跌倒风险程度，初步懂得预防跌倒的基本措施和要求。

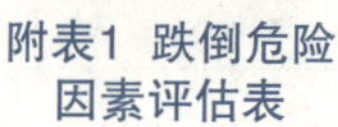

附表1 跌倒危险因素评估表

附表2 Morse跌倒风险评估量表

相关知识

一、跌倒概念

跌倒是指个体突发的、不自主的、非故意的体位改变，倒在地上或更低的平面，是一种不能自我控制的意外事件。按照国际疾病分类（ICD-10）对跌倒的分类，跌倒包括以下两种：从一个平面至另一个平面的跌落；同一平面的跌倒。

跌倒是老年人常见意外之一。在我国，跌倒是65岁以上老年人受伤死亡的首位原因。老年人跌倒后，易发生脑血管意外、骨折等，可导致老年人直接死亡或残疾与长期卧床，并且影响老年人身心健康。老年人发生跌倒是可以预防和控制的，故预防老年人跌倒是老年人照护工作的重点内容。

二、跌倒预防措施

老年人的跌倒50%以上是在家中发生的，因此家庭内部的干预非常重要。

1. 家庭环境评估

延伸阅读：失智老年人跌倒的原因

（1）评估地面是否平整，光滑度和软硬度是否合适，地垫是否滑动。

（2）评估入口及通道是否通畅；台阶、门槛、地毯边缘是否安全。

（3）评估厕所及洗浴处是否合适；有无扶手等借力设施。

（4）评估卧室有无夜间照明设施；有无紧急呼叫设施。

（5）评估厨房、餐厅及起居室安全设施，灯光是否合适，是否有安全隐患。

2. 预防失智老年人跌倒的干预措施

（1）坚持失智老年人的家居环境无障碍观念对于预防跌倒非常重要。

（2）环境保护措施

① 房间提供足够的照明设施，且要保持完好、无损。过道、卫生间和厨房等容易跌倒的区域应特别安排局部照明；在失智老年人床边应放置伸手可触的台灯。

② 居室地面保持清洁、干燥；物品摆放整齐；清除危险物品；日常用品放在易取处，不要登高取物，需要时可使用有扶手的专门梯凳，千万不可将椅子作为梯凳使用。

③ 卫生间四周有扶手；地面应防滑并保持干燥、无积水；坐便椅高度合适，避免过高或过低，坐便椅两侧安装扶手；浴缸高度合适。

④ 保障环境安全，清除居室内、床旁、走廊过道障碍物。

⑤ 居室、卫生间不设门槛；固定或锁好床、轮椅、便椅轮子，确保安全。

⑥ 尽量避免更换失智老年人房间和床铺，床垫硬度合适。

⑦ 引导失智老年人熟悉周围环境，将不安全因素和注意事项提醒老年人注意，危险环境悬挂警示标识。

（3）个人生活保护措施

① 穿着大小合适的鞋子、长短适合的裤子，鞋底应防滑，避免穿宽大的拖鞋。

② 头晕时，确保在床上休息，睡前拉起床档。

③ 雨雪天不外出，吃饭、活动时，避开人群拥挤高峰期。

④ 选择适合自己的助行器，不适合及时更换。

⑤ 疾病复发或身体不适、视力或听力下降，及时告知照护员或家属联系医护人员处理；头晕时，确保在床上休息；夜间及时呼叫协助。

（4）照护员应提供的保护措施

① 定时巡视，及时回应失智老年人呼叫。

② 帮助失智老年人选择合适的助行器具。

③ 呼叫器放于失智老年人易取位置。

三、跌倒健康指导

延伸阅读：
提高平衡能力的
“小招式”

（1）增强防跌倒意识　加强防跌倒知识和技能宣传，告知失智老年人及其家属在老年人发生跌倒时能进行自我处置和寻求帮助。

（2）教会失智老年人操作床头灯、呼叫器。

（3）创立安全的环境　保持室内明亮；地面干燥、平坦、整洁；将经常使用的东西放在伸手易取位置；衣着舒适、合体，尽量避免穿拖鞋、高跟鞋及易滑倒的鞋子；睡眠时可在床边加床档，睡前最好将便器放于床旁。

（4）调整生活方式　避免走过陡的楼梯或台阶，上下楼梯、如厕时尽可能使用扶手；转身、转头时动作一定要慢，指导失智老年人改变体位时，应停30秒，防止突然改变体位，引起体位性低血压；走路保持步态平稳，尽量慢走，避免携带沉重物品；避免去人多及湿滑的地方；使用交通工具时，应等车辆停稳后再上下；避免睡前饮水过多导致频繁起夜；避免在他人看不到的地方独自活动。

（5）合理运动　指导失智老年人坚持参加适宜的、规律的体育锻炼，以增强其肌肉力量、柔韧性、协调性、平衡能力，减少跌倒的发生。

（6）选择适当的辅助工具　指导失智老年人使用合适的拐杖等助行器。

（7）积极防治引起跌倒的疾病，有效控制血压，防止低血糖和直立性低血压的发生，纠正心律失常等，以减少和避免跌倒的发生。

（8）合理用药　指导失智老年人按医嘱正确服药，如服用降压药后宜在床上休息30分钟再下床活动。不要随意加药或减药，注意用药后的不良反应。

（9）指导失智老年人及家属全面了解老年人的健康状况和生活自理能力，克服“不愿老、不服老、不愿麻烦依赖他人”的心理，建立自我独立与依赖相互平衡的理念。在遇到困难时，应主动寻求家人或照护员帮助，避免发生跌倒。

任务三　失智老年人居室终末消毒及预防感染照护

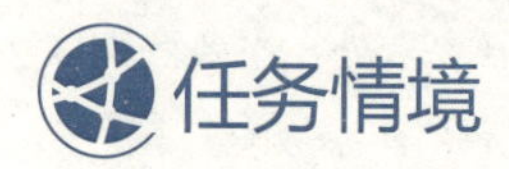

任务情境

王阿姨，76岁，中度阿尔茨海默病，健忘，有情绪不稳定，哭闹，日常生活需协助完成。目前是诺如病毒感染性腹泻高发季节。今天中午，王阿姨和家属外出就餐。下午四点，王阿姨出现腹痛、腹泻、呕吐、发烧，体温37.5℃，疑似诺如病毒感染性腹泻，即予床边隔离。目前，王阿姨转外院诊治。作为照护员，请您为王阿姨的居室进行终末消毒，并做好院区防疫工作，预防诺如病毒感染性腹泻流行。

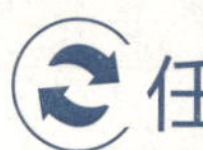

任务实施

一、任务流程

任务分析——工作准备——照护实施——效果评价

二、实施步骤

（一）任务分析

1. 主要健康问题

序号	主要健康问题
1	预防诺如病毒腹泻流行：诺如病毒腹泻季节，已出现疑似病例
2	记忆力受损：中度阿尔茨海默病

2. 主要照护目标

序号	主要照护目标	目标依据
1	管理传染源	（1）目前是诺如病毒感染性腹泻高发季节 （2）老年人外出就餐后出现疑似诺如病毒感染性腹泻症状：腹痛、腹泻、呕吐、发烧，体温37.5℃
2	切断传染病传播途径	
3	保护易感人群	
4	老年人及照护员了解诺如病毒感染性腹泻的预防措施	

（二）工作准备

1. 物品准备

序号	名 称	单位	数量	备注
1	移动紫外线车	个	1	
2	免洗手消毒液	瓶	1	
3	笔	支	1	

续表

序号	名 称	单位	数量	备注
4	紫外线登记本	本	1	
5	手套	副	1	
6	隔离衣	件	1	一次性使用
7	口罩	个	1	
8	帽子	顶	1	
9	含氯消毒剂	包	适量	20毫克/包
10	浸泡池	个	1	内含2000毫克/升含氯消毒液
11	刷子	个	1	
12	洁厕精	瓶	1	
13	黄色垃圾袋	个	2	

2.环境与人员准备

序号	环境与人员	准 备
1	环境	暂作为疑似消化道传染病隔离室
2	失智老年人照护员	（1）熟悉预防院内感染相关知识 （2）掌握终末消毒方法和操作技能 （3）具备与失智老年人和家属进行沟通指导的能力
3	失智老年人	老年人外出进食后，出现疑似诺如病毒感染性腹泻症状，已转院诊治

（三）照护实施

失智老年人居室终末消毒及预防感染照护		
步骤	流程	技能操作与要求
步骤1	评估	（1）老年人已转院诊治 （2）隔离室卫生状况
步骤2	准备	物品准备（见工作准备中物品准备）
步骤3	实施终末消毒	（1）用七步洗手法洗净双手 （2）戴口罩、帽子 （3）穿隔离衣 ①检查一次性隔离衣包装是否完好，有无漏气、过期 ②打开包装，取出隔离衣，规范穿着隔离衣 （4）戴手套 （5）将5000毫克/升含氯消毒剂直接倒入呕吐物、粪便中消毒30分钟，记录时间 （6）将床单元的床上用品拆下来，装进黄色垃圾袋（套双层黄色垃圾袋） （7）用含有效氯2000毫克/升消毒液抹洗床单元（床、床垫、床旁桌椅等） （8）用含有效氯2000毫克/升消毒液拖地 （9）消毒并清洗痰盂、便盆 ①将呕吐物、粪便倒入厕所 ②用洁厕精刷洗痰盂、便盆 ③在流动水下冲洗干净 ④将痰盂、便盆完全浸没在含有效氯2000毫克/升消毒液容器中，上盖，浸泡30分钟，记录时间 （10）用含有效氯2000毫克/升消毒液刷洗卫生间

续表

失智老年人居室终末消毒及预防感染照护		
步骤	流程	技能操作与要求
步骤3	实施终末消毒	（11）将痰盂、便盆从容器中捞起，在流动水中冲洗干净 （12）检查痰盂、便盆有无破损，晾干备用 （13）脱手套 （14）流动水下用规范七步洗手法洗净双手 （15）规范脱下隔离衣后，将隔离衣清洁面向外卷起，放入医疗垃圾桶 （16）流动水下用规范七步洗手法洗净双手 （17）规范脱口罩、帽子 （18）流动水下用规范七步洗手法洗净双手 （19）紫外线空气消毒 60 分钟 ① 关闭窗户 ② 将移动紫外线车置于居室中间，将灯管拉起 ③ 调节并设置紫外线消毒时间 60 分钟，开启开关 ④ 照护员离开居室，房门上锁，避免在消毒期间失智老年人误入房间，造成紫外线灼伤和臭氧伤害 ⑤ 门口挂警示标志：“紫外线消毒中，勿进！” （20）消毒完毕，打开门窗，通风换气
步骤4	整理记录	（1）分类整理用物，贴上标签“污染衣物”并送洗。医疗垃圾喷洒 2000 毫克 / 升含氯消毒剂处理 （2）收起移动紫外线灯，记录紫外线消毒累计时间 （3）做好终末消毒登记
注意事项		（1）正确、规范使用含氯消毒剂及紫外线灯消毒 （2）房间内所有物品须经过终末消毒方可进行再清洁、消毒 （3）照护员必须做好个人防护 （4）对失智老年人及其家属做好预防照护与指导

（四）效果评价

（1）疑似传染病失智老年人居室终末消毒方法正确。

（2）未发生诺如病毒感染性腹泻的传播。

相关知识

延伸阅读：
常用的消毒方法

一、清洁、消毒是预防养老机构院内感染的重要措施

1. 清洁、消毒概念

（1）清洁是指用清水、肥皂水或洗涤剂洗去物品表面的污垢和微生物。

（2）消毒是指采用物理或化学方法，去除或杀灭致病微生物的方法。

2. 清洁、消毒的目的

（1）防止传染病的发生和传播。

（2）保护易感人群（老年人）和工作人员，避免受到传染。

（3）增进老年人和他人的健康。

3. 清洁、消毒的原则

（1）明确清洁和消毒的对象，具体分析引起感染的途径、传播的媒介、疾病微生物的种类，有针对性地选择和使用消毒剂。

（2）根据消毒对象选择操作简单、有效、不损坏物品、来源丰富、价格便宜的消毒方法。

（3）明确影响消毒效果的因素：污染的微生物数量越多，需要消毒的时间就越长，使用消毒剂的剂量越大；消毒温度升高，杀菌作用就增强；不同类型的病原微生物对消毒剂的抵抗力不同，进行消毒时必须区别对待。

（4）加强监测。

二、隔离技术操作法

工作人员佩戴口罩、帽子和手套，既可防止工作人员鼻咽部的带菌飞沫扩散，又可防止头发、头屑脱落，还可预防工作人员手部细菌传播，保护老年人；也可防止病原微生物污染工作人员的呼吸道、头发及手，保护工作人员。

1. 评估

实施以下操作需戴口罩、帽子或手套。

（1）实施侵入性医疗护理操作前。

（2）照护免疫力低下的老年人前。

（3）接触黏膜、血液、体液和分泌物及大小便后。

（4）接触被致病微生物污染的物品后。

（5）护理怀疑患有传染性疾病的老年人后。

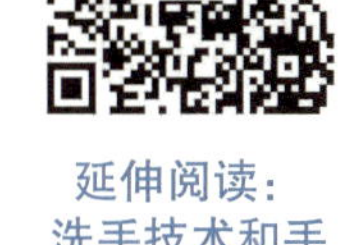

延伸阅读：洗手技术和手的消毒

2. 实施

（1）先洗净擦干双手。

（2）戴帽子应将头发全部罩在帽内；戴口罩应罩住口鼻。

（3）帽子、口罩应勤换勤洗，保持清洁，脱前应先洗手。

（4）口罩暂时不戴时，不可任意悬挂胸前，应及时取下，将口罩污染面向内折叠放于清洁塑料袋中，再放入口袋。

（5）一次性帽子、口罩使用方便，对于不需精细感觉的操作可使用一次性手套。

（6）离开污染区前，将口罩、帽子、手套放入特定污物袋，以便集中处理。

三、失智老年人居室常用消毒方法

（1）房间空气　采用开窗通风法。开窗通风每天最少2次，每次时间不应少于30分钟。通风时避免穿堂风，注意老年人的保暖。

（2）地面　先用蘸水的笤帚，将地面的污物清扫干净，再用含有效氯（浓度500毫克/升）的消毒液擦拭或拖洗地面。注意拖地时失智老年人不能在居室内活动，地面不可过湿，以防老年人滑倒。

（3）床铺、桌椅和轮椅　用蘸取含有效氯（浓度500毫克/升）的消毒液的抹布，对失智老年人使用过的床、桌椅进行擦拭。轮椅用含有效氯（浓度500毫克/升）的消毒液刷洗，并在太阳下暴晒消毒。使用后的抹布采用含有效氯（浓度500毫克/升）的消毒液浸泡消毒、清洗、晾干备用。

扫床时床刷外面罩上湿布套，以避免灰尘污染。床铺的清扫要做到“一人一布套”。布套用后采用含有效氯（浓度500毫克/升）的消毒液浸泡消毒、清洗、晾干备用。

（4）卫生间　每天用含有效氯（浓度300毫克/升）的消毒液消毒刷洗地面、墙壁、洗手盆及水龙头，马桶用含有效氯（浓度500毫克/升）的消毒液消毒刷洗，并用清水冲洗干净、抹干。要注意保持卫生间通风、干爽、无积水、无异味。

（5）痰盂、便器　将污物倒掉、冲净，用去污粉或含有效氯（浓度1000毫克/升）的消毒液进行浸泡消毒。消毒时必须将痰杯和便器的盖子打开，物品要完全浸没在消毒液中。一般浸泡消毒30分钟。

（6）毛巾、衣服、被单、床单、枕套等布类，由洗衣房统一清洗消毒，烘干。

（7）有疑似传染病老年人的衣服与一般老年人的衣服分开，用含有效氯（浓度2000毫克/升）的消毒液浸泡消毒。

四、传染病流行季节失智老年人预防感染的照护

（1）加强传染病感染防控制度的落实，照护失智老年人前后严格用七步洗手法洗手、消毒，戴口罩，必要时戴手套、穿隔离衣。

（2）保持居室及公共活动空间环境整洁，空气清新，光线充足，做好防“四害”工作。

（3）督促、协助或帮助失智老年人做好个人卫生。

（4）传染病流行季节做好卫生健康宣教，养老机构要全员预防传染病流行。

（5）安排丰富、多样化的活动，提高失智老年人活动和锻炼身体的积极性，从而提高老年人的抵抗力。

（6）饮食营养搭配科学、健康，给予高蛋白、富维生素、易消化的食物，提高失智老年人免疫力。

（7）做好失智老年人生命体征和疾病的观察，发现疑似病例及时隔离，送医院诊治。

（8）传染病流行季节可建议失智老年人注射疫苗，以减少感染机会。

五、传染病预防及健康指导

养老机构要采用如讲座、海报、手册等多种形式加强预防传染病的健康宣教。

（1）保持良好的个人及环境卫生。

（2）勤洗手，使用肥皂或洗手液，并用流动水洗净双手，接触呼吸道分泌物后（如咳嗽、打喷嚏后）应立即洗手。

（3）打喷嚏或咳嗽时，应用手帕或纸巾掩住口鼻，避免飞沫污染他人。流感季节，出现发热、咳嗽等不适需及时就诊，早发现、早隔离、早治疗。

（4）均衡饮食、适量运动、充足休息，避免过度疲劳。

（5）每天开窗通风数次（冬天避免穿堂风），保持室内空气清新。

（6）在流感高发期，尽量不到人多拥挤、空气污浊的场所，必须外出时需佩戴口罩。

（7）注意饮食、饮水卫生，避免食用不洁、过期、无牌摊档的食物。

项目二

营养与心理照护

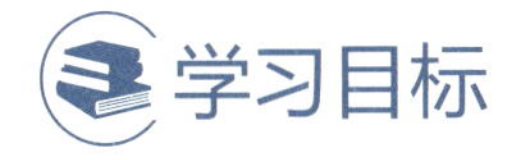

学习目标

一、知识目标

1. 熟悉失智老年人合理饮食要求，预防及延缓失智。
2. 熟悉失智老年人科学运动要求，预防及延缓失智。
3. 熟悉失智老年人快乐用脑方法，预防及延缓失智。
4. 熟悉失智老年人保持正常心理活动方法，预防及延缓失智。

二、技能目标

1. 能指导失智老年人合理饮食，预防及延缓失智。
2. 能指导或帮助失智老年人进行科学运动，预防及延缓失智。
3. 能指导或帮助失智老年人保持快乐用脑，预防及延缓失智。
4. 能指导失智老年人保持正常心理活动，预防及延缓失智。

三、思政与职业素养目标

1. 面对失智老年人及其家属，运用良好的沟通技巧，正确、有效地传递相关信息。
2. 具备敏锐的观察、判断力，能正确分析问题、处理问题。
3. 爱岗敬业，具有胜任失智老年人照护岗位的能力。

任务一　指导合理饮食以预防及延缓失智

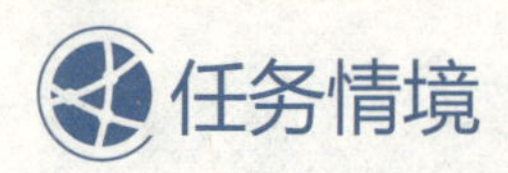

任务情境

廖奶奶，85岁，曾读私塾2年。患有骨质疏松症、慢性萎缩性胃炎2年；轻度失智症1年，一直坚持服药治疗。老人语言表达清晰有条理，身高158厘米，体重42千克，体形消瘦，戴有义齿，能自行进食。近3个月来，经常忘记吃饭且进食量减少，体重有减轻但不知具体减重多少，因经常忘记回家的路而走失2次，导致有人陪伴才敢出门。今天由家属送入养老机构照护。为做好廖奶奶的照护，请您分析廖奶奶的营养风险并进行预防及延缓失智的合理饮食指导。

任务实施

一、任务流程

任务分析——工作准备——照护实施——效果评价

二、实施步骤

（一）任务分析

1. 主要健康问题

序号	主要健康问题
1	有营养不良风险：经常忘记吃饭，进食量减少，体形消瘦，体重减轻，慢性萎缩性胃炎、轻度失智症
2	记忆力受损：经常忘记吃饭、忘记回家的路
3	多病种共存：患有轻度失智症、慢性萎缩性胃炎、骨质疏松症

2. 主要照护目标及依据

序号	主要照护目标	目标依据
1	识别失智老年人营养不良风险	（1）经常忘记吃饭，进食量减少，体形消瘦，体重减轻 （2）轻度失智症、慢性萎缩性胃炎、骨质疏松症
2	合理饮食指导预防及延缓失智	

（二）工作准备

1. 物品准备

序号	物品名称	单位	数量	备 注
1	老年人营养不良风险评估表	份	1	见附表3
2	中性笔	支	1	
3	白纸	张	适量	A4
4	免洗手消毒液	瓶	1	250毫升/瓶
5	软尺	条	1	
6	体重秤	台	1	含身高测量功能
7	计算器	个	1	
8	桌子	张	1	
9	椅子	把	2~4	至少有1把是有扶手的靠背椅

2.环境和人员准备

序号	环境与人员	准　备
1	环境	（1）房间安静、温馨、明亮、空气清新、温湿度适宜 （2）物品放置合理，便于开展评估工作
2	评估员	（1）着装整齐、用七步洗手法洗手 （2）掌握《老年人营养不良风险评估表》的使用方法 （3）提前与老年人及家属沟通，简要介绍评估目的和内容，取得理解与配合及书面知情同意
3	失智老年人	按季节着装整齐，由家属陪伴进入评估室

（三）照护实施

失智老年人营养风险评估		
步骤	流程	技能操作与要求
步骤1	沟通观察	（1）“廖奶奶好！欢迎您入住我们养老院，请坐。我是评估员××，想了解一下您日常的饮食状况，并向您询问几个问题，好吗？”“好的。” （2）通过交流和观察，老年人配合评估。评估时需家属在场，必要时代老年人回答问题
步骤2	询问检查测量计算	（1）询问了解基本情况：姓名、年龄等 （2）测量：身高、体重 （3）根据《老年人营养不良风险评估表》进行初筛（0～14分） ① 计算：身体质量指数（BMI）= 体重（千克）/〔身高（米）〕^{2} ② 询问了解：近3个月体重变化 ③ 询问了解：活动能力 ④ 询问检查：牙齿状况 ⑤ 询问了解：神经精神疾病 ⑥ 询问了解：近3个月有无饮食量变化 对初筛结果进行计算，总分 <12分则进入下一步骤 （4）根据《老年人营养不良风险评估表》进行评估（0～16分） ① 询问了解：患慢性病数 ② 询问了解：服用时间在一个月以上的药物种类 ③ 询问了解：是否独居 ④ 询问了解：睡眠时间 ⑤ 询问了解：户外独立活动时间 ⑥ 询问了解：文化程度 ⑦ 询问了解：自我感觉经济状况 ⑧ 询问了解：进食能力 ⑨ 询问了解：一天餐次 ⑩ 询问了解：每天摄入乳类、豆制品、鱼/肉/禽/蛋类食品的情况 ⑪ 询问了解：每天烹调油摄入量 ⑫ 询问了解：是否每天吃蔬菜水果500克及以上 ⑬ 测量：小腿围（被测试者站立，用软尺水平地绕过健侧小腿最突出部位测得的最大围长） ⑭ 测量：腰围（被测试者双足并拢，挺直站立，腰肌放松，用软尺在最下肋骨和上髂嵴连线中间处测得的躯干水平围长）

续表

失智老年人营养风险评估		
步骤	流程	技能操作与要求
步骤2	汇总评估分数	对评估结果进行计算： 初筛分数（0～14分） 评估分数（0～16分） 量表总分（满分30分）
步骤3	评估结果判断	（1）若初筛总分≥ 12分，提示无营养不良风险，无需评估 （2）若初筛总分<12分提示有营养不良风险，继续评估 （3）若营养不良风险评估总分（初筛＋评估）≥ 24分，表示营养状况良好 （4）若营养不良风险评估总分（初筛＋评估）<24分，当BMI ≥ 24（或男性腰围≥ 90cm, 女性腰围≥ 80cm）时，提示可能是肥胖 / 超重型营养不良或有营养不良风险 （5）若营养不良风险评估总分（初筛＋评估）在17～24分，表示有营养不良风险 （6）若营养不良风险评估总分（初筛＋评估）≤ 17分，表示有营养不良
步骤4	整理	（1）妥善安置老年人，整理用品 （2）评估员洗手，记录
注意事项		（1）熟悉《老年人营养不良风险评估表》的评估流程、方法、评分内容、标准和结果判定 （2）操作前要评估失智老年人意愿、身体及情绪状态，不可强迫其参与评估 （3）操作全过程要耐心、体贴，体现尊重和人文关怀，注意及时疏导和安抚失智老年人不良情绪，保障老年人安全

附表3 老年人营养不良风险评估表

（四）效果评价

（1）通过评估，能初步分析了解失智老年人的营养状况。

（2）根据评估结果，指导照护员及家属等关注失智老年人的营养状态，进行合理饮食的指导，决定是否需要进一步的营养干预，以改善老年人的营养状态。

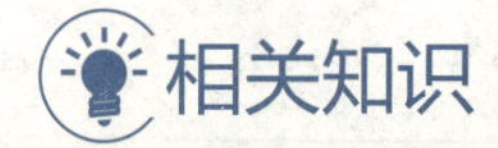

相关知识

一、促进和改善失智老年人营养状态的照护要点及具体措施

1. 正确评估失智老年人营养状态

（1）一般营养状态评估　可根据皮肤、毛发、皮下脂肪、肌肉的状况进行综合评估。

（2）可参照《老年人营养不良风险评估表》《Mini营养评估量表》《营养风险筛查量表（NRS-2002）》筛查失智老年人营养风险。

（3）及时、正确评估和记录失智老年人饮食及相关状况　包括：饮食习惯，如进餐次数、用餐时长、食物种类、食量、进食规律性等；饮食喜好，如酸、甜、苦、辣及饮食禁忌等；食欲；进餐方式；进食能力；影响进食的因素；进食安全性，如体位、温度、速度；有无饮食限制；排便情况和活动能力等。定期测量身高、体重，计算体质指数。

（4）评估时机　一般失智老年人入院时评估。住院期间要根据失智老年人情况适时动态评估。评估频次：一般3个月一次，有条件限制的至少一年评估一次。测量体重：每半个月或一个月测量1次，必要时每周测量1次。

延伸阅读：营养不良、体重指数与标准体重

2.照护要点

根据营养状态评估结果，与失智老年人及主要照顾者共同制订个性化食谱和营养照护计划。指导家人或朋友积极参与计划的实施。

（1）对于轻度失智老年人，应保持营养摄入均衡，维持机体正常功能，延缓病情发展，预防并发症发生。

（2）对于中度失智老年人，应针对不同的进食困难状况，采取有效的方法，促进各种营养的摄入，维持机体营养需要，提高生活和生存质量。

（3）对于重度失智老年人，以糊状食物、匀浆膳食喂食或鼻饲等提供肠内营养支持或肠外联合肠内营养支持。

3.具体照护措施

（1）提供安静、愉悦、安全的进餐环境，尽量与家人或同伴一起进餐。

（2）改善失智老年人不良情绪，增进食欲。

（3）根据失智老年人咀嚼能力、吞咽功能及饮食限制要求，结合饮食习惯，提供符合个性化需求的合适的食物。如咀嚼、消化吸收功能低下者，菜要切细，食物应软烂易咀嚼；根据失智老年人喜好烹饪食物；易呛咳、噎食者予黏稠食物或添加增稠剂；老年人味觉降低，饮食可适当添加姜、蒜、醋等。

（4）食物温度要适宜，宜温偏热，但要避免过冷、过热。两餐之间或入睡前可加温热饮料，可缓解疲劳，促进睡眠。

（5）根据失智老年人进食能力和自理程度，给予进食照护。鼓励老年人自行进食，必要时餐前讲解并示范进食步骤。不能自行进食者要协助进食；不能经口进食的老年人可通过鼻饲管、胃肠管、胃造瘘等方式进食，以补充能量和营养。对双目失明老年人，可按时钟平面图放置食物，并告知方向、食物名称，利于老年人按顺序摄取食物。

（6）采取适宜的进食体位及姿势。一般采取坐位或半卧位，偏瘫的失智老年人可侧卧位，最好是卧于健侧。

（7）提供适宜的餐具或器具，采用与餐桌、食物色彩对比鲜明的餐具，必要时允许用手抓取食物，但要注意手的卫生。可使用围兜保护衣物。

（8）进餐前和进餐过程中应注意喝水或喝汤湿润口腔。

（9）留有充足的用餐时间，不催促，及时给予鼓励和肯定。

（10）注意观察进食情况。发现吞咽困难、呛咳、恶心、呕吐等异常情况要及时汇报和处理。对不知饥饱的失智老年人要控制食物的量，并做好记录和提醒；对于拒食的失智老年人要观察了解具体原因对症护理；对含着食物久久不咽下的失智老年人注意提醒、示范进食动作。

（11）进食后，要检查失智老年人口腔有无食物残留，协助漱口、洗脸、洗手，必要时进行口腔护理。进食后保持进食体位30分钟以上，避免食物返流。

（12）定时提醒、引导失智老年人饮水或协助喂水，保证日饮水量。

（13）做好记录，包括自理程度、食物种类、进食量、进食速度、有无特殊情况等。

（14）注意观察失智老年人患病、用药情况和药物不良反应。

（15）做好实施效果评价，如体重、活动耐力、患病情况（抵抗力）等。

二、健康指导

1.对失智老年人及其主要照顾者进行营养教育

饮食做到“两定”即定时、定量；“两高”即高蛋白、高纤维素；“两低”即低热量、低盐；适量增加微量元素；选择适合的食物、烹调方式和颜色搭配。

2.合理膳食，规律、适度运动，可以预防和延缓失智症的发展

坚持食物多元化，以谷类为主；控制脂肪总量，改善脂肪结构；适量饮用乳、豆制品，以鱼、禽类为主；保证水果、蔬菜摄入；主动、少量、多次饮水，每日基础补水量应为每千克体重30毫升（心肾功能正常者）；少吃精制糖；多食健脑食物，如海产品、坚果；戒烟限酒等。

根据失智老年人体力、自理能力、病情等适度活动，如快步走、做手指操等。

任务二　指导科学运动以预防及延缓失智

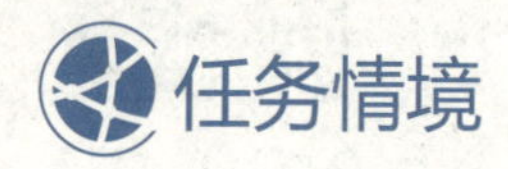

任务情境

张奶奶，78岁，患有骨质疏松症4年、慢性胃炎2年；轻度失智症1年，持续坚持服药治疗。老人语言表达清晰、流畅，有时记性较差。年轻时擅长打乒乓球；上年纪后，常在家附近公园活动，爱打太极拳。近日，家人发现奶奶健忘明显，常出门忘带钥匙，甚至忘记回家的路，曾走丢2次。由于张奶奶的老伴年事已高且身体不好，照顾困难，为防奶奶再次走失，儿女们将张奶奶和其老伴同时送入养老机构接受专业照护。请您评估张奶奶的运动情况，指导其科学开展运动。

任务实施

一、任务流程

任务分析——工作准备——照护实施——效果评价

二、实施步骤

（一）任务分析

1. 主要健康问题

序号	主要健康问题
1	有运动不良风险：患骨质疏松症 4 年、慢性胃炎 2 年、轻度失智症 1 年
2	记忆力下降：健忘明显，常出门忘带钥匙，甚至忘记回家的路，曾走丢 2 次
3	多病种共存：骨质疏松症 4 年、慢性胃炎 2 年、轻度失智症 1 年
4	有走失的风险：忘记回家的路，曾走丢 2 次

2. 主要照护目标及依据

<table>
<tr><th>序号</th><th>主要照护目标</th><th>目标依据</th></tr>
<tr><td>1</td><td>指导科学运动</td><td rowspan="2">（1）患有骨质疏松症 4 年、慢性胃炎 2 年、轻度失智症 1 年
（2）有经常锻炼身体的习惯
（3）健忘明显，常出门忘带钥匙，甚至忘记回家的路，曾走丢 2 次</td></tr>
<tr><td>2</td><td>预防及延缓失智</td></tr>
</table>

（二）工作准备

1. 物品准备

序号	物　品	单位	数量	备 注
1	椅子	把	2～4	至少有1把有扶手的靠背椅
2	科学运动健康教育小册子	本	1	
3	记录单	本	1	
4	签字笔或墨水笔	支	1	
5	免洗手消毒液	瓶	1	250毫升/瓶

2. 环境和人员准备

序号	环境与人员	准　备
1	环境	（1）房间安静、明亮、空气清新、温湿度适宜 （2）物品放置合理，便于开展健康指导
2	失智老年人照护员	（1）着装整洁，按七步洗手法洗手 （2）掌握科学运动的相关知识，具备指导失智老年人科学运动的能力 （3）提前与失智老年人及家属沟通，取得理解与配合
3	失智老年人	（1）老年人体位舒适，情绪稳定，能配合指导 （2）老年人一般情况、健康状况及活动情况良好，有家属陪伴

（三）照护实施

指导失智老年人科学运动		
步骤	流程	技能操作与要求
步骤1	沟通交流	（1）照护员洗手，核对房号，敲门进入老年人房间（已提前了解奶奶的身体状况和运动状况） （2）“奶奶、爷爷好，我是您的照护员。奶奶，据了解您年轻时擅长打乒乓球，现在依然爱锻炼身体，是吗？”“是的。” （3）“奶奶，您和老伴运动是有好处。但也要讲科学，否则就会损害健康。今天，我为您提供专业指导。”“谢谢。” （4）照护员轻拿椅子，坐在老年人旁边，视线平视，距离合适
步骤2	评估运动情况	向张奶奶询问8个问题，结果如下 （1）老年人平时选择运动时间段：一般是早晨运动，有时晚上吃完饭再散散步；夏天早晨4点左右，冬天5点左右，都是太阳没出来、天不亮就运动 （2）老年人运动时间长度：早晨1小时，晚间1小时，一天总共有2个小时 （3）老年人每周锻炼次数：天天锻炼 （4）锻炼前饮食情况：一般都不吃东西，偶尔喝点热水 （5）运动时防护用品使用情况：基本不戴，认为冬天不戴口罩、帽子能呼吸更多的新鲜空气 （6）运动后身体感觉情况：多数时间感觉舒服，偶尔会气喘吁吁 （7）老年人选择的运动项目：年轻时喜欢打乒乓球，现在早上打太极拳，晚上散散步 （8）运动量的把控：不懂运动量如何把控。
步骤3	实施健康教育	通过询问掌握了张奶奶的运动情况后，给予相应的健康指导 （1）将科学运动小册子递给两位老年人看，边看边指导如何科学运动 ① 最佳运动时间点：夏季最佳运动时间是上午10点前、下午3点后；冬季则反过来，每天10:00～15:00。早晨锻炼前，先吃些点心、喝点温开水 ② 运动频率和持续时间：每周运动3天，每天运动1～2次，每次30分钟，不超过2小时 ③ 运动强度：运动后不感到头痛、恶心、心跳难受、气喘吁吁，说明运动量适合，也可以自己通过自测心率衡量运动量是否合适，心率在104～135次之间就适合 ④ 运动方式：打太极拳是一项很好的有氧运动，慢跑、散步也可以 ⑤ 必要的保护措施：夏天戴墨镜防刺眼，冬天戴口罩、帽子和手套防止着凉、感冒 ⑥ 运动注意事项：运动要循序渐进，雨雪天避免到室外活动，防止跌倒等意外；有疾病史的老年人，运动时感到不适一定要及时就医 （2）“奶奶、爷爷，我刚刚讲的听明白了吗？您手中的小册子上都有。我把它留给您，上面有我的联系方式，有事随时联系我。”“谢谢。”

续表

指导失智老年人科学运动		
步骤	流程	技能操作与要求
步骤4	整理 记录	（1）妥善安置老年人，整理用品 （2）洗手，记录
注意事项		（1）指导前评估失智老年人意愿、身体及情绪状态，不可强迫参与评估。回答不清时可以由家属回答 （2）注意语言技巧，提问要简单，语言清晰，并配合非语言沟通 （3）评估和健康指导过程要注重人文关怀，随时关注失智老年人情绪和身体状况，必要时可暂停休息

（四）效果评价

通过评估失智老年人的运动状况，正确指导老年人及家属科学运动，预防和延缓失智。

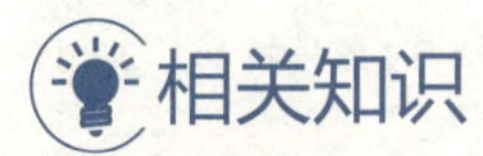

相关知识

一、适合失智老年人的运动项目

延伸阅读：科学运动的作用与原则

根据年龄、健康状况、兴趣及过去锻炼的基础等，选择合适的运动项目。一般说，老年人不宜参加强度大、速度快、负荷重、时间长的运动。开始锻炼时，可选择强度较小的运动项目，随着健康状况的改善，适当增加运动量。

适合老年人的运动项目有散步、慢跑、游泳、太极拳与气功等，其中太极拳是老年人保持平衡能力最有效的锻炼方式之一。

步行是老年人一般都可采用的运动项目，不需要特殊条件，能健脑，能激活大脑记忆中枢神经。

二、科学运动健康指导

运动要适度、科学，只有科学运动才能预防和延缓失智。

1.运动量应适合失智老年人

以下是判断运动量是否合适的方法：

（1）首先看身体反应。运动量适度，锻炼后心胸舒畅，只感到轻度疲劳，无气喘、心跳难受等感觉；饮食有所增加，睡眠有所改善。如锻炼后感到头痛、恶心、胸部不适、食欲下降、睡眠变差等，表示运动量过大。

（2）用晨脉或静息时的脉搏衡量，分别乘以1.4与1.8，就可得出适合老年人目标心搏的上限和下限。

（3）用测定心率的方法衡量：如1分钟的心率相当于170减年龄，表示锻炼强度适宜。

（4）运动时间最好每天都能进行锻炼，至少也要每星期锻炼4～5天。运动健身的效果，主要是锻炼痕迹不断积累的结果。所谓锻炼痕迹，即运动后留在健身者机体上的良性刺激，应该在前一次的锻炼痕迹尚未消失之前，就进行第二次锻炼，才能使锻炼痕迹不断积累，产生“叠加”效应。所以说，运动锻炼“贵在坚持”，坚持才有效。

2.运动时间应合理

关于运动的时间，传统的做法多在早晨，而医学上建议多在傍晚，接近黄昏时运动较好，晨练前，吃些点心、喝一杯温开水，以降低血液黏滞度，帮助血管扩张。

3.患有慢性疾病的老年人，运动锻炼更要注意适合自己的病情

患有骨关节炎的老年人，在运动时应掌握不负重或少负重的锻炼原则；具有脊椎老化隐患的人，不适宜做扭腰练习；患冠心病且心功能差的老年人不适宜运动量大的运动，适合选择有氧运动，限制运动时间，必要时遵医嘱。

任务三　指导轻度失智老年人快乐用脑以预防和延缓失智

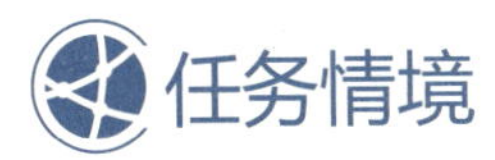

段爷爷，66岁，退休前是某学校教师，经常和年轻人在一起，很快乐。2年前因脑卒中住院，虽然未造成肢体瘫痪，但家属发现老人记忆力有所下降，反应也较病前迟钝，偶尔发呆。爷爷的情绪时好时坏，有时无理由与家人发脾气，多次询问老伴："我以后会不会变傻了呀？"情绪看上去很低落。2个月前，家人与养老机构联系，希望在养老机构短暂调整后，再回到家中休养。入院进行MMSE（简易智力状态检查量表）评估21分，属于轻度失智。

任务实施

一、任务流程

任务分析——工作准备——照护实施——效果评价

二、实施步骤

（一）任务分析

1.主要健康问题

序号	主要健康问题
1	记忆力下降：轻度失智（MMSE 评估 21 分）
2	思维缓慢：反应较病前迟钝，偶尔发呆
3	情绪不稳：情绪时好时坏，有时无理由地与家人发脾气，情绪看上去很低落

2.主要照护目标及依据

主要照护目标	目标依据
老年人能快乐用脑，预防和延缓失智	（1）脑卒中病史 （2）轻度失智：MMSE 评分 21 分 （3）老年人记忆力有所下降，反应也较病前迟钝，偶尔发呆，情绪时好时坏，有时无理由发脾气

（二）工作准备

1.物品准备

序号	物品名称	单位	数量	备注
1	A4 打印纸	张	适量	
2	铅笔	支	适量	听音乐作画用
3	油画棒	条		
4	音响设备	套	1	
5	纯音乐	首	适量	

续表

序号	物品名称	单位	数量	备注
6	墨汁	瓶	1	吹画用
7	颜料	套		
8	水杯内盛适量水	个	适量	
9	调色盘	个	适量	
10	吸管	个	适量	
11	温水杯	只	1	内盛适量温水
12	记录单	本	1	
13	签字笔	支	1	
14	免洗手消毒液	瓶	1	250毫升/瓶

2.环境与人员准备

序号	环境与人员	准　备
1	环境	（1）环境宽敞、明亮、安静舒适、空气清新 （2）物品摆放合理，便于操作 （3）活动场地（需提前预订）：每周固定时间、固定地点进行1～2次活动，每次活动1个小时（可以是2项活动，也可以是1项活动）
2	失智老年人照护员	（1）着装整齐，按七步洗手法洗手 （2）照护员提前挑选一些项目。掌握活动项目的目的、方法、注意事项及老年人配合要点 （3）提前与失智老年人或家属沟通，了解老年人喜欢的音乐（无歌词的旋律），并调试好音响设备 （4）具备与失智老年人及家属健康宣教的能力
3	失智老年人	身体状态良好，情绪稳定，自愿选择小团体或一对一的活动形式

（三）照护实施

指导失智老年人快乐用脑		
步骤	流程	技能操作与要求
步骤1	评估沟通	（1）与段爷爷沟通，帮助选择合适的活动形式，取得老年人同意并核对信息 （2）评估老年人健康状况、肢体活动情况良好，情绪稳定，沟通顺畅，愿意参与活动
步骤2	开展快乐用脑活动	（1）“爷爷，我们今天准备了2个活动项目，一个是听音乐作画，一个是吹画。您想参加哪项活动还是全部参加？” （2）鼓励老年人积极参与，老年人选择好活动项目和形式后，将其引领进入相应的活动室 （3）听音乐作画（第一项活动） ①打开音响，播放音乐（无歌词的旋律如瑜伽音乐等），音量适中，节奏舒缓，动听、优美 ②指导老年人采取坐姿或站立姿势（根据老年人身体状况自行选择），随音乐摇摆身体，进行放松活动 ③放松后，指导老年人闭上眼睛，听音乐，用铅笔在纸上随着音乐的旋律随意画线，让笔随音乐起舞

续表

指导失智老年人快乐用脑		
步骤	流程	技能操作与要求
步骤2	开展快乐用脑活动	④ 音乐结束后，指导老年人睁开眼睛，看纸上的线条，在线条中寻找有象征意义的图形，进一步用油画棒进行涂画 ⑤ 活动结束后，表扬老年人完成了活动项目，并指导老年人与照护员，或者老年人之间，分享讨论对音乐的感受，讲述自己是如何在绘画中展现听觉感受的，也可以分享对图画的联想，或回忆所经历的难忘的趣事 （4）稍微休息后，尊重老年人意愿，看是否再继续参与第二项活动 （5）吹画（第二项活动） ① 吹画作品欣赏：展示吹画作品（最好是养老机构老年人的作品） ② 介绍吹画方法：把颜料或墨汁滴在纸上，用嘴或吸管把滴在纸上的颜料吹散开来，显现出千姿百态的图案而组成一幅优美的画 ③ 示范并指导老年人吹画方法，用5～10分钟熟悉吹画的技巧 ④ 指导老年人创作一幅吹画作品，并为作品命名 ⑤ 尊重老年人意愿，可将吹画作品张贴在自己居室，也可以张贴在吹画活动室展示 ⑥ 活动结束后，表扬老年人完成了活动项目，并指导老年人与照护员，或者老年人之间，分享讨论吹画过程中的体验，共享快乐
步骤3	整理记录	（1）照护员将物品收纳、整理、清洗、归位。老年人自备物品固定位置单放，并贴上标签，以免混淆 （2）照护员洗手，记录老年人参与活动的表现 （3）协助老年人洗手，稍微休息后，协助回房休息
注意事项		（1）操作前评估失智老年人身体、情绪状况、配合能力等。了解老年人以往的生活经历、爱好特长、活动需求等 （2）使用的物品、音响、音乐等，要提前清洁、准备齐全，备用状态。必要时部分物品可以专人专用，也可自备 （3）活动设计应遵循安全性、个性化、科学化、循序渐进的原则 （4）活动实施过程中应细致观察失智老年人的表现，如有不适或抵抗心理，多鼓励或短暂休息后，再依据失智老年人意愿和身体状况决定是否继续活动 （5）活动过程中，遵循以失智老年人为中心的原则，多鼓励、表扬。团体训练形式，也可以在活动结束后，由老年人们共同鼓掌，相互祝贺 （6）操作全过程要耐心、细致、注意安全，体现尊重和人文关怀

（四）效果评价

（1）通过参与各项活动，使失智老年人快乐用脑。

（2）指导失智老年人及家属学会快乐用脑的活动技术。

（3）老年人之间交流融洽，未出现身体不适。

相关知识

一、基本概念

（一）艺术治疗的概念及意义

艺术治疗是一种专门的心理治疗方法，主要利用绘画、黏土雕塑、拼贴、书法等各种美术活动，帮助个人或团体达到身心整合的目的。

（二）失智老年人艺术治疗的目标

艺术治疗的目标是帮助老年人通过艺术的形式来表达那些难以言表或被压抑至无意识的情感，以安全的、可接受的方式释放情感，从创作中获得快感和满足感，以此整合身心，从精神或情绪紊乱中得到康复。

1.丰富失智老年人的生活，提高生活满意度

失智老年人自身创造快乐的能力是受到多方面限制的。我们应该为他们提供丰富多彩的活动，积极用脑，让他们在活动中得到快乐。

2.增强失智老年人的自信

失智老年人各方面的能力随病情的进展而不断下降，使他们在生活中的各个方面感受到困难与挫败。艺术治疗可使老年人享受到创作的成就感。

3.促进社会交往

失智老年人的语言表达能力和理解能力下降，严重影响了老年人与外界的交流，通过绘画等艺术方式，促进老年人与外界交流，减缓失智进程。

4.帮助失智老年人集中注意力

失智老年人的注意力不能持久，极易受外界干扰。有趣的艺术活动可以使失智老年人的注意力维持更长时间。

5.减少焦虑和情绪的波动

失智老年人常表现为烦躁不安、情绪不稳，艺术治疗通过非语言的艺术表达，试图起到稳定情绪、减少焦虑的作用。

（三）失智老年人艺术治疗的原则

1.以失智老年人为中心

艺术治疗是以失智老年人为中心的治疗，一切治疗计划的制订都应考虑到失智老年人的现有认知水平，活动方案应适合失智老年人，让他们能够体验成功完成作品的快乐。在治疗过程中需关注失智老年人的反应，而不是作品的好坏。当进行团体活动时，尽量注意到每个参与者的状况，给参与者充分的时间进行分享。

2.鼓励原则

适当的鼓励与赞美是必要的，使每位老年人感受到他们的创作是独特而有意义的，是快乐的用脑过程。

二、健康指导

（1）向失智老年人和家属积极宣传艺术治疗的基本知识，使老年人和家属对艺术治疗的概念、意义、原则和技术功效有所了解。理解艺术治疗是一种心理治疗技术，通过艺术治疗，使老年人快乐用脑，促进老年人尽快康复，是一种行之有效的措施。

（2）鼓励家属陪同老年人进行吹画、听音乐作画等，使老年人体会到快乐，将自己的情感和内心活动通过这种形式表达出来，促进心身康复。

（3）督促家属将老年人参与快乐用脑艺术活动的表现记录下来，方便持续跟踪老年人的情况。训练过程中，遇到解决不了的问题，及时与照护员沟通联系，必要时到医院随诊。

（4）积极鼓励老年人和家属坚持吹画、听音乐作画等艺术活动训练，对延缓社会功能衰退，改善生活质量，提高老年人幸福指数，起到积极作用。

延伸阅读：快乐的概念及意义、常用的情绪调节方法

任务四　指导保持正常心理活动以预防和延缓失智

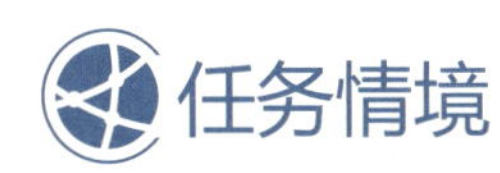

田爷爷，76岁，曾是一位办公室职员。近半年，经常健忘，不停地找东西，拿东忘西，在家里漫无目的地徘徊，不能专心做事，外出偶尔找不到回家的路，经常对老伴发脾气，甚至骂人，劝说就生气、不高兴。老伴将田爷爷送至医养结合机构，经检查MMSE评分为21分，属于轻度失智。

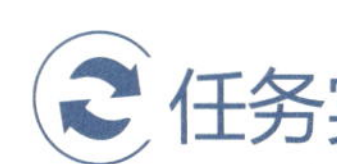

一、任务流程

任务分析——工作准备——照护实施——效果评价

二、任务实施

（一）任务分析

1. 主要健康问题

序号	主要健康问题
1	记忆力下降：经常健忘，不停地找东西，拿东忘西
2	行为异常：在家里漫无目的地徘徊，不能专心做事，外出找不到回家的路
3	情绪不稳：经常对老伴发脾气，甚至骂人，劝说就生气不高兴

2. 主要照护目标及依据

主要照护目标	目标依据
老年人保持正常心理活动，预防和延缓失智	田爷爷近半年来经常健忘，拿东忘西，徘徊，不能专心做事，外出找不到回家的路。经常发脾气、骂人。MMSE评分为21分，属于轻度失智

（二）工作准备

1. 物品准备

序号	名称	单位	数量	备注
1	小型地球仪	个	1	根据老年人意愿自行选择
	地图	张	1	
	地图手册	本	1	
	放大镜	个	若干	
2	扣子	个	若干	形状、颜色多样
	背景布料	套	若干	
3	扑克	副	若干	老年人任意选择，也可自备
	象棋	副	若干	
	围棋	副	若干	

续表

序号	名称	单位	数量	备注
4	红色A4打印纸	张	若干	家属也可自备
	不干胶	支		
	颜料	管		
	颜料盘	个		
	油画棒	个		
5	代用金币	个		
6	记录单	本	1	
7	签字笔	支	1	
8	免洗手消毒液	瓶	1	250毫升/瓶

2. 环境与人员准备

序号	环境与人员	准　备
1	环境	（1）环境宽敞明亮、安全舒适、空气清新、温湿度适宜 （2）物品摆放合理，便于操作 （3）活动场地（需提前预订）：每周固定时间、地点进行1～2次活动，每次活动30～60分钟，活动项目可随机（4项活动中任意选择2项或1项活动）
2	失智老年人照护员	（1）着装整洁，按七步洗手法洗手 （2）照护员掌握各项活动的目的、方法、注意事项及失智老年人配合要点，并具备健康指导能力 （3）提前与失智老年人或家属沟通，建议家属陪同老年人活动
3	失智老年人	身体状态良好，情绪稳定。自愿选择合适的活动形式

（三）照护实施

指导失智老年人保持正常心理活动的照护		
步骤	流程	技能操作与要求
步骤1	评估沟通	（1）与田爷爷沟通，帮助选择合适的活动形式，取得老年人同意并核对老年人信息 （2）评估老年人的健康状况、肢体活动情况良好，智力水平（轻度失智），情绪稳定，能参与活动
步骤2	开展指导活动	（1）“爷爷，我们今天准备了4个活动项目，您选择参加哪项活动呢？”鼓励老年人积极参与 （2）将老年人引领进入所选择项目的活动室 （3）看地图讲故事（第一项活动） ① 打开一张中国地图，“爷爷，您仔细观察一下地图，找出咱们现在所在的城市，好吗？”鼓励老年人寻找，必要时可以借助放大镜观看。共同参与活动的老年人，可以一起寻找 ② 老年人找到自己所在城市后，再询问：“爷爷，您以前还去过哪些城市呀？有什么趣事发生吗？”引导和鼓励老年人试着描述一下自己曾去过城市的大概时间、旅程、去过的景点、当地的特色美食和当地民俗等。共同参与活动的老年人可相互交流、畅谈 （4）缝扣子（第二项活动） ①“爷爷，我们准备了各种颜色和形状的扣子，您将扣子缝到道具布料上，好吗？”将不同形状、颜色的扣子给老年人随意挑选使用，道具布料也如此

续表

指导失智老年人保持正常心理活动的照护		
步骤	流程	技能操作与要求
步骤2	开展指导活动	②“爷爷，您缝扣子时可以有自己的想法，可以缝成不同的形状或图案，您也可以任意搭配扣子的颜色。”鼓励老年人积极开动脑筋，有创意地完成缝扣子活动 （5）棋牌类（第三项活动） ①“爷爷，活动室准备了象棋、围棋、扑克牌，您喜欢玩哪一种呀？”随老年人意愿选择棋牌种类 ②“爷爷，您愿意和其他老年人一起组队玩吗？您想和谁组队，我可以帮助您。”引导老年人参与团队活动 （6）制作纸质红包（第四项活动） ①征求老年人参与意愿：“爷爷，我们准备了红色的纸来自己亲手制作红包，好吗？”“好的，我试试。” ②“爷爷，我们可以把纸折叠成自己喜欢的不同形状，再用不干胶粘贴。”照护员示范制作过程后指导老年人制作 ③“最后，我们在红包上画上想画的简单图案，并写上祝福语。” ④鼓励老年人做出自己喜欢的精美红包，送给前来探望的亲人
步骤3	整理记录	（1）照护员将物品收纳、整理、清洗、归位。如果有失智老年人自备物品，固定位置单放，并贴上标签，以免混淆 （2）照护员洗手，记录失智老年人参与活动的表现 （3）总结表扬失智老年人参与活动中的表现。在征求老年人同意后，将老年人作品进行展示或张贴在老年人居住房间或固定的活动展墙上 （4）协助老年人洗手，稍微休息后，协助其回房休息
注意事项		（1）操作前评估、了解失智老年人的生活经历、爱好特长、活动需求等 （2）使用的物品要提前清洁、准备齐全，确保能正常使用 （3）活动设计应遵循安全性、个性化、科学化、循序渐进的原则 （4）活动过程中，应细致观察失智老年人的表现，随时把控活动节奏 （5）活动过程中，遵循以失智老年人为中心，快乐、积极参与的原则，多鼓励、表扬，相互祝贺所取得的成绩 （6）操作全过程要耐心、细致、注意安全，体现尊重和人文关怀

（四）效果评价

（1）活动中，老年人未因“贪玩”引起其他不适。

（2）通过参与，使老年人保持正常心理活动，定向力、记忆力、思维能力、语言表达能力、情绪等有改善，心情愉悦。

相关知识

一、预防和延缓老年人失智的心理干预原则

老年人智力的衰退对其生活和心理的影响尤为严重。失智老年人患病早期，症状较轻，有的失智老年人具有一定的自知力，此时通过心理干预技术可改善老年人的情绪，恢复其认知能力和记忆力，延缓社会功能衰退，改善生活质量。具体的干预原则有如下几项。

延伸阅读：心理过程和心理活动

1. 快乐性原则

着眼于老年人现实问题的解决，帮助适应目前生活状态，从中找到生活的快乐。

2. 鼓励性原则

与失智老年人对话时要和颜悦色，避免使用“呆傻”“愚笨”等词语。

3. 简单性原则

避免复杂的活动。即使在训练失智老年人做简单的事情时，也应将程序和步骤减到最少。

4. 参与性原则

可邀请失智老年人家属共同参与训练，家人的陪伴能减轻失智老年人的焦虑情绪，改善失智老年人的社会支持环境。

二、预防和延缓老年人失智的心理干预技术

1. 支持性技术

最常用的方法为倾听、指导、鼓励、安慰、疏导等。可运用于失智老年人各个疾病发展阶段。

2. 表达性技术

轻、中度的失智老年人可以通过讲故事、写信、写日记或者撰写回忆录来训练思维能力。鼓励老年人将自己的作品当众分享，训练其语言表达能力，也可以通过大声诵读使注意力、记忆力等认知功能得以改善，可参考设计以下活动项目：看地图说故事；石头的故事，放松状态下，鼓励老年人在石头堆里选一块自己喜欢的石头，想象讲出它会有什么样的故事；给自己的一封信，鼓励老年人给自己写一封信，通过书信方式处理自己的负性情绪，修正认知模式。

3. 认知行为技术

如明七暗七、数独游戏（也称为“九宫阵”）、正话反说（比如“太阳”-“阳太”）、歇后语接答（比如“八仙过海——各显神通”）及缝扣子等活动，可延缓失智老年人认知功能、思维能力、记忆力等减退以及精细运动能力的衰退。

4. 其他保持正常心理健康的技术

（1）放松训练　是一种自我调整方法，最常用的是呼吸放松法。在一个安静的环境下，找到一个舒服的姿势坐好或者躺好，缓慢地通过鼻孔进行深而慢的呼吸。吸气和呼气的中间有一个短暂的停顿，慢慢体会吸入空气和呼出空气的感觉，在吸气和呼气的同时，慢慢感觉腹部的涨落运动，每次进行10～20分钟。做放松训练时可播放一些自己喜欢的舒缓音乐。

（2）手工纸艺、棋牌类　手工纸艺，如开展折纸扇、手工制作红包等；棋牌类，如扑克、象棋、桥牌、华容道、围棋、飞行棋等玩具。

（3）体育类　选择符合老年人身体特点、保证安全的体育活动，如丢沙包，“剪刀、锤子、布”，踢毽子等。活动因人而异，循序渐进。

（4）智力激发与记忆训练类

① 智力激发法。如往事回忆训练；实物定位训练，激发老年人回忆近期发生的事件；再激发训练，引导老年人讨论感兴趣的话题，对有失智倾向或早期失智的老年人，可明显改善其智力。

② 记忆训练。比如看图说话或写字、短时记忆训练、长时记忆训练等。

（5）精细动作训练　让老年人学习手指操，使手与大脑皮质建立更多的神经联系，以开发潜能，预防失智。

（6）临摹或动手玩玩具。如球体涂色；魔方，也称鲁比克方块；拼图，常玩拼图游戏能使老年人的头脑更灵活。

三、健康指导

（1）向失智老年人和家属讲解保持正常心理活动的干预技术，如支持性技术、表达性技术、认知行为技术等，家属也可以在家中陪同失智老年人一起进行互动游戏，指导老年人选择适当的活动项目，使老年人的正常心理活动持续保持，延缓失智进程，促进康复。

（2）对失智老年人进行心理干预之前，必须对其进行简单的心理状态评估。针对老年人的具体情

况，有效地开展活动。

（3）失智老年人的心理干预应遵循快乐性、鼓励性、简单性和参与性原则。

（4）不同阶段的失智老年人心理活动表现不一样，采取的心理干预措施也应有层次差别。

① 早期失智老年人：有一定的认知能力。帮助其进一步认识自己的病情，可进行一些简单的需要记忆力和生活能力的训练。

② 中期失智老年人：认知能力逐渐丧失。应制订日常生活制度，开展作业治疗，做一些老年人感兴趣的、力所能及的工作，如怀旧训练、简单的智力游戏等。

③ 晚期失智老年人：生活不能自理，记忆力大部分丧失。应多进行一些陪伴类的活动，鼓励家属参与，促进老年人与家人间的情感交流。如出现抑郁、幻觉、妄想、兴奋等精神症状，建议家属及时带老年人就医。

（5）督促家属指导失智老年人选择适当的心理干预活动，将老年人在家中的表现记录下来，方便持续跟踪老年人的情况，遇到解决不了的问题及时与照护员沟通联系，必要时到医院随诊。

（6）家属长期陪伴照护失智老年人，负面情绪与心理压力也超乎正常人。鼓励家属参与到活动项目中，在陪伴老年人的同时也能释放自身心理压力。

（7）指导陪伴失智老年人的家属尽量管理好自己的负面情绪，尽可能给失智老年人最大的心理支持。避免加重老年人病情，避免老年人产生“被遗弃”感。

项目三
失智预防与健康照护

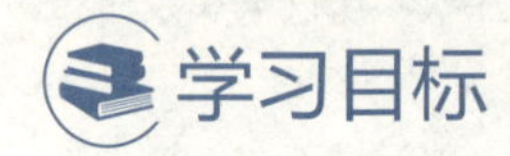

学习目标

一、知识目标

1. 掌握失智老年人的体温、脉搏、呼吸、心率、血压测量和照护方法。
2. 掌握失智老年人皮肤风险评估方法、步骤及促进皮肤健康的照护策略。
3. 掌握失智老年人压疮预防的方法、照护措施及健康指导内容。
4. 掌握失智老年人叩背排痰的方法和具体要求。
5. 熟悉失智老年人骨质疏松风险筛查方法，指导预防骨质疏松。
6. 熟悉轻度失智老年人徒手肌力评定方法，指导预防肌肉萎缩。
7. 掌握失智老年人常用药物的保管方法。
8. 掌握失智老年人给药原则、方法及相关健康指导内容。
9. 掌握失智老年人口服、胃管给药的方法和注意事项。
10. 掌握失智老年人皮肤外用药物的使用方法及相关健康教育内容。

二、技能目标

1. 能识别失智老年人异常的体温、脉搏、呼吸、血压、心率。
2. 能观察与评估失智老年人皮肤风险，进行预防压疮照护。
3. 能为失智老年人翻身叩背，进行促进排痰照护。
4. 能指导失智老年人预防骨质疏松。
5. 能指导或协助轻度失智老年人预防肌肉萎缩。
6. 能指导或帮助失智老年人正确保管常用药物。
7. 能为失智老年人进行口服、胃管鼻饲给药。
8. 能指导或帮助失智老年人正确使用皮肤外用药物。

三、思政与职业素养目标

1. 具有关心、理解、尊重失智老年人的人文关怀理念，体会老年人的感受、思想和情感，保护老年人的隐私。

2. 爱岗敬业，具有胜任失智老年人照护岗位的能力。

任务一　失智老年人体温、脉搏、呼吸、心率、血压的测量

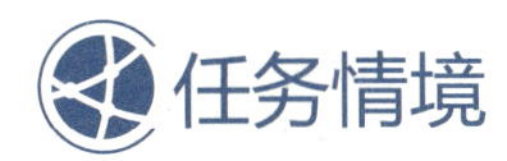

任务情境

张奶奶，75岁，患急性脑出血偏瘫4年，因脑出血淤血残留和压迫过久导致右侧肢体偏瘫，口眼歪斜，有语言障碍，平时沟通只会摇头点头，思维还算清晰，但是情绪看上去很低落，记忆力特别不好，记不住刚发生的事情，买东西时计算不清花的钱，后来记不住回家的路，看不明白时间，多次出现走丢的现象，经医院诊断为血管性痴呆，家人为了保障老人的安全，将其送入一家医养结合机构养老。入院后老人慢性支气管炎急性发作，医生看过后，要求监测老人的体温、脉搏、呼吸、心率、血压。

任务实施

一、任务流程

任务分析——工作准备——照护实施——效果评价

二、实施步骤

（一）任务分析

1. 主要健康问题

序号	主要健康问题
1	生命体征变化：慢性支气管炎急性发作
2	记忆力下降：急性脑出血后血管性痴呆
3	生活自理能力下降：急性脑出血后右侧肢体偏瘫

2. 主要照护目标及依据

主要照护目标	目标依据
及时了解失智老年人体温、脉搏、呼吸、心率、血压的变化	（1）老人出现慢性支气管炎急性发作 （2）医嘱要求监测老人的体温、脉搏、呼吸、心率、血压

（二）工作准备

1. 物品准备

序号	名称	单位	数量	备注
1	体温计	支	1	
2	体温计消毒盒	个	1	内含消毒液
3	方纱布	块	2	
4	纸巾	卷	1	
5	血压计	个	1	

续表

序号	名称	单位	数量	备注
6	棉签	包	1	
7	记录本	本	1	
8	签字笔	支	1	
9	听诊器	个	1	
10	免洗手消毒液	瓶	1	250毫升/瓶
11	弯盘	个	1	
12	治疗盘	个	1	内垫治疗巾
13	时钟或表	个	1	

2. 环境和人员准备

序号	环境与人员	准　备
1	环境	（1）房间安静、明亮、空气清新、温湿度适宜 （2）物品放置合理，便于操作
2	失智老年人照护员	（1）着装整洁，按七步洗手法洗手 （2）掌握测量的目的、方法、注意事项及失智老年人配合要点，能准确测量生命体征 （3）具备健康指导能力
3	失智老年人	体位舒适，情绪稳定，能配合生命体征的测量

（三）照护实施

失智老年人体温、脉搏、呼吸、心率、血压测量		
步骤	流程	技能操作与要求
步骤1	评估沟通	（1）携用物到张奶奶床旁，与奶奶沟通，取得老人同意并核对信息 （2）评估老人的情绪、健康状况、肢体活动情况良好，体位舒适，能配合操作且无需大小便。老人30分钟前无运动、无洗澡、无精神紧张、无饮用冷饮或热饮等 （3）关闭门窗，调节室温在24℃以上，拉上窗帘或使用屏风遮挡
步骤2	实施测量	（1）“奶奶，我们现在准备测量了哈。”鼓励或指导老人配合 （2）测量体温（腋温测量法） ① 检查左侧腋窝皮肤无破损，擦干左侧腋窝汗液，盖好被子 ② 将已消毒备用的体温计水银端放于老人左腋窝正中紧贴皮肤，嘱老人屈肘过胸，夹紧，测量时间为10分钟，然后取出体温计，用方纱巾轻轻擦拭体温计，手不可触碰水银端，水银柱和照护员视线处同一水平高度，读取数值。将体温计放入体温计消毒盒内 （3）“奶奶，您的体温是37℃，是正常的体温，我再给您测一下脉搏，可以吗？”“可以。” （4）测量脉搏、呼吸 ① 照护员食指、中指、无名指指腹轻压于老人桡动脉搏动处，一般情况下测量1分钟脉搏搏动 ② 1分钟后动作不变，同时眼睛观察老人胸廓或腹部起伏测量呼吸频率(一起一伏为1次呼吸)，观察深度、节律、声音、形态及有无呼吸困难。正常呼吸计数，测30秒乘以2 （5）“奶奶，您的脉搏是每分钟76次，呼吸是每分钟16次，都在正常范围。我再给您测量一下心率，好吗？”“好。”

续表

<table>
<tr><th colspan="3">失智老年人体温、脉搏、呼吸、心率、血压测量</th></tr>
<tr><th>步骤</th><th>流程</th><th>技能操作与要求</th></tr>
<tr><td>步骤2</td><td>实施测量</td><td>（6）听心率　照护员戴好听诊器后，将听诊器膜部温暖后，置于老人心尖搏动处，计时1分钟
（7）“奶奶，您的心率是每分钟76次，是正常的。接下来我给您测一下血压，好吗？”“好。”
（8）测量血压
① 将老人手臂位置（肱动脉）与心脏呈同一水平。坐位，平第四肋；仰卧位，平腋中线
② 将血压计打开，垂直放置，开启水银槽开关
缠袖带：清除袖带内的空气，平整置于上臂中部，下缘距肘窝2～3厘米，松紧以能插入一指为宜
充气：触摸肱动脉搏动，将听诊器胸件置肱动脉搏动最明显处，一手固定听筒，另一手握加压气球，关气门，充气至肱动脉搏动消失再升高20～30毫米汞柱
放气：缓慢放气，速度以每秒下降4毫米汞柱为宜，注意水银柱刻度和肱动脉声音的变化
判断：听诊器出现的第一声搏动音，此时水银柱所指的刻度，即为收缩压；当搏动音突然变弱或消失，水银柱所指的刻度即为舒张压
（9）“奶奶，您的血压是130/80毫米汞柱，是正常的，您放心。”</td></tr>
<tr><td>步骤3</td><td>整理记录</td><td>（1）协助老年人取舒适体位
（2）照护员洗手，记录老年人各项指标测量数值</td></tr>
<tr><td colspan="2">注意事项</td><td>（1）操作前评估失智老年人身体情况、配合能力等
（2）操作前提前设计交流沟通方式，取得失智老年人信任与配合
（3）操作全过程要耐心、细致、注意安全，体现尊重和人文关怀。注意保护隐私，避免失智老年人尴尬
（4）测量体温前，应清点体温计数量，并检查有无破损。定期检测体温计的准确性
（5）体温测量方法包括：腋温测量、口温测量、肛温测量以及电子测温仪测量。口温测量和肛温测量一般不用于失智老年人
（6）呼吸受意识控制，因此测量呼吸前不必解释，在测量过程中不让失智老年人察觉，以免紧张影响测量的准确性
（7）对于呼吸微弱不易观察的失智老年人，可以取棉签上少量棉絮放置于老人鼻孔前，观察棉絮被吹动的次数，计数时间为1分钟
（8）照护员应在安静的环境中听诊老年人心率。如发现心率和脉搏不一致时，应及时上报处理
（9）定期检测、校正血压计。测量前，检查血压计：玻璃管无裂损，刻度清晰，加压气球不漏气，袖带宽窄合适，水银充足、无断裂。检查听诊器：橡胶管无老化、衔接紧密，听诊器传导正常
（10）对需持续观察血压者，应做到“四定”，即定时间、定部位、定体位、定血压计，有助于测量的准确性和对照的可比性，并应选择健侧肢体测量血压
（11）注意测压装置（血压计、听诊器）、测量者、受检者、测量环境等因素引起血压测量的误差，以保证测量血压的准确性</td></tr>
</table>

（四）效果评价

失智老年人未出现不适，生命体征测量数值准确。

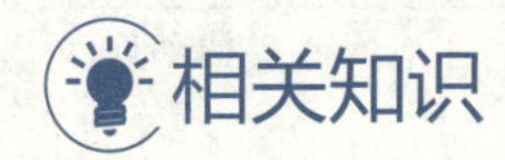

相关知识

一、基本概念

1. 体温

体温分为：体核温度和体表温度。体温多指体核温度，相对稳定且较皮肤温度高。体表温度指皮肤表面的温度，可受环境和衣着情况的影响。

成人体温平均值及正常范围

部位	平均值	正常范围
口温	37.0℃	36.3～37.2℃
肛温	37.5℃	36.5～37.7℃
腋温	36.5℃	36.0～37.0℃
耳温	37.0℃	36.0～37.5℃

老年人基础体温较成年人低，70岁以上的老年人感染常无发热表现。如果午后体温比清晨高1℃，应视为发热。

2. 脉搏

由于心脏的收缩和舒张，导致动脉管壁产生有节律的搏动，称为动脉脉搏，简称脉搏。每分钟脉搏的次数（频率）产生了脉率。正常情况下，脉搏次数和心率是一致的。老年人测量脉搏的时间每次不应少于30秒，且应注意脉搏的不规律性。成人安静状态下脉搏为60～100次/分钟。

3. 呼吸

机体在新陈代谢过程中，需要不断地从外界环境中摄取氧气，并把自身产生的二氧化碳排出体外，机体与环境之间所进行的气体交换过程，称为呼吸。呼吸是维持机体新陈代谢和生命活动所必需的基本生理过程之一，一旦呼吸停止，生命会受到威胁。

正常成人呼吸频率：16～20次/分钟。老年人正常呼吸频率为16～25次/分钟，如老年人出现呼吸＞25次/分钟，应注意可能是病变的信号。

评估呼吸时要注意呼吸形态、节律及有无呼吸困难。

4. 心率

心率是指正常人安静状态下每分钟心跳的次数，一般为60～100次/分钟。

5. 血压

血压是血管内流动着的血液对单位面积血管壁的侧压力(压强)。一般所说的血压是指动脉血压。在一个心动周期中，动脉血压上升达到的最高值称为收缩压，动脉血压下降达到的最低值称为舒张压。收缩压与舒张压的差值称为脉搏压，简称脉压。

延伸阅读：
体温计与血压计

成人正常收缩压为90～139毫米汞柱，舒张压为60～89毫米汞柱，脉压30～40毫米汞柱。在安静、清醒的条件下，至少3次非同日收缩压≥140毫米汞柱和（或）舒张压≥90毫米汞柱，称为高血压；血压≤90/60毫米汞柱，称为低血压。

老年人易发生体位性低血压。一般建议老年人平卧10分钟后测量血压，再于直立1、3、5分钟后各测定血压一次。如直立时任何一次收缩压比卧位降低≥20毫米汞柱，称为直立性低血压或体位性低血压。

二、健康指导

（1）宣传、讲解生命体征的基本知识，促进失智老年人及其照护者对其了解，指导观察及安全测量方法、意外发生（如体温计不慎破裂后）的处理等。

（2）指导失智老年人和家属在家中自备体温计、血压计等，并能正确使用和放置，防止损坏。教会失智老年人和家属自测生命体征的方法，并能识别异常，及时做好记录。如有异常或不适，及时到医院就诊，以免延误病情。

（3）应用电子钟、手表、手机等现代工具帮助提醒测量。

（4）测量时，照护员要注意观察失智老年人的变化，必要时重新测量。

（5）仔细观察失智老年人生命体征变化的原因，照顾者可在医生的指导下简化测量形式，改用电子测量仪器，避免失智老年人不能依从一些复杂的指示。

（6）多与家属沟通，取得家属的配合与支持。

任务二　失智老年人皮肤评估及压疮的预防

子任务1　失智老年人皮肤评估与照护

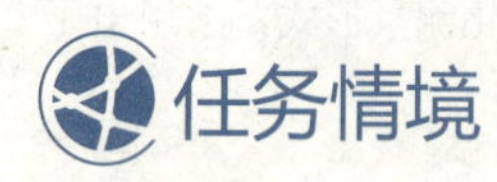

张奶奶，86岁，3年前患脑梗死后瘫痪在床，出现记忆力下降，总是记不住发生的事情，经诊断患有血管性痴呆。老人因肢体活动不便，常年在床上躺着，家属将老人送到医养结合型机构照护。入住时发现老人存在大小便失禁，生活不能自理，骶尾部皮肤未出现破损，却有些发红，压之能褪色。作为照护员，请您对张奶奶的皮肤情况进行评估并给予相应照护。

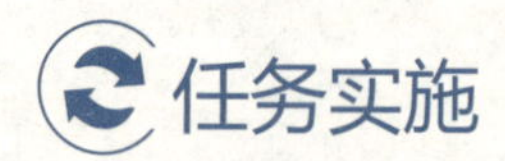

一、任务流程

任务分析——工作准备——照护实施——效果评价

二、实施步骤

（一）任务分析

1.主要健康问题

序号	主要健康问题
1	皮肤异常：长期卧床，肢体活动不便，生活不能自理，大小便失禁，骶尾部皮肤发红，压之能褪色
2	记忆力下降：患有血管性痴呆，总记不住发生的事情

2.主要照护目标及依据

<table>
<tr><th>序号</th><th>主要照护目标</th><th>目标依据</th></tr>
<tr><td>1</td><td>评估失智老年人的皮肤风险</td><td rowspan="2">（1）肢体活动不便，常年卧床
（2）老年人存在大小便失禁，生活不能自理，骶尾部皮肤局部发红，压之褪色
（3）患有血管性痴呆</td></tr>
<tr><td>2</td><td>根据失智老年人的皮肤风险实施照护</td></tr>
</table>

（二）工作准备

1.物品准备

序号	名称	单位	数量	备注
1	治疗车	辆	1	
2	免洗手消毒液	瓶	1	250毫升/瓶
3	消毒湿巾	包	1	
4	一次性尿垫	块	1	适合型号

续表

序号	名 称	单位	数量	备 注
5	水盆	个	1	50℃温水适量
6	小方巾	条	2	
7	浴巾	条	1	
8	体位垫	个	1	
9	大、小软枕	个	各 2	
10	记录本	本	1	
11	签字笔	支	1	
12	赛肤润	支	1	

2. 环境与人员准备

序号	环境与人员	准 备
1	环境	（1）环境安静，光线充足，半小时内无进行清洁卫生工作，温湿度适宜 （2）物品放置合理，便于操作
2	失智老年人照护员	（1）着装整齐，修剪指甲，按七步洗手法洗净并温暖双手，戴口罩 （2）掌握失智老年人皮肤评估的目的、方法、注意事项 （3）掌握失智老年人皮肤照护的方法 （4）具备与失智老年人和家属进行健康宣教的能力
3	失智老年人	（1）平卧于床上 （2）老年人一般情况良好，情绪稳定，能配合操作

（三）照护实施

失智老年人皮肤评估与照护		
步骤	流程	技能操作与要求
步骤 1	沟通评估	（1）携用物置老人床旁，“奶奶好！我是您的照护员，我现在检查一下您的皮肤状况，可以吗？”取得老人同意并核对老人信息 （2）关闭门窗，调节室温在 24℃以上，拉上窗帘或使用屏风遮挡 （3）评估老人的身体状况、肢体活动情况。老人情绪稳定，卧于床上，能配合操作且无需大小便
步骤 2	实施皮肤评估与照护	（1）“奶奶，我们现在开始，好吗？”“好的。” （2）拉下床档，掀开盖被（但要注意保暖），从上到下检查老人全身皮肤，特别是骨突、皮肤皱褶及会阴部皮肤后，鼓励或指导老人自己翻身 （3）“奶奶，看看您今天排便没？”注意保护老人隐私 （4）“奶奶，尿垫挺干爽的，我们日常要注意保持会阴部干燥、清洁，可以预防压疮发生。” （5）“奶奶，看看您骶尾部的皮肤情况。您可以自己试着翻身，我在旁边协助您，不要担心，好吗？”“好的。” “奶奶，您骶尾部的皮肤有些发红，我现在给您做个皮肤护理，可以吗？”“可以。” （6）协助老年人翻身朝向照护员→在老年人胸前、颈下、右侧下肢及左侧踝部垫软枕→掀起盖被暴露背部（注意保暖）→掀起背部衣服暴露背部皮肤，用浴巾保暖→用温热毛巾由上至下螺旋式擦拭并按摩背臀部皮肤（避开发红处皮肤）→温热毛巾轻轻抹拭发红处皮肤→大浴巾印干背部皮肤→发红处皮肤局部喷洒赛肤润，并轻轻抹匀液体→整理衣裤→盖好被子→拉上床档。整个过程中，随时观察老人有无不适

续表

失智老年人皮肤评估与照护		
步骤	流程	技能操作与要求
步骤2	实施皮肤评估与照护	（7）“奶奶，现在感觉舒服多了吧！我们一定要注意保持皮肤润洁，每1～2小时翻身1次，还要注意营养摄入，这对保持皮肤健康非常重要。” （8）“奶奶，您好好休息。过一会儿，我再来提醒和协助您翻身。”
步骤3	整理记录	（1）按七步洗手法洗手，记录老年人皮肤情况和表现 （2）写好皮肤护理流程，张贴在床旁醒目处，便于其他同事和家属查阅和执行
注意事项		（1）操作前，评估失智老年人身体情况、配合能力等 （2）操作前设计好交流沟通的方式，以取得失智老年人信任与配合 （3）操作全过程要注重人文关怀。注意保护隐私，避免老年人尴尬 （4）操作中避免推、拉、拽等动作造成失智老年人皮肤损伤 （5）操作中要随时关注失智老年人情况，如有异常应立即停止操作并向医护人员汇报 （6）操作时应遵循人体力学原则，注意节时、省力

（四）效果评价

（1）照护员能正确、准确评估失智老年人的皮肤情况。

（2）操作中失智老年人未出现不适。

（3）通过照护，失智老年人皮肤状态得到改善。

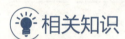

相关知识

延伸阅读：皮肤与其附属物构成皮肤系统

一、皮肤评估

皮肤状况可反映个体的健康状态。健康皮肤的特点：温暖、光滑、柔嫩、不干燥、不油腻，且无发红、破损、肿块和其他疾病征象。自我感觉清爽、舒适，无任何刺激感，对冷、热及触摸等感觉良好。

照护员在评估失智老年人的皮肤时，应仔细检查皮肤的颜色、温度、湿度、弹性，以及有无皮疹、出血点、紫癜、水肿和瘢痕等皮肤异常情况及皮肤的感觉和清洁度等。

1.颜色

皮肤颜色与种族和遗传有关，受毛细血管分布、血红蛋白含量、皮肤厚度、皮下脂肪含量和皮肤色素含量等因素影响。因此，同一个人不同部位、不同生理及疾病状态、不同环境下，皮肤颜色有所不同。老年人随着年龄的增加，皮肤会出现色素沉着。

2.温湿度

随着人的老化，皮肤角质层更薄，皮肤免受创伤和温度改变的能力变差。大多数老年人皮肤干燥，甚至出现老年性干燥症。干燥症皮肤呈鳞屑状，手掌、足底皱褶加重。干燥皮肤导致发痒、鳞状脱皮、裂纹，使得细菌易于侵入发生感染。皮肤干痒可引起抓搔，又进一步加重皮肤破损而增加感染风险。冬季、被热包围的建筑、湿度较低的部分国家或地区的老年人，皮肤干燥情况会更严重。当老年人活动或天气炎热时，因散热能力降低易出现高热，皮肤更深层组织的皮脂腺功能削弱，进一步导致皮肤干燥。

3.柔软性和厚度

适中的皮肤厚度和柔软性是维持皮肤状态的必要条件。

4.弹性

随着年龄的增加，皮肤的弹性会逐渐降低，皮肤逐渐出现松弛和皱纹。过深的皱褶处会残留碎屑或脱落的上皮，易造成细菌滋生，影响皮肤健康。

5.完整性

皮肤的完整性是维持老年人健康屏障的第一步，完整的皮肤可以保护机体免受外界微生物或其他物质的侵袭，破损的皮肤易引起机体感染等潜在并发症。

6.感觉

随着年龄的增加，皮肤的感知觉、痛温觉和触觉会逐步下降，应尽量减少潜在的危险因素对皮肤的危害。

7.清洁度

污染的皮肤会增加皮肤损伤和机体感染的潜在风险。维持皮肤良好的清洁度是保护皮肤的重要手段。

8.有无皮肤受损的危险因素

消除导致皮肤受损的危险因素是保护皮肤的重要措施。

二、促进失智老年人皮肤健康的照护对策

（1）皮肤瘙痒是老年人的常见皮肤问题，保持皮肤润洁是重要的护理措施。高龄、肥胖、久坐不动都会影响老年人的皮肤湿润屏障，故日常照护中应注意选择合适的洗浴频次和润肤产品，洗浴后及时涂抹润肤品，以保持皮肤湿润，尤其是在干燥的季节。瘙痒时可适当用药，同时注意防止失智老年人抓伤皮肤，并做好心理疏导，必要时适当做保护性约束。

（2）失智老年人宜食清淡、富营养又润燥的食物，少食辛辣刺激性食物。

（3）注意减少外来（如微生物、机械因素、化学试剂等）对皮肤的损害。

（4）如果皮肤存在损伤，注意避免操作不当或器具等造成的继发性损伤。

（5）皮肤清洁和护理过程中，注意动作轻柔，避免失智老年人不配合造成的二次伤害。清洁后采用必要的保湿措施。

（6）针对重度失智老年人，必要时使用特殊用具或装置加强皮肤护理。

子任务2　失智老年人压疮的预防

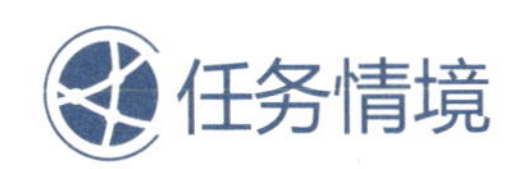

任务情境

周爷爷，89岁，5年前开始出现记忆力下降，诊断为失智症。2年前，总是找不到回家的路，不记得当下日期，并出现日常生活活动能力下降，需要他人协助。近半年，生活不能自理，吃饭需他人喂食，穿衣需他人帮助才能穿上。近日，症状日渐加重，经诊断为重度失智，老年人已完全卧床，肢体伴有挛缩。经检查：臀部皮肤出现约3厘米×2厘米大小的发红，压之不褪色。请您针对周爷爷的情况协助并指导其床上翻身以预防压疮发生。

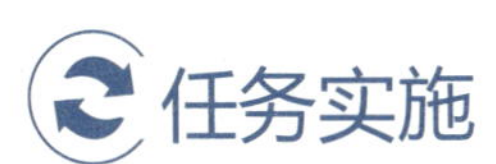

任务实施

一、任务流程

任务分析——工作准备——照护实施——效果评价

二、任务实施

（一）任务分析

1.主要健康问题

序号	主要健康问题
1	皮肤完整性受损：臀部皮肤发红，大小约3厘米×2厘米，压之不褪色
2	记忆力下降：找不到回家的路，不记得当下日期，近日症状加重

续表

序号	主要健康问题
3	生活自理能力下降：完全卧床，肢体伴有挛缩，吃饭需要他人喂食，穿衣需要他人帮助才能穿上
4	失智症：5 年前诊断为失智症，近期加重，诊断为重度失智

2. 主要照护目标及依据

主要照护目标	目标依据
协助并指导老年人床上翻身，以预防压疮发生	（1）老年人生活不能自理 （2）老年人完全卧床，肢体伴有挛缩 （3）老年人臀部皮肤有约 3 厘米 ×2 厘米的发红，压之不褪色 （4）诊断为重度失智

（二）工作准备

1. 物品准备

序号	名称	单位	数量	备注
1	治疗车	辆	1	
2	免洗手消毒液	瓶	1	250毫升/瓶
3	水盆	个	1	50℃温水适量
4	小方巾	条	2	
5	浴巾	条	1	
6	体位垫	个	1	
7	大、小软枕	个	各 2	
8	保护性敷料	张	1	根据压疮的情况选择
9	赛肤润	支	1	必要时
10	签字笔	支	1	

2. 环境与人员准备

序号	环境与人员	准　　备
1	环境	安静整洁，温馨舒适，避开老年人休息时间
2	失智老年人照护员	（1）着装整洁，修剪指甲，按七步洗手法洗手并温暖双手，戴口罩 （2）熟悉预防失智老年人压疮的基本知识；掌握预防压疮的基本技能。提前与老年人或家属沟通解释操作目的、方法和注意事项，使其配合
3	失智老年人	评估老年人的认知情况、健康状况、压疮分期，是否能配合操作

（三）照护实施

协助重度失智老年人翻身预防压疮		
步骤	流程	技能操作与要求
步骤1	沟通评估	（1）携用物到老年人床旁，解释、沟通并取得老年人同意并核对老年人信息 （2）关闭门窗，调节室温，拉上窗帘或使用屏风遮挡 （3）评估老年人的身体状况、肢体活动及受压部位皮肤情况。老年人情绪稳定，平卧床上，能配合操作且无需大小便

续表

协助重度失智老年人翻身预防压疮		
步骤	流程	技能操作与要求
步骤2	实施翻身防压疮照护	（1）“爷爷，刚刚检查发现您臀部皮肤有点压红了，现在我来协助您进行翻身，您会舒服一点，还可以预防压疮继续发展及改善局部压红皮肤的血液循环。一会儿需要您配合我一下，可以吗？”“您把双手放在腹部。”协助老人仰卧，双手放于腹部 （2）“爷爷，我先把您稍挪向对侧，您不要紧张，只要配合我就可以。”照护员将老人的肩部、臀部、下肢稍移向对侧床沿 （3）“非常好，现在您将膝盖屈起来。”协助老人屈膝 （4）“爷爷，现在开始给您翻身。”“我先托住您的肩膀和膝盖，您随我的推力慢慢翻向近侧。”照护员一手托住老人肩膀，一手扶住老人膝盖，轻轻将老人转向近侧，使老人面向照护员 （5）“好了，我们现在上腿屈曲，下腿伸直，我给您再垫上软枕（在老人胸前、左侧下肢、右侧脚踝各部位都放置软枕）。您这样躺着还舒服吗？”“还好。”“谢谢您的配合。” （6）掀起盖被暴露背部（注意保暖）→掀起背部衣服暴露背部皮肤，用浴巾保暖→用温热毛巾由上至下螺旋式擦拭并按摩背臀部皮肤（避开发红处皮肤）→温热毛巾轻轻抹拭发红处皮肤→大浴巾印干背部皮肤→发红处皮肤局部喷洒赛肤润，并轻轻抹匀液体（待干）→贴保护性敷料→整理衣裤→盖好被子→拉上床档，过程中随时观察老人变化 （7）“爷爷，您现在感觉舒服多了吧！我们一定要注意保持皮肤润洁，至少每2小时翻身1次，还要注意营养摄入，这对保持皮肤健康非常重要。”
步骤3	整理记录	（1）整理用物 （2）洗手，记录老人皮肤及翻身预防压疮的措施 （3）“爷爷，您好好休息，过一会儿，我再来提醒和协助您翻身。”
注意事项		（1）协助老年人翻身后，注意保持其肢体舒适、功能位，预防关节挛缩，注意保暖 （2）翻身时，注意省力原则，避免推、拉、拖、拽等动作 （3）根据老年人皮肤受压情况，确定翻身间隔的时间

（四）效果评价

（1）照护员能正确、准确评估失智老年人皮肤受压情况。

（2）照护员正确、规范、安全地协助失智老年人翻身和处理受压皮肤。

（3）操作中，失智老年人未出现不适和意外。

（4）通过照护，失智老年人局部受压皮肤状况得到改善。

相关知识

一、压疮的概念

压疮，又称压力性损伤，是指位于骨隆突处、医疗或其他器械下的皮肤或软组织的局部损伤。表现为皮肤完整性或开放性溃疡，可伴有疼痛感。

损伤是由于强烈和长期存在的压力或压力联合剪切力导致的。

压疮的易患因素依次为：运动性减退、皮肤改变和年龄增加。

二、压疮的好发部位

体位不同，压疮好发的部位也不同（如图3-1）。

（1）仰卧位　枕骨、肩胛部、肘部、脊椎体隆突处、骶尾部、足跟部等。

（2）侧卧位　耳郭、肩峰、肋骨、肘部、髋部、膝关节内外侧、内外踝部等。

（3）俯卧位　面颊部、耳郭、肩部、女性乳房、男性生殖器、膝部、足尖部等。

（4）坐位　坐骨、肩胛骨、足跟等。

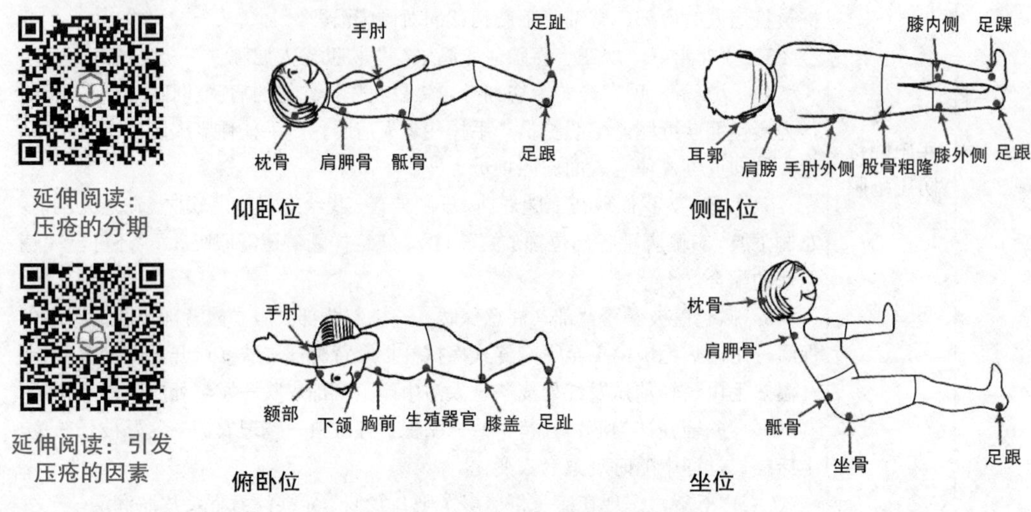

图3–1　压疮好发部位

三、压疮的预防与照护

多数压疮是可以预防的，关键在于消除诱发因素，要做到“六勤”：勤观察、勤翻身、勤按摩、勤擦洗、勤整理、勤更换。

1.避免局部组织长期受压

对于身体活动障碍者，应进行主动或被动肢体运动，包括：经常更换体位，每2小时翻身一次，必要时每1小时翻身一次。坐轮椅者宜15～30分钟抬臀1次。已发生压疮的失智老年人，体位安置妥当后，在其身体空隙处、骨隆突处和易受压部位放置气垫、软垫或水褥垫等能分散身体压力的工具。

2.避免局部受潮湿和摩擦的刺激

（1）保持床铺清洁、平整、无皱褶、干燥、无碎屑。

（2）大小便失禁、呕吐、出汗者，应及时清洁皮肤，必要时局部皮肤可使用具隔离功能的产品，防止皮肤暴露于过度潮湿的环境中；衣服、被单随湿随换。

（3）使用便器时，应选择无破损便器。抬起失智老年人腰骶部，不要强塞硬拉。必要时在便器边缘垫上纸或布垫，以防擦伤皮肤。

（4）骨隆突处可应用透明膜减少因摩擦力引起的机械损伤。

（5）按摩不能作为压疮预防的策略。

（6）正确安置管道，预防器具性皮肤损伤的发生。

3.促进皮肤血液循环

（1）对长期卧床者，每日进行全范围的关节运动，维持关节的活动度和肌肉的张力，促进肢体血液循环。

（2）定期检查受压部位，进行温水擦浴，促进血液循环，增强皮肤抵抗力。

4.预防皮肤干燥

使用皮肤柔软剂（如BB油、润肤霜或SOD蜜等）保持皮肤柔润。

5. 改善机体营养状况

长期卧床或病重者，应注意全身营养，在病情允许的情况下给予高热量、高蛋白、高维生素饮食。不能进食者给予鼻饲，必要时需加支持疗法，如输血、静脉滴注高营养物质等，以增强抵抗力及组织修复能力。

四、健康指导

（1）向失智老年人和家属讲解压疮发生的原因、危险因素和预防措施。

（2）宣教保持皮肤清洁柔润的重要性和方法。

（3）指导失智老年人及其照护者要注意老年人营养情况，适当加强营养，增加皮肤抵抗力。

（4）指导失智老年人主动或进行被动运动。根据失智老年人身体情况和身体耐受情况，鼓励老年人能坐则少卧、能站则少坐、能走则少坐或少卧。

任务三 失智老年人翻身叩背排痰照护

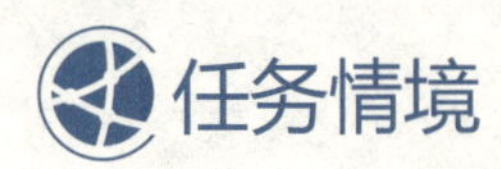

孙爷爷，78岁，丧偶，5年前诊断为阿尔茨海默病；经常出现健忘，总是不记得自己拿过的东西放在哪里。1年前开始不能独自出门，不记得自己住在哪条街道、哪个楼层，逐渐不能自己吃饭和购物，需要他人协助。近半年来，症状日渐加重，吃饭需要他人喂食，穿衣需要他人帮助才能穿上，能与家人进行简单沟通。经评估，MMSE评估为10分。2天前，因受凉出现痰液较多且黏稠不易咳出。请您指导并协助孙爷爷排痰。

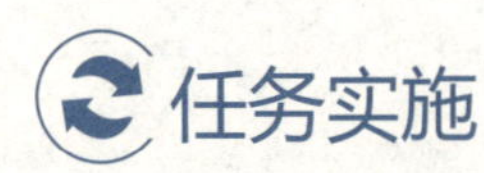

一、任务流程

任务分析——工作准备——照护实施——效果评价

二、实施步骤

（一）任务分析

1.主要健康问题

序号	主要健康问题
1	清理呼吸道无效：孙爷爷痰液较多、黏稠，不易咳出
2	生活自理能力下降：吃饭需要他人喂食，穿衣需要他人帮助才能穿上
3	认知障碍：不记得自己拿过的东西放在哪里，不能独自出门，不记得自己住在哪条街道、哪个楼层，MMSE 评估 10 分

2.主要照护目标及依据

主要照护目标	目标依据
指导并协助失智老年人排痰	孙爷爷痰液较多黏稠不易咳出，能与家人进行简单沟通

（二）工作准备

1.物品准备

序号	名称	单位	数量	备注
1	纸巾	包	1	
2	漱口杯	个	1	
3	温开水	壶	1	
4	污物杯或弯盘	个	1	
5	免洗手消毒液	瓶	1	250毫升/瓶

2.环境与人员准备

序号	环境与人员	准备
1	环境	安静整洁，空气清新，舒适，避开老年人休息的时间

续表

序号	环境与人员	准备
2	失智老年人照护员	熟悉失智老年人促进排痰的基本知识；掌握协助失智老年人排痰的技能。提前与老年人解释操作目的、方法和注意事项，使其配合
3	失智老年人	意识清楚，营养一般，有咳嗽、咳痰能力，能理解和配合操作

（三）照护实施

失智老年人翻身叩背排痰照护		
步骤	流程	技能操作要求
步骤1	沟通评估	（1）携用物到失智老年人床旁，解释沟通并取得老人同意并核对老人信息 （2）关闭门窗，调节室温，拉上窗帘或使用屏风遮挡 （3）评估老人身体状况、肢体活动、咳嗽咳痰、管道及进食情况 （4）老人取坐位或侧卧位，情绪稳定，能配合操作且无需大小便
步骤2	实施翻身叩背照护	（1）指导有效咳嗽 ①“爷爷，您最近痰多咳不出来是吗？我来帮助您排痰，好吗？”“是的，好。” ②“爷爷，我们先来学习一下有效咳嗽的方法，您先看我怎么做，然后您再尝试做，好吗？”“难吗？”“爷爷，不难的。您可以尝试着缓慢用鼻子深呼吸数次，随后在下一次呼吸时先深吸一口气，再屏气2秒，然后连续咳嗽2～3次。” ③指导爷爷几次后，老人学会了 （2）实施翻身、叩背 ①“爷爷，接下来我开始帮您叩背。您先侧卧，这样方便给您叩背。”协助老年人取右侧卧位 ②“我会有规律地叩击您背部，叩击时如果感觉疼痛或哪里不舒服，您要告诉我。” ③照护员将手固定成杯状（如图3-2），即手背隆起、手掌中空、手指弯曲、拇指紧靠食指，有节奏地从肺底自下而上、由外向内（如图3-3）均匀地叩击，力度适中，边叩边鼓励老人咳嗽：“爷爷，您可以尝试着我刚才教您的方法咳嗽。”每侧肺叶叩击1～3分钟 ④“爷爷，您现在把痰咳出来了吗？”“咳出来了。”“现在您漱漱口，这样会舒服些。”协助老人漱口，以去除口腔痰液气味，并保持口腔清洁
步骤3	整理记录	（1）对老年人咳痰后使用的纸巾按要求进行分类处理 （2）照护员洗手，记录协助排痰的时间、老年人的身体状况及咳嗽排痰情况
注意事项		（1）注意不可在肋骨、脊柱、肾区、乳房等部位叩击
		（2）应在餐后2小时或餐前30分钟进行叩击，以免发生呕吐引起窒息
		（3）叩击的手法正确、力度适当，以不感到疼痛为宜
		（4）叩背排痰过程中注意失智老年人病情、呼吸和排痰情况
		（5）避免给失智老年人食用产气食物，以免膈肌上抬，影响呼吸

（四）效果评价

（1）照护员正确、规范、安全地协助失智老年人翻身、叩背并促进痰液排出。

（2）操作中失智老年人未出现不适和意外。

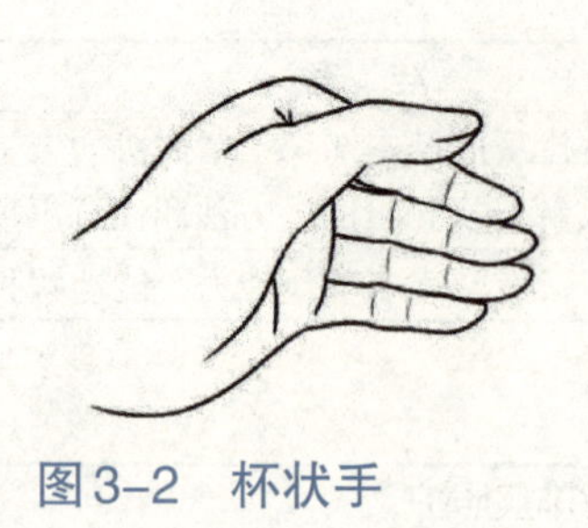

图3–2　杯状手

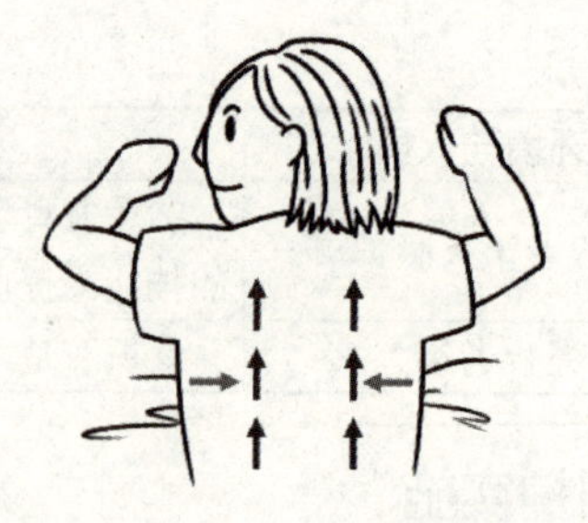

图3–3　叩背排痰的原则

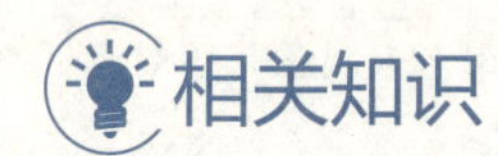

相关知识

一、排痰的概念

排痰，又称气道分泌物清除，是指呼吸道分泌物的排出，以维持呼吸道通畅、减少反复感染，从而有效改善肺通气功能和气体交换功能。

二、常用的排痰技术

（1）有效咳嗽　适用于神志清楚，尚能咳嗽的失智老年人。

（2）体位引流　适用于有大量脓痰的失智老年人，如支气管扩张、肺脓肿者。

（3）叩击震颤　适用于长期卧床、久病虚弱、排痰无力的失智老年人。

（4）湿化气道　适用于痰液黏稠、不易咳出的失智老年人。

（5）机械吸痰　适用于痰液黏稠、无力咳出、意识不清（昏迷）的失智老年人。

（6）机械辅助排痰　适用于体弱、痰液黏稠难以咳出者。

三、健康指导

（1）失智老年人发生痰多、黏稠、难以咳出，多因呼吸道感染所致，照护时注意保持失智老年人生活规律、劳逸结合，加强营养，注意锻炼身体，以增强机体抵抗力。指导家属适时为老年人添减衣服，预防着凉感冒引起呼吸道感染；勤观察失智老年人生命体征变化，发现异常及时就医。

（2）告知失智老年人及家属，最有效稀释痰液的方法是补充水分，应鼓励失智老年人适当饮水，必要时静脉补液。

（3）指导失智老年人学会有效咳嗽和深呼吸的方法，以促进痰液排出，保持呼吸道通畅，同时减轻疲劳。

（4）对不能自主翻身的失智老年人应每1～2小时协助翻身1次，通过体位改变促进老年人排痰。

（5）教会家属在失智老年人发生痰液堵塞时的紧急救护方法。

（6）日常保持居室空气清新、温湿度适宜，定时通风。

（7）加强与失智老年人的沟通，及时发现老年人的异常情况。

任务四　失智老年人骨质疏松风险筛查及预防指导

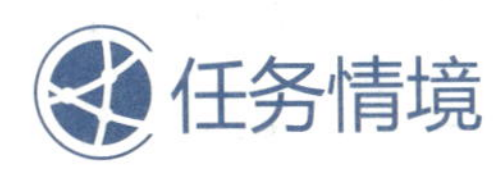

常奶奶，93岁，患轻度失智症1年。近日，奶奶在家起夜时，不小心撞到五斗柜台角，随后发现右下肋骨活动时疼痛，故在家卧床休息。今日常奶奶女儿向社区老年人服务中心提出申请，请求居家照护员上门提供专业服务。

照护员接到社区老年人服务中心委派任务后，通过电话向常奶奶女儿了解情况：常奶奶平时经常感觉腰背酸痛；自45岁开始个子逐渐变矮，由原来的1.62米，降到了现在的1.55米；驼背越来越严重。

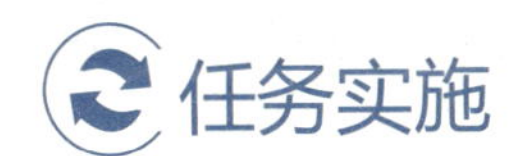

一、任务流程

任务分析——工作准备——照护实施——效果评价

二、实施步骤

（一）任务分析

1. 主要健康问题

序号	主要健康问题
1	疼痛：意外撞伤致右下肋骨疼痛
2	有骨质疏松的风险：腰背酸痛、变矮、驼背
3	记忆力下降：轻度失智症

2. 主要照护目标及依据

序号	主要照护目标	目标依据
1	疼痛减轻	（1）经常感觉腰背酸痛，45岁开始个子变矮、逐渐驼背
2	骨质疏松风险筛查	（2）意外碰撞导致肋骨活动时疼痛
3	提高预防骨质疏松的能力	（3）轻度失智症

（二）工作准备

1. 物品准备

序号	物品名称	单位	数量	备注
1	一分钟风险测试问卷	份	1	见附表4
2	骨质疏松健康教育小册子	本	1	
3	签字笔	支	1	
4	免洗手消毒液	瓶	1	250毫升/瓶

2. 环境和人员准备

序号	环境与人员	准备
1	环境	（1）房间安静明亮、空气清新、温湿度适宜 （2）物品放置合理，适宜开展评估和健康指导

续表

序号	环境与人员	准　备
2	居家照护员	（1）着装整洁，按七步洗手法洗手 （2）提前与失智老年人及家属沟通，简要介绍评估及健康指导目的和内容，取得理解、配合及书面知情同意
3	失智老年人及家属	失智老年人由家属陪伴，卧于家中床上

（三）照护实施

对失智老年人进行骨质疏松风险筛查及预防骨质疏松健康指导		
步骤	流程	技能操作与要求
步骤1	沟通交流	照护员提前预约上门服务时间 （1）“阿姨（常奶奶女儿）好！我是昨天给您打过电话预约服务的照护员。”“快请进，我妈在屋里躺着呢。” （2）照护员洗手后进入常奶奶家中 （3）“常奶奶您好，我先了解下您的情况，然后再为您提供一些专业的指导，好吗？”“好的。” （4）照护员轻拿椅子，坐在老人床边，距离适合，视线平视
步骤2	实施评估	（1）根据《一分钟风险测试问卷》（见附表4）10道题逐项筛查。 （2）经过筛查，常奶奶在序号2、4、8、9等4个问题回答“是”，表明常奶奶存在骨质疏松的危险
步骤3	实施健康教育指导	“奶奶，根据筛查，您有骨质疏松的危险，我给您讲一下预防骨质疏松症的知识，好吗？”“太好了，你看我现在这种情况，不知什么时候才能好起来呀！”“奶奶，只要我们配合做好以下事项，我相信，不用太久，您就会像其他老人一样能活动了。” （1）建议老人及家属尽快带老人前往医院就诊检查，明确是否有肋骨骨折及骨质疏松症 （2）如果已确定是肋骨骨折，应卧床休息，适当制动，必要时进行固定，遵医嘱给予止痛药 （3）向老人和家属说明骨质疏松症是可防可治的慢性疾病 ① 均衡饮食。提供高钙、低盐、适量蛋白质的食物，多吃蔬菜水果。富含钙、维生素D和矿物质的食物包括：乳类、蛋类、豆类、菠菜、鱼虾、坚果、五谷杂粮等。富含维生素D的食物包括：鱼肝油、蛋黄、瘦肉等。同时，应戒烟限酒，少饮含糖饮料，多喝水。适合补钙的菜品：猪骨炖海带、芝麻核桃粉、黄豆猪骨汤、甲鱼补肾汤、豆腐鸡蛋虾皮汤等 ② 适当运动。运动是防治骨质疏松症较为有效、基本的方法之一。有规律的运动能促进人体对钙的吸收和利用。中老年人应有规律、适度地运动，保证每天至少运动30分钟，能有效预防骨质疏松，比如步行就是很适合老年人运动的形式，通过步行可增强骨强度。老年人如果长期卧床，也应注重运动，特别是四肢运动，可以在床上被动运动，如子女帮助老年人适度活动四肢、按摩等，也可以让老年人在床上做四肢简单拉伸运动，或请教专业人士，在专业人士指导下活动 ③ 老年人每天日光照射时间应不少于20分钟，可以打开窗户，让阳光直射进来。根据奶奶目前的情况，天气允许的话，可以坐轮椅到外面晒晒太阳，适当活动四肢 ④ 老年人应注意预防跌倒 ⑤ 骨质疏松症应早发现、早诊断、早治疗

续表

对失智老年人进行骨质疏松风险筛查及预防骨质疏松健康指导		
步骤	流程	技能操作与要求
步骤3	实施健康教育指导	“奶奶、阿姨，我把预防骨质疏松的小册子留给您，上面有我的联系方式。有空或遇到不明白的问题时，您就翻阅一下，也可以及时打电话咨询我。您觉得可以吗？”“可以的，谢谢你。”
步骤4	整理记录	（1）整理用品 （2）按七步洗手法洗手，记录
注意事项		（1）操作前评估失智老年人意愿、身体状况及情绪状态良好，能配合指导。不可强迫参与筛查和健康指导。老年人回答不清时可由家属协助 （2）操作全过程要耐心、体贴、体现尊重和人文关怀，注意及时疏导和安抚失智老年人不良情绪，保障老年人安全。

（四）效果评价

（1）通过初步筛查，提供专业意见并指导失智老年人及家属及时就医。

（2）通过健康教育，老年人及家属能初步了解有关骨质疏松的相关知识。

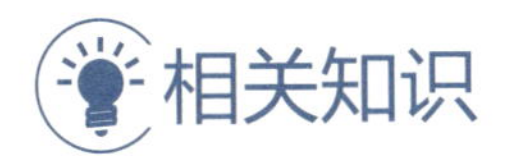

相关知识

一、概念

骨质疏松症是最常见的骨骼疾病，是一种以骨量低、骨组织微结构损坏，导致骨脆性增加，易发生骨折为特征的全身性骨病。

骨质疏松症可发生于任何年龄，但多见于绝经后女性和老年男性。骨质疏松最严重的后果就是骨折，是老年人致残和致死的主要原因之一。WHO将骨质疏松归为第二大致死的健康照护问题。

二、营养对骨质疏松的影响

适当的钙磷比值（一般为2 ∶ 1）膳食可以促进肠内钙的吸收，而我国成年人的平均膳食钙磷比值为1 ∶ 3.2，这种高磷、低钙膳食模式可使钙吸收减少。

三、部分诱发因素

（1）不健康的生活方式　包括长期卧床、体力活动减少、吸烟、过量饮酒、过多饮用含咖啡因的饮料、进食障碍、营养失衡、蛋白质摄入过多或不足、钙和维生素缺乏、体重过低等。

（2）影响骨代谢的药物　包括糖皮质激素、抗癫痫药物、芳香化酶抑制剂、促性腺激素释放激素类似物、抗病毒药物、质子泵抑制剂和过量甲状腺激素等。

四、典型症状

（1）疼痛　骨质疏松者可出现腰背疼痛或全身骨骼疼痛，通常在翻身、起坐及长时间行走后出现，夜间或负重活动时疼痛加重，并可伴有肌肉痉挛，甚至活动受限。

（2）乏力　骨质疏松者表现为易乏力，一般轻体力劳动后就感觉劳累、疲乏明显，负重能力明显下降。

（3）骨折　骨质疏松者轻微外力和简单运动即可发生骨折，且愈合时间延长，还容易发生二次骨折，称为脆性骨折。好发部位主要是胸腰椎，其次为髋部、前臂远端，其他部位如肋骨、跖骨、骨盆等部位。

（4）脊柱变形　严重骨质疏松者，因椎体压缩性骨折，可出现身高变矮或驼背等脊柱畸形。

五、骨质疏松症的预防与健康指导

跌倒所致损伤中危害最大的是髋部骨折，尤其对于骨质疏松的老年人。为预防骨质疏松，老年人应加强膳食营养，保持均衡饮食，适当补充维生素D和钙剂；适当运动；绝经期老年女性必要时应进行激素替代治疗。措施如下：

（1）加强营养　建议摄入富含钙、低盐和适量蛋白质的均衡膳食，推荐每千克体重每日蛋白质摄入量为0.8～1.0克，并每日摄入牛乳300毫升或相当量的乳制品。

（2）规律运动　运动是预防骨质疏松非常重要的手段，合理运动对预防骨质疏松很有帮助。运动可改善机体敏捷性、力量、姿势及平衡性等，减少跌倒风险。要增加肌肉力量可进行重量训练，或其他抗阻运动，如行走、慢跑、打太极拳、练瑜伽、练舞蹈和打乒乓球等，尤其是散步，更适合老年人，老年人可以每天坚持。运动应循序渐进、持之以恒。

（3）药物治疗　必须遵医嘱合理补充钙制剂，切勿自行使用。服用钙剂应注意：最好与饮食协同进行；不与牛奶同服；补钙时应多饮水。

（4）适当补钙　钙对维持骨骼生长发育至关重要。如果骨骼中缺少钙，就会导致骨质疏松。先天钙摄入不足者或绝经后的女性，都需要适当补充钙质。

（5）健康生活　应均衡饮食，不过量饮酒，适当运动，多晒太阳，合理用药；防跌倒，不睡软床；做到早发现、早诊断、早治疗，保持心情愉快。

附表4　一分钟
风险测试问卷

任务五　徒手肌力评定与预防肌肉萎缩

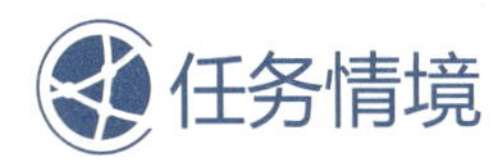

任务情境

龚奶奶，76岁，高血压病史10年。1个月前脑梗死发作，经治疗病情稳定后，入住某养老机构。目前，老年人神志清醒，对答切题，言语欠清晰，左侧偏瘫，肌张力稍下降，左上肢肌力Ⅱ$^{+}$级、左下肢肌力Ⅲ级，右侧肢体肌力、肌张力正常，日常生活需要协助。入住后发现老年人常出现健忘，总是不记得自己拿过的东西放在哪里，给老年人进行MMSE评估是21分，经医院诊断为轻度阿尔茨海默病。作为照护员，请您指导龚奶奶进行肢体康复训练，预防肌肉萎缩，提高生活质量。

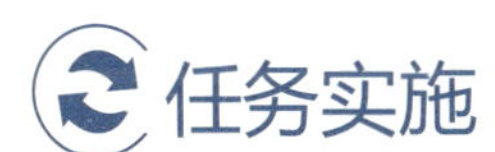

任务实施

一、任务流程

任务分析——工作准备——照护实施——效果评价

二、实施步骤

（一）任务分析

1.主要健康问题

序号	主要健康问题
1	生活不能自理：与脑梗死后左侧肢体偏瘫有关
2	记忆力受损：轻度阿尔茨海默病

2.主要照护目标及依据

序号	主要照护目标	目标依据
1	预防肌肉萎缩，最终达到生活自理	（1）1个月前脑梗死，目前左上肢肌力Ⅱ$^{+}$级、左下肢肌力Ⅲ级 （2）轻度阿尔茨海默病
2	能配合进行康复训练	

（二）工作准备

1.物品准备

序号	名　称	单位	数量	备注
1	免洗手消毒液	瓶	1	250毫升/瓶
2	笔	支	1	
3	记录纸	张	1	

2.环境与人员准备

序号	环境与人员	准　　备
1	环境	温湿度适宜，光线明亮，空气清新，床软硬适中
2	失智老年人照护员	熟悉脑梗死后遗症老年人的护理知识；掌握肢体肌力评估方法；掌握指导老年人进行肢体康复训练的技能；具备与失智老年人和家属进行健康宣教的能力
3	失智老年人	左侧偏瘫，肌张力稍下降，能理解和配合操作

（三）照护实施

失智老年人偏瘫肢体预防肌肉萎缩康复训练		
步骤	流程	技能操作与要求
步骤1	评估沟通	（1）问候失智老年人、自我介绍，简单介绍训练的项目和时长，征得老年人同意 （2）评估老年人的精神状态、饮食、二便、睡眠等情况 （3）评估老年人肢体的肌力、肌张力、肢体活动度、皮肤情况等 （4）询问老年人有无其他需求
步骤2	实施康复训练	（1）放下床档，协助老年人取舒适仰卧位 （2）取出枕头，被子“S”型折叠放床旁椅 （3）照护者站于老年人患侧，示范 Bobath 握手，具体如下 ① 健侧手握住患侧手放在腹部，双手叉握，患手拇指压在健侧拇指上 ② 上举 90°，指向天花板 ③ 上举 90°，做左右摆动上肢动作 ④ 上举过头，肩关节屈曲 180°，肘关节伸直数秒 （4）指导并协助老年人进行 Bobath 握手（动作步骤同照护员示范动作） （5）指导并协助老年人进行桥式运动训练 ① 老年人取仰卧位，上肢放在体侧，健侧手屈曲肘关节撑床面借力 ② 指导老年人用健侧脚从患侧脚腘窝处勾住患侧的脚，双腿屈曲，足内收踏在床面上 ③ 协助老年人慢慢抬高臀部，轻轻拍打臀部，维持数秒后慢慢放下 （6）告知老年人要根据自身身体情况训练，每天的频次、每次训练时间及康复训练要有计划性、规律性并循序渐进、持之以恒
步骤3	整理记录	（1）协助老年人取舒适卧位，整理床单位，询问老年人有无喝水等其他需求，并预约下次训练时间 （2）洗手，记录训练时间、过程及老年人训练中的反应
注意事项		（1）训练前须征求康复师意见，制订康复计划 （2）训练时讲解和示范，方法要简单易记 （3）训练过程中，关注失智老年人的接受能力，及时鼓励、表扬 （4）注意循序渐进、持之以恒，确保失智老年人安全

（四）效果评价

（1）正确指导失智老年人进行康复训练。

（2）失智老年人情绪稳定，能基本掌握训练方法。

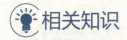

相关知识

一、肢体康复训练的意义

失智老年人由于病程进展，尤其到失智晚期，生活将完全不能自理，甚至卧床不起。为预防失智老年人肌肉萎缩、关节僵硬，需加强老年人的康复训练。肢体被动、主动训练是康复训练中最重要、最基础的训练，可预防肌肉萎缩、关节活动受限或挛缩，促进肢体血液循环，提高肢体的反应能力，避免原有功能障碍加重，减轻残疾的影响，提高失智老年人的生活质量。

二、失智老年人康复训练的原则

（1）根据评估结果，明确老年人功能障碍的程度，制订合理的康复目标，目标必须具体、可测量，包括短期目标和长期目标。

① 短期目标：指在相对较短的时间内（一般指2周）可实现的目标。

② 长期目标：指需要相对较长时间（一般指3个月）才能实现的目标。长期目标需要通过若干个短期目标才能逐步实现。

（2）详细制订康复训练计划，必须符合以下条件。

① 针对性：体现个体差异性，一份康复计划只针对一位失智老年人。根据老年人的身体状况、失智程度、接受能力，按轻重缓急确定康复训练内容的先后顺序。

② 发展性：具有动态发展性，随着失智老年人病情的变化、康复效果的优劣而补充调整。

③ 可行性：应根据失智老年人的特点，选择简单易记、易掌握的训练方法。

（3）训练过程中要关注失智老年人的反应，及时鼓励、表扬老年人，提高老年人训练的积极性。

三、肢体功能评估

延伸阅读：肢体被动和主动运动训练

1. 肌力评估

肌力是指肌肉收缩产生的力量。肌力评定是测定受试者在主动运动时肌肉或肌群产生的最大收缩力量。徒手肌力评定是让老年人在减重力、抗重力和抗阻力的条件下做一定的动作，并使动作达到最大活动范围，根据肢体的活动情况进行分级的评定方法。

目前，国际上普遍应用的肌力分级方法是手法肌力临床分级（0～5级）法。

手法肌力临床分级

等级	标准	正常肌力/%
0	没有可以测到的肌肉收缩	0
1	有肌肉收缩，但没有关节运动	10
2	关节在去除重力状态下，能完成全范围活动	25
3	关节在抗重力状态下，能完成全范围运动	50
4	关节在抗部分阻力时，能完成全范围活动	75
5	关节在抗充分阻力时，能完成全范围活动	100

2. 肌张力评估

在评估肌力时，可同时评估肢体肌张力。肌张力增高，肌肉坚硬，被动运动阻力增大，关节运动范围缩小，可表现为痉挛性或强直性；肌张力减弱，肌肉弛缓、松软，被动运动时阻力减退或消失，关节运动范围扩大，有时呈过度屈伸。

3. 关节活动度评估

关节活动度是指关节的运动弧度或关节远端向近端运动，远端骨所达到的最终位置与开始位置之间的夹角，即远端骨所移动的度数。可采用通用量角器来测量四肢关节活动度。

这里介绍简单徒手评定法：将老年人患侧与健侧肢体每个关节正常活动方向和活动度相对比，评估时，先评估健侧每个关节的活动情况，然后再由大关节到小关节顺序评估患侧各个关节的活动情况，以确定患侧肢体关节活动度是否相对正常或活动度受限或异常。

四、康复训练健康指导

（1）病情稳定者，越早开展康复训练效果越好。

（2）康复训练形式丰富，可融入各种活动中，形成一个有趣味的训练氛围。

（3）失智老年人认知能力下降，训练时要指导清晰，示范动作缓慢，训练做到简单有效。

（4）训练应遵循循序渐进、持之以恒的原则。

（5）家属与照护者共同参与，并及时予以表扬、鼓励，效果可事半功倍。

任务六　药物分类保管与口服、胃管鼻饲给药

子任务1　协助失智老年人药物分类保管

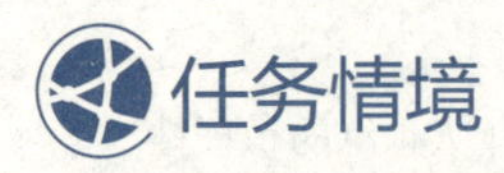

周奶奶，77岁，诊断中风后遗症、中度阿尔茨海默病、高血压、糖尿病。老人于5年前中风后出现右侧肢体偏瘫、右上肢肌力0级、右下肢肌力1级。慢性病门诊医师开出以下医嘱：酒石酸美托洛尔（倍他乐克）12.5毫克口服，一日2次；瑞舒伐他汀钙片10毫克睡前口服；艾普拉唑肠溶片5毫克口服，每日1次；盐酸二甲双胍0.25克口服，一日3次。您作为一名失智老年人照护员，应如何保管失智老年人的药物，以保证口服药品安全管理和提高服药依从性。

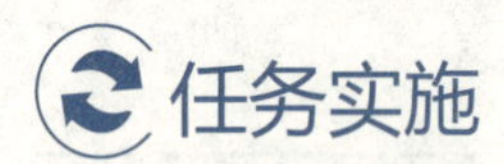

一、任务流程

任务分析——工作准备——照护实施——效果评价

二、实施步骤

（一）任务分析

1. 主要健康问题

序号	主要健康问题
1	服药依从性低：中风后右侧肢体偏瘫，患有阿尔茨海默病、高血压、糖尿病，服用多种药物
2	潜在并发症：低血糖反应、有跌倒风险等

2. 主要照护目标及依据

序号	主要照护目标	目标依据
1	失智老年人的药物得到正确安全保管	老人患有多种疾病，需要服用多种药物
2	失智老年人用药安全得到保障	老年人需要安全用药
3	失智老年人的自备药得到及时补充	老人患有多种慢性疾病，需要服用多种药物以稳定病情

（二）工作准备

1. 物品准备

序号	名　称	单位	数量	备　注
1	药物	种	适量	根据医嘱
2	记录单	本	1	
3	签字笔或墨水笔	支	1	
4	免洗手消毒液	瓶	1	250毫升/瓶

2. 环境与人员准备

序号	环境与人员	准备
1	环境	环境安静，光线充足，半小时内未进行清洁卫生工作，温湿度适宜
2	失智老年人照护员	衣着整洁，按七步洗手法洗净双手。熟悉失智老年人常用药物保管相关知识

（三）照护实施

药物保管		
步骤	流程	技能操作与要求
步骤1	评估	药房环境：安静，光线充足，温湿度适宜。半小时内未进行清洁卫生工作
步骤2	实施操作	（1）定期（每周1次）清洁药柜或药箱，保持清洁、干燥，避光、通风 （2）药品存放规范，口服药、外用药、消毒剂分开放置，标识清晰明了 （3）药物按说明书的贮藏条件存放 （4）尽量原包装保存，瓶装药服后拧紧瓶盖，药物无潮解、氧化、变质 （5）有专用冰箱存放需冷藏的药物，有定期监测温湿度（每天2次）和定期清洁消毒 （6）高危药品、精神类、毒麻药规范管理。高危药物、精神类、毒麻药（如舒乐安定、吗啡类药物）固定位置放置，使用专用醒目标识；精神类、毒麻药、失智老年人的药品上锁保管 （7）个人专用药：单独存放并标注姓名 （8）定期查对药品有效期，按有效期长短顺序放置，及时正确处理过期药
步骤3	整理记录	（1）洗手，做好药品台账登记，定期盘点，使用与剩余的药品账目相符 （2）药柜和冰箱的清洁、消毒及冰箱温湿度检测等记录完整、规范
注意事项		（1）定期整理、定点规范放置 （2）确保无过期、变质、不合格药品

（四）效果评价

（1）药柜无过期、变质药品。

（2）药柜药品存放整齐、标识清晰、符合要求。

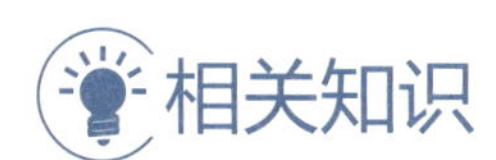

相关知识

一、药物的保管方法

各种药物都有一定的使用期限，超过期限的药物会失去疗效，甚至变成对身体有害的物质，不能再用。但如果药物保存不善，虽然在有效期内也会失效、变质，故药物的保存非常重要。

1. 药柜位置

药柜应保持清洁、干燥、通风、光线明亮，但不宜阳光直射，并保持整洁，由专人负责管理。

2. 药物应分类保管

口服、外用、注射、剧毒药与消毒剂分类放置，并按有效期的先后顺序摆放，先领先用，以防失效。剧毒药及麻醉药应加锁保管，专本登记并列入交班内容。

3. 药瓶标签

内服药标蓝色边，外用药标红色边，剧毒药标黑色边。标签上注明药名、浓度、剂量，字迹清晰。

4. 根据药性妥善保存

（1）易氧化和遇光变质的药物，装在有色密封瓶中放于阴凉处，如口服药维生素、氨茶碱等；针剂放盒内用黑纸遮盖，如盐酸肾上腺素等。

（2）易挥发、潮解、风化的药物须装瓶、盖紧，如乙醇、过氧乙酸、酵母片等。

（3）易被热破坏的药物须放冰箱内保存，如疫苗、抗毒血清等。

（4）易燃烧的药物应远离明火，如乙醚、乙醇等。

5. 定期检查药品

凡没有标签或标签模糊或药物过期、变质、变色、混浊、发霉、沉淀等，均不能使用。

6. 个人专用药应单独存放，并注明床号和姓名

多数药物按上述方法保存都可以保证疗效，有些须特殊保存的药物，则须按说明书做特殊处理。此外，药物还需要放在失智老年人够不着的地方，以免失智老年人误服而中毒。

二、备药的储备量

（1）储备量不宜过多，以免积压变质和过期失效，除常备药物和必要的急救药物外，其他最好现备现用。

（2）慢性疾病的药物一般备1个月的量，余下2～3天量时应上医院开药或通知家属。

（3）非处方药物常备3～5天量，服用3～5天后症状无明显改善的，应到医院就诊，不可以继续服用。

三、定期检查药物是否过期并及时处理

（1）看　看药品有无变色，适用于各类药物。

（2）捏　由于胶囊极易受潮，如果捏着形状有明显软化、破裂或者漏油等情况不宜服用；糖衣片、颗粒剂等其他固体制剂如果摸上去相互粘连，也不宜服用。

（3）闻　对于栓剂、药片、软胶囊等药品，可闻一闻有无臭味或异味。

（4）摇　口服液、糖浆、眼药水、混悬液、滴鼻剂等液体制剂，使用前摇一摇，如药液中有结晶、絮状物等沉淀或见浑浊，则不可再使用。

（5）每3～6个月检查药柜或药箱内药品，过期药物应及时更换补充。药品应按照有效期的先后顺序放置，先使用有效期短的、再使用有效期长的。

（6）标明有效日期　如标注“有效期至2024-11-30”，说明该药可以用到2024年11月30日；如标注“生产日期2024年11月，有效期2年”，那么该药可以使用到2026年10月31日。

（7）标明失效期　如标注“失效期2024年5月”，说明该药可以使用到2024年4月30日。

四、各类过期药物处理方法

如果不能确定内装药物的有效期，不能确定是否为已经失效的药品，应由照护员收回暂存，通知家属取回处理，以免误服引发危险。少量可由照护员自行清理，过期药品不能随意丢弃，可以按以下方法进行处理：

（1）片剂、丸剂、胶囊剂型药品，应先用纸包好，再投入密闭的纸筒内丢弃。

（2）滴眼液、外用药水、口服液等液体制剂药品，应在彼此不混杂的情况下，分别倒入下水道冲走。

（3）软膏制剂药品，应将药膏从容器中挤出，收集在信封内，封好后再丢弃。

（4）喷雾剂类药品应在户外空气流通较好的地方，在避免接触明火的条件下，彻底排空。

子任务2　协助失智老年人口服给药

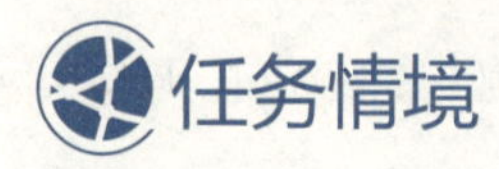

张奶奶，87岁，文盲，患有重度阿尔茨海默病、帕金森病、高血压、糖尿病，需要服药治疗。目前，张奶奶认知障碍严重，已经不能认出自己的女儿，自己穿衣服困难，不能自行进食，一直由女儿照顾起居。为能给

张奶奶提供更专业的照护，女儿将张奶奶送入某机构养老。作为张奶奶的照护员，请您对其进行服药照护。

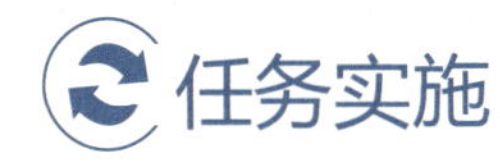

任务实施

一、任务流程

任务分析——工作准备——照护实施——效果评价

二、实施步骤

（一）任务分析

1.主要健康问题

序号	主要健康问题
1	自理能力下降：严重认知障碍，自己穿衣服困难，不能自行进食
2	服药依从性低：严重认知障碍，不能自行进食

2.主要照护目标及依据

序号	主要照护目标	目标依据
1	失智老年人安全、正确服药	老人患有多种疾病且不能自行进食
2	失智老年人未发生用药后不良反应	老人需要服用治疗多种疾病的药品

（二）工作准备

1.物品准备

序号	名称	单位	数量	备注
1	药杯内盛装药物	个		遵医嘱备药
2	温开水	毫升	适量	
3	汤匙	支	1	
4	服药单	张	1	
5	围兜或毛巾	条	1	
6	湿小毛巾或湿纸巾	条	1	
7	纸巾	包	1	
8	签字笔	支	1	
9	免洗手消毒液	瓶	1	250毫升/瓶
10	污物杯或弯盘	个	1	
11	研钵	套	1	必要时
12	量杯	个	1	必要时
13	滴管	支	1	必要时

2.环境与人员准备

序号	环境与人员	准　备
1	环境	环境安静、光线充足、温湿度适宜，服药前半小时未进行清洁卫生工作
2	失智老年人照护员	衣着整洁，按七步洗手法洗手
3	失智老年人	老人健康状况及活动情况良好，情绪稳定，能配合操作，体位舒适

（三）照护实施

协助失智老年人口服给药		
步骤	流程	技能操作与要求
步骤1	评估沟通	（1）核对服药单、老人姓名、床号、药名、浓度、剂量、方法、时间 （2）评估老人病情、合作程度，了解老人吞咽功能 （3）操作前做好沟通，取得老人信任与配合
步骤2	协助服药	（1）“张奶奶好！到服药时间了。来，我先协助您取合适体位。” “我先将您的床头摇高30°以上，有不舒服，您就告诉我，好吗？”“好的。”将老人床头摇高30°以上 （2）督促或协助老人先擦干净自己的手 （3）“奶奶，我已经准备好温开水了，您试试水温是否合适？”鼓励或指导老年人自己取杯子，适量喝水 （4）再次核对老人的姓名和药物是否与服药单相符 （5）根据药量倒好温水，按照2～4片（粒）药备100毫升温水计算。药片（粒）数较多时，按照2～4片（粒）/次，分次服下 （6）“奶奶，我们准备吃药。奶奶，您先喝一小口水滋润咽喉”（必要时用汤匙或吸管），再将这两粒药物服下（将药物放入老人口中或手中由老人自己放入口中），嘱或喂老人喝一口水，“奶奶，请您张开嘴，我看看！很好，药片（粒）吞下去了。”“奶奶，我们再喝一小口水，喝完再服下一口药，好吗？”最后再协助老人饮水 “奶奶，您张开嘴，我看看有没有将药吞进肚子里！奶奶太棒了，您的药都服下去了。” （7）“奶奶，吃完药擦擦嘴和手，好吗？”鼓励或指导老人自己做 （8）引导老人保持服药体位30分钟，再协助老人取舒适卧位，交代服药后注意事项 （9）洗手，再次核对医嘱
步骤3	整理记录	（1）观察并询问老人服药后情况、主观感觉，记录服药后的表现 （2）整理用物及床单位 （3）药杯收回，浸泡消毒、清洗、晾干备用
注意事项		（1）遵医嘱及药品使用说明书服药 （2）注意观察服药后不良反应 （3）操作全过程要耐心、细致、注意安全，体现尊重和人文关怀

（四）效果评价

（1）失智老年人正确、安全、及时服药，未发生意外。

（2）照护员协助失智老年人服药流程正确、规范、安全、顺畅。

（3）与失智老年人沟通恰当，用药知识宣教到位。

相关知识

一、服药的注意事项

（1）遵医嘱协助失智老年人服药，不得私自加、减药物或停药。发现给错药不能自行处理，应立即报告医护人员。

（2）失智老年人对药品有疑问时，需要再次核对无误方能给药，并要向老年人解释说明。

延伸阅读：药物的种类和安全给药原则

（3）对于吞咽困难的失智老年人，照护员要咨询医护人员或根据药物说明书，决定是否可以将药物切割成小块或研碎服用。

（4）协助失智老年人服药，检查药物已经全部咽下，方可离开。

（5）用药后观察药物的疗效和不良反应，若发现异常，及时与医护人员联系，酌情处理。

二、口服给药的健康指导

（1）口服药应用适量的温开水送服，不宜用茶水、牛奶和饮料送服。

（2）给药时间要根据药物的不同种类来选择。

① 抗生素及磺胺类药物需在血液内保持有效浓度，应准时服药。

② 钙剂、铁剂、催眠药一般在晚上临睡前服用。

③ 维生素类药物，宜在饭后服用。

④ 对胃黏膜刺激性较强的药物，宜在饭后服用。

⑤ 健脾及刺激食欲的药物，宜饭前服。

（3）服强心类药物前，应先测脉率（心率）及心律，脉率（心率）低于60次/分钟或节律异常时，应停止服药，并报告医护人员。

（4）对牙齿有腐蚀作用的药物，如酸剂、铁剂，可用吸管吸入药物，服用后及时漱口以保护牙齿。

（5）止咳糖浆对呼吸道黏膜有安抚作用，服用后不宜立即饮水，以免冲淡药物，降低疗效。若同时服用多种药物，应最后服用止咳糖浆。

（6）磺胺类药物服用后多饮水，以免因尿液不足而致磺胺类结晶析出，堵塞肾小管。

（7）退热药物有降温作用，服药后应多饮水以增加药物疗效。

（8）酵母片应嚼碎后吞服；硝酸甘油片放于舌下或两颊黏膜与牙齿之间待其融化。

子任务3　协助失智老年人胃管鼻饲给药

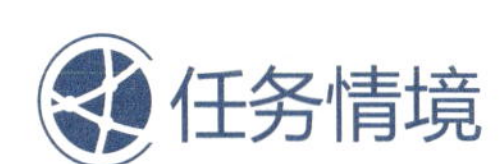

任务情境

李大爷，90岁，文盲，入住某养老机构。患有高血压、脑梗死后遗症和重度阿尔茨海默病，服用多种药物。现记忆力下降，已经不能认出他的儿女，吞咽功能障碍，不能经口进食，予留置胃管鼻饲饮食。作为一名失智老年人照护员，请您正确给李大爷服药，以确保用药安全。

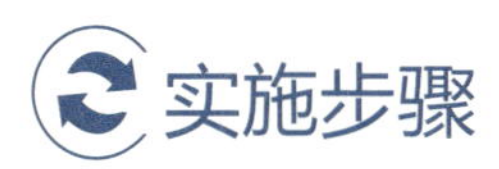

实施步骤

一、任务流程

任务分析——工作准备——照护实施——效果评价

二、任务实施

（一）任务分析

1.主要健康问题

序号	主要健康问题
1	自理能力下降：重度阿尔茨海默病、脑梗死后遗症，吞咽功能障碍，不能经口进食，予留置胃管鼻饲饮食
2	潜在误吸、窒息风险：吞咽功能障碍，留置胃管

2. 主要照护目标及依据

序号	主要照护目标	目标依据
1	失智老年人正确、安全服药	老年人患重度阿尔茨海默病，有脑梗死后遗症、吞咽功能障碍
2	失智老年人未发生用药不良反应	老年人患有多种疾病，服用多种药物

（二）工作准备

1. 物品准备

序号	名　称	单位	数量	备注
1	药杯内盛装药物	个		遵医嘱备药
2	温开水	毫升	100	
3	灌注器	支	1	
4	研钵	套	1	
5	碗	个	1	
6	听诊器	支	1	
7	电筒	支	1	
8	治疗巾/毛巾	块	1	
9	消毒方纱	块	2	
10	服药单	张	1	
11	免洗手消毒液	瓶	1	250毫升/瓶
12	纸巾	卷	1	
13	签字笔	支	1	
14	量杯	个	1	必要时

2. 环境与人员准备

序号	环境与人员	准　备
1	环境	环境安静，光线充足，温湿度适宜，服药前半小时未进行清洁卫生工作
2	失智老年人照护员	衣着整洁，按七步洗手法洗净双手
3	失智老年人	老年人身体状况良好，情绪稳定，能配合操作；鼻饲早餐后半小时，取舒适坐位或半坐卧位

（三）照护实施

协助失智老年人胃管鼻饲给药		
步骤	流程	技能操作与要求
步骤1	评估沟通	（1）核对服药单、老年人姓名、床号、药名、浓度、剂量、方法、时间
		（2）评估老年人病情、合作程度，了解老年人吞咽功能
		（3）操作前提前设计交流沟通的方式，以取得老年人信任与配合
步骤2	实施胃管给药	（1）“李大爷好！您半小时已鼻饲过早餐了，我现在来协助您服药好吗？”协助老年人取舒适坐位或半坐卧位 （2）再次核对老年人的姓名与服药单是否相符。在得到医生许可的情况下，可将药物研碎调成糊状物后，再给药 （3）在老年人颌下垫毛巾或治疗巾

续表

协助失智老年人胃管鼻饲给药		
步骤	流程	技能操作与要求
步骤2	实施胃管给药	（4）确认胃管在胃内后，缓慢注入少量温开水湿润胃管 （5）缓慢灌注药物，灌注完毕后，再脉冲式注入少量温开水冲管，再将胃管末端盖帽盖好 （6）协助老年人清洁面部 （7）指导老年人保持服药体位30分钟，再协助老年人取舒适卧位 （8）洗净灌注器，放于干净的容器中备用 （9）洗手，再次核对医嘱
步骤3	整理记录	（1）观察并询问老年人服药后情况及主观感觉，记录服药后的表现 （2）整理用物、床单位 （3）药杯收回，浸泡消毒、清洗、晾干备用；研钵清洗、晾干备用
注意事项		（1）操作前评估失智老年人身体情况，了解老年人吞咽功能 （2）操作前做好沟通与告知，以取得失智老年人信任与配合 （3）灌注药物前，要确认胃管在胃内 （4）操作全过程要耐心、细致、注意安全，体现尊重和人文关怀

（四）效果评价

（1）照护员鼻饲管给药整体操作流程规范、无菌、安全、顺畅。

（2）失智老年人正确、安全、及时服药，未发生用药意外。

（3）与失智老年人沟通恰当，用药知识宣教到位。

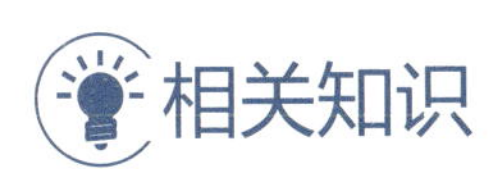

相关知识

一、鼻饲给药基本概念

除注射用药外，一般的药物都是经口进入人体消化系统而被人体利用，当重度失智老年人无法经口摄取药物时，鼻饲给药就成了一种重要途径。

二、不适合鼻饲给药的药物

1.控、缓释剂型

压碎过程将破坏这类药物的剂型结构，压碎喂服会使药物瞬间全部释放，血药浓度突然升高，而且遇水后黏集在一起，很容易堵塞鼻饲管，这类药物如：丙戊酸钠缓释片、丙戊酸镁缓释片、吡贝地尔缓释片、帕利哌酮缓释片、文拉法辛缓释片、美托洛尔缓释片、卡左双多巴控释片、硝苯地平控释片、氯化钾缓释片等。

2.含片和舌下片

此类药物是经由口腔黏膜或舌下毛细血管吸收入血，完成吸收的一种给药方式。如果经鼻饲管给药，剂量因相对较小，常达不到疗效，如硝酸甘油片等。

3.酶制剂

研磨会使酶变性失活，如多酶片、复方消化酶胶囊等。

4.鼻饲药代动力学变化大的药物

如苯妥英钠，血药浓度可降低50%～70%，需要检测血药浓度。其他还包括喹诺酮类、华法林、卡马西平、丙戊酸钠、氨茶碱、四环素等。

5.对胃肠道刺激大的药物

如氯化钾注射液等。

6.易堵塞鼻饲管的药物

如布洛芬（混悬液、颗粒）、多种维生素片、碳酸钙片、硫糖铝片、各类止咳糖浆剂等。

7.需研磨的药物

某些特殊药物研磨时，会产生少量粉尘。研磨者吸入这些粉尘存在潜在的危险性，主要包括：细胞毒性药物，如甲氨蝶呤、环磷酰胺；抗生素，如青霉素类、红霉素类；前列腺素类似物，如米索前列醇；激素，如泼尼松、地塞米松等。

三、适合鼻肠给药的药物

如肠溶剂型：阿司匹林肠溶片、奥美拉唑肠溶胶囊、泮托拉唑肠溶胶囊、度洛西汀肠溶胶囊等。

四、鼻饲给药的注意事项

（1）要研碎某一种药物或打开胶囊时，应根据医嘱或仔细阅读药品说明书，确定是否可以研碎。

（2）若看不明白说明书，应咨询药师。

任务七　协助失智老年人使用外用药

子任务1　眼药水、眼膏的使用

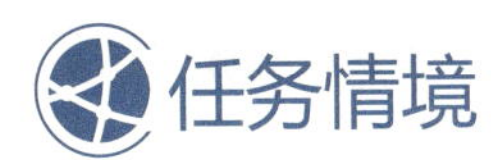

任务情境

何奶奶，78岁，诊断高血压病、重度阿尔茨海默病。半年，确诊左眼青光眼合并白内障。3天前，刚做完白内障手术。为了消炎和促进切口的愈合，医嘱左氧氟沙星眼药水滴眼和小牛血去蛋白提取物眼用凝胶，一日2次。作为何奶奶的照护员，请您为何奶奶正确使用眼药膏和眼药水。

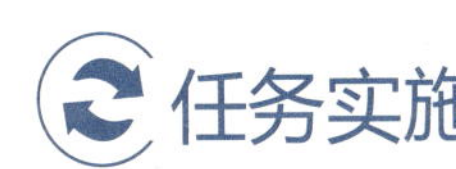

任务实施

一、任务流程

任务分析——工作准备——照护实施——效果评价

二、实施步骤

（一）任务分析

1.主要健康问题

序号	主要健康问题
1	自理能力下降：重度阿尔茨海默病、白内障手术后3天
2	眼部不适：左眼青光眼合并白内障、白内障手术后3天
3	用药依从性下降：重度阿尔茨海默病

2.主要照护目标及依据

<table>
<tr><th>序号</th><th>主要照护目标</th><th>目标依据</th></tr>
<tr><td>1</td><td>遵医嘱正确、安全给予失智老年人滴眼剂和上眼药膏</td><td rowspan="2">老年人白内障手术后3天，需使用滴眼剂（又称眼药水）和眼药膏</td></tr>
<tr><td>2</td><td>失智老年人未发生用药后的不良反应</td></tr>
<tr><td>3</td><td>失智老年人情绪稳定，依从性好</td><td>患重度阿尔茨海默病</td></tr>
</table>

（二）工作准备

1.物品准备

序号	名称	单位	数量	备注
1	眼药水	支	1	
2	纸巾	卷	1	
3	消毒棉签	包	1	
4	治疗单	张	1	
5	污物杯	个	1	
6	免洗手消毒液	瓶	1	250毫升/瓶
7	消毒方纱	块	2	必要时
8	胶布	卷	适量	必要时

2.环境与人员准备

序号	环境与人员	准　备
1	环境	环境安静、光线充足、温湿度适宜，用药前半小时未进行清洁卫生工作
2	失智老年人照护员	衣着整洁，戴口罩，修剪指甲，按七步洗手法洗净双手
3	失智老年人	（1）老年人一般情况、健康状况及活动情况良好，无药物过敏史，情绪稳定，能配合操作 （2）老年人取仰卧位或坐位

（三）照护实施

协助失智老年人滴眼药水和上眼药膏		
步骤	流程	技能操作与要求
步骤1	评估	（1）核对老年人姓名、床号、药名、浓度、剂量、用法、时间、药品有效期 （2）评估老年人病情、合作程度，了解老年人闭眼情况，药物过敏史。确认是滴左眼、右眼，还是双眼滴药。 （3）操作前提前进行用药指导，解释用药目的及注意事项，以取得老年人信任与配合
步骤2	协助用药	（1）“何奶奶好！我已经准备好眼药水和眼药膏，准备为您滴眼药水和上眼药膏，您准备好了吗？”“准备好了。”“好，那我们准备先滴眼药水。” （2）再次核对老年人的姓名与治疗单是否相符，确认滴药部位 （3）协助老年人取仰卧位或坐位，头略后仰，先用棉签拭净眼部分泌物，嘱老年人头后仰，眼向上看 （4）上眼药水：摇匀眼药水，旋开瓶盖，将瓶盖侧面或瓶盖口向上，最好将其置放于一张干净纸或器皿上，以防跌落。嘱老年人眼睛向上注视，照护员一手轻轻拉下并固定老年人下眼睑，另一手持眼药水先挤1滴眼药水至污物杯（冲瓶口），在距离眼睛上方1～2厘米处轻轻将眼药水1～2滴滴入眼结膜囊内，然后轻提上眼睑使药液充分弥散，嘱老年人轻轻闭眼1～2分钟并转动眼球。两眼都滴药时，先滴健眼、后滴患眼；先滴病情轻的眼、后滴病情重的眼 上眼药膏：嘱老年人眼向上注视，照护员一手轻轻拉下并固定老年人下眼睑，另一手持眼药膏，挤出眼药膏呈一条细直线状自外眼角顺眼裂水平挤入眼下穹隆后，先使下眼睑恢复，嘱老年人轻轻闭上眼睛，用无菌棉签轻轻按摩眼睑2～3分钟（眼外伤、内眼术后、角膜溃疡者用药后禁止按摩） （5）用无菌棉签轻轻拭去老年人眼部外溢的眼药水和眼药膏 （6）使用多种眼药时，应相隔5～10分钟后，同上方法给老年人滴药或上眼药膏
步骤3	整理记录	（1）观察、询问及记录老年人用眼药后情况 （2）清理用物，按要求处理污物 （3）洗手，再次核对及做好记录
注意事项		（1）遵医嘱或药品使用说明书用药，需要时放入冰箱保存 （2）滴眼药水或上眼药膏时动作轻柔，避免损伤眼结膜 （3）操作全过程要耐心、细致、注意安全，体现尊重和人文关怀

（四）效果评价

（1）为失智老年人滴眼药水或上眼药膏时，未造成老年人不适和污染药物。

（2）操作熟练，方法和用药正确。

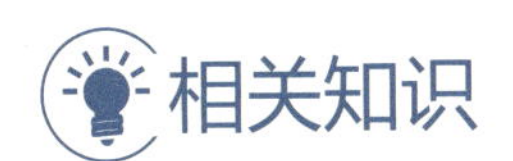

一、外用药概念

外用药是指通过皮肤、五官的贴、涂、洗、擦、敷等方法给药，给药后在局部起到保护作用和治疗作用，或经皮吸收发挥全身作用的药物的统称。

外用药的类型：皮肤用药、滴耳剂、滴鼻剂、滴眼剂等。

二、使用滴眼剂的健康指导

（1）滴眼剂又称眼药水，属于灭菌制剂，由结膜直接吸收。年龄大者使用眼药水相对困难。50岁以上者，50%的人无法正确滴眼药水；80岁以上者，几乎所有人无法正确使用。所以，要协助老年人正确使用滴眼剂。

（2）滴眼药水前后应洗手；给多位老年人用药，操作中间应洗手或进行快速手消毒。

（3）易沉淀的眼药水（如可的松），使用前应充分摇匀。

（4）眼药水不宜直接滴在角膜上，药瓶或滴管距眼部1～2厘米，勿触及眼睫毛，以免污染或划伤角膜。

（5）眼药水一次滴入眼结膜囊1～2滴。多种眼药水、眼药膏一起使用时，顺序为普通眼药水→人工泪液（比较黏稠）→眼药膏，先滴刺激性弱的眼药、后滴刺激性强的眼药。若双眼用药，应先滴健眼、后滴患眼，先轻后重。同时使用两种眼药，应相隔5～10分钟，以免降低药效。

（6）如果滴眼剂的药物浓度较高，很容易在体内潴留而引起中毒反应，例如使用新福林滴眼液后，应用棉球压迫泪囊部2～3分钟。

（7）眼药水的使用频率一般为每天4次（可以三餐前后+睡前），特殊的眼药水遵医嘱。

（8）眼药水保质期：眼药水一旦打开使用后，一般20～30天后就应及时清理或丢弃。包装盒上的保质期是指没有打开使用的有效期。

（9）合理放置家里的眼药水，将类似物品如502胶水、滴耳液、脚癣药水等分开存放，以免错拿、错滴；特殊眼药水慎用。

（10）特殊眼药水

① 激素类眼药水：如地塞米松眼药水等，应遵医嘱使用，不应自行购买。长期使用会导致青光眼等眼病。

② 缩血管类眼药水：市场上很多抗疲劳眼药水（如红润洁、新乐敦等）含有“萘甲唑啉”等肾上腺素类成分，有诱发青光眼发作的潜在风险。

③ 散瞳类眼药水：药物的散瞳作用可导致老年人青光眼发作。

三、使用眼药膏的健康指导

1. 为增加眼部用药与眼表结构的接触时间，可选用眼药膏。

2. 角膜受损时，用眼药膏可起到润滑和衬垫作用，能有效地减轻眼部的刺激症状。

3. 使用剪刀剪眼药膏口时，须消毒，少剪一些，只露出一个小孔。上眼药膏完毕，应将眼药膏口盖紧，置于通风、阴凉处保存。

四、眼部疾病的预防和健康指导

1. 建立健康的生活方式

（1）生活规律，避免熬夜、饮酒、暴饮暴食、日光暴晒等。一旦感觉眼睛不舒适或出现影响视力的健康问题，及时到医院就诊。要及时治疗会导致视网膜受损甚至失明的内科疾病，如动脉硬化、高血压和糖尿病等。

（2）尽量避免长时间使用电脑、空调或接触烟尘环境，对于必须接触终端视屏的老年人，如电脑、电视等，应保持正确姿势，眼不要和视屏在同一平面，理想的视觉视角为下视15º～20º，以及足够的距离40～70厘米，连续工作1～2小时，休息10～15分钟。戴角膜接触镜的老年人，应选择质量好的镜片及护理产品，并多做瞬目活动，增加阅读环境的湿度，不用高温照明光源。

（3）尽量避免风沙、烟尘的直接刺激，必要时戴防护眼镜。

2.注意眼部卫生清洁

（1）保持眼部卫生，勤洗手，勿用力揉眼，毛巾应清洁柔软。

（2）提倡一人一巾一盆，用后清洁或消毒，如毛巾可煮沸消毒或阳光下晾晒等；不用公用毛巾。

3.饮食预防

戒烟戒酒，不吃煎炸、辛辣、肥腻和含糖量高的食品。宜摄取充足的维生素和微量元素；多吃豆类、蛋类等高热量、高蛋白食品。

4.注意调适心情

以心情舒畅、宁静为度；也不宜过度嬉笑。

5.科学使用滴眼剂和眼镜

（1）正确使用滴眼剂，预防眼疲劳的滴眼剂应遵医嘱使用，切不可随意使用。

（2）眼镜，尤其是老花镜，一定要到正规医院或眼镜店配制，切忌随意在市场购买不合适自己度数的老花镜。

6.加强身体锻炼

老年人适当锻炼身体，有助于改善血液循环，延缓眼病的发生及发展，尤其是球类运动（如乒乓球）会改善老年人视力的调节能力，但是户外运动应该尽量避免强光刺激。

子任务2　滴鼻剂的使用

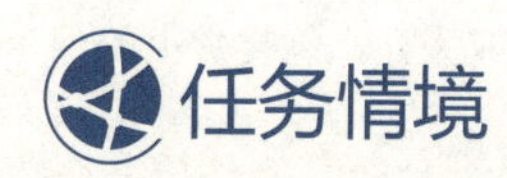

任务情境

刘奶奶，82岁，确诊患高血压病、中度阿尔茨海默病。老年人患慢性鼻炎10年，3天前受凉加重。为缓解鼻黏膜充血、水肿、鼻塞等症状，医生为老年人开出医嘱：呋麻滴鼻液，一日2次滴鼻。作为照护员，请您为老年人正确使用滴鼻剂。

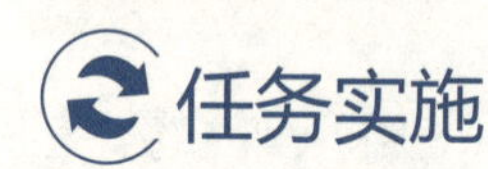

任务实施

一、任务流程

任务分析——工作准备——照护实施——效果评价

二、实施步骤

（一）任务分析

1.主要健康问题

序号	主要健康问题
1	鼻部不适：患有慢性鼻炎10年，3天前受凉致鼻黏膜充血、水肿、鼻塞等
2	自理能力下降：患中度阿尔茨海默病
3	滴鼻依从性下降：高龄、中度阿尔茨海默病

2.主要照护目标及依据

序号	主要照护目标	目标依据
1	遵医嘱正确、安全给予滴鼻剂	老年人感冒鼻塞，需使用滴鼻剂治疗
2	失智老年人未发生用药不良反应	
3	失智老年人情绪稳定，依从性得到改善	老年人患中度阿尔茨海默病

（二）工作准备

1.物品准备

序号	名 称	单位	数量	备 注
1	呋麻滴鼻液	瓶	1	
2	纸巾或消毒方纱		适量	
3	消毒棉签	包	1	
4	治疗单	张	1	
5	污物杯	个	1	
6	免洗手消毒液	瓶	1	250毫升/瓶
7	温盐水		适量	必要时

2.环境与人员准备

序号	环境与人员	准 备
1	环境	环境安静、光线充足、温湿度适宜，滴鼻前半小时未进行清洁卫生工作
2	失智老年人照护员	衣着整洁，戴口罩，修剪指甲，按七步洗手法洗净双手
3	失智老年人	（1）老年人身体状况及活动情况良好，无药物过敏史，情绪稳定，能配合操作 （2）老年人取舒适仰卧头低位，或侧卧头低位，患侧向下

（三）照护实施

协助失智老年人使用滴鼻剂		
步骤	流程	技能操作与要求
步骤1	评估沟通	（1）核对治疗单：老年人姓名、床号、药名、浓度、剂量、用法、时间、药品质量及有效期。 （2）评估老年人病情、合作程度，了解老年人鼻腔情况 （3）操作前做好沟通解释，以取得老年人信任与配合
步骤2	实施滴鼻	（1）再次核对治疗单 （2）确认滴左鼻、右鼻，还是双鼻。滴药前，先将鼻涕等分泌物清除，如有干痂，先用干净棉签蘸温盐水浸软，取出并擦干后，再滴药 （3）协助老年人取舒适仰卧头低位，或侧卧头低位，患侧向下 （4）滴药时头尽量向后仰，滴药前先嘱老年人吸气，使药液尽量达到较深部位，充分发挥药效。通常每侧鼻腔滴药3～5滴，轻轻捏鼻翼，注意瓶壁不要碰到鼻黏膜，滴药后仰卧5～10分钟再恢复体位，如果药液流入口腔可吐出并漱口。按同样方法滴对侧鼻腔 （5）用纸巾或方纱轻轻擦净老年人鼻孔周围
步骤3	整理记录	（1）观察并询问老年人滴药后情况（老年人主观感受），记录用药后的表现 （2）清理用物，正确处理污物 （3）洗手，再次核对，做好记录
注意事项		（1）遵医嘱及药品使用说明用药，需要时放入冰箱保存 （2）滴鼻时动作轻柔，避免损伤鼻黏膜 （3）滴鼻过程中要全程有人陪伴在失智老年人身旁 （4）操作全程要耐心、细致、注意安全，体现尊重和人文关怀

（四）效果评价

（1）失智老年人主诉鼻腔通气改善。

（2）照护员操作熟练，方法及用药正确。滴药时，未污染药液。

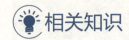

一、概念

鼻腔给药是将含药物的滴鼻液滴入鼻腔，达到收缩鼻腔黏膜、消炎、抗过敏或润滑等治疗目的的给药方式。剂型包括滴剂、喷雾剂等。

二、鼻腔给药的健康指导

（1）混悬剂在使用前，应充分摇匀。

（2）滴鼻药应专人专用。

（3）滴鼻前、后应按七步洗手法洗手。

（4）滴药前，先协助失智老年人将鼻涕等分泌物排出，如有干痂，可用干净棉签蘸温盐水浸软，取出并擦干后再滴药。

（5）滴药前嘱失智老年人先吸气，头尽量向后仰，使药液尽量达到较深部位，充分发挥药效。滴鼻后，应让老年人头部尽量后仰，让药物遍布鼻腔。

（6）通常每次滴药3～5滴，注意瓶壁不要碰到鼻黏膜，滴药后仰卧5～10分钟，再恢复体位。

（7）滴药后轻捏鼻翼的目的是为了减少药液流入咽部，如果药液流入口腔可吐出并漱口。

（8）滴入含抗生素的药液，一般先滴收缩鼻黏膜的药液，5～10分钟后再滴抗生素药液；应用喷雾型的滴鼻药，按说明书使用。

（9）教会失智老年人或照护者喷药，用左手持药液喷右侧鼻腔，用右手持药液喷左侧鼻腔。

子任务3　滴耳液的使用

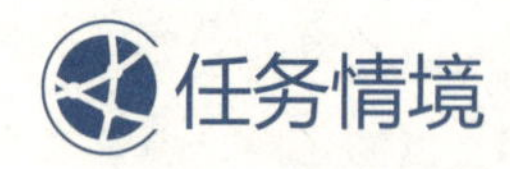

马大爷，67岁，患有高血压、中度阿尔茨海默病，患慢性中耳炎5年，3天前因受凉导致眩晕、耳鸣等症状加重。为缓解爷爷不适，医生开出氧氟沙星滴耳液滴耳，一日2次。作为马大爷的照护员，请您为老年人正确使用滴耳液。

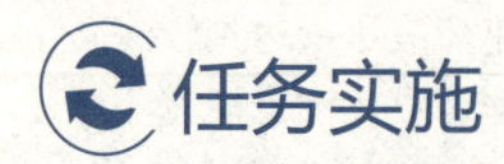

一、任务流程

任务分析——工作准备——照护实施——效果评价

二、实施步骤

（一）任务分析

1.主要健康问题

序号	主要健康问题
1	耳部不适：慢性中耳炎5年，3天前因受凉眩晕、耳鸣症状加重
2	自理能力下降：中度阿尔茨海默病
3	滴耳依从性下降：中度阿尔茨海默病

2. 主要照护目标及依据

序号	主要照护目标	目标依据
1	遵医嘱正确、安全给予滴耳液	老年人近3天中耳炎症状加重，需滴耳液滴耳治疗
2	失智老年人未发生用药不良反应	
3	失智老年人情绪稳定，依从性改善	老年人患中度阿尔茨海默病

（二）工作准备

1. 物品准备

序号	名　称	单位	数量	备 注
1	氧氟沙星滴耳液	瓶	1	
2	纸巾或方纱		适量	
3	棉签	包	1	
4	治疗单	张	1	
5	污物杯	个	1	
6	免洗手消毒液	瓶	1	250毫升/瓶
7	温盐水		适量	必要时

2. 环境与人员准备

序号	人员	准　　备
1	环境	环境安静、光线充足，温湿度适宜。操作前半小时未进行清洁卫生工作
2	失智老年人照护员	衣着整洁，戴口罩，修剪指甲，按七步洗手法洗手
3	失智老年人	（1）老年人身体状况及活动情况良好，无药物过敏史，情绪稳定，能配合操作 （2）老年人取侧卧位或坐位

（三）照护实施

协助失智老年人使用滴耳液		
步骤	流程	技能操作与要求
步骤1	评估交流	（1）核对治疗单：老年人姓名、床号、药名、浓度、剂量、用法、药品质量及有效期 （2）评估老年人病情、合作程度，了解老年人耳部分泌物情况 （3）操作前与老年人交流沟通，以取得信任与配合
步骤2	实施滴耳液滴耳	（1）携用物至马大爷床旁，做好解释沟通 （2）再次核对治疗单：老年人姓名、床号、药名、用法、时间、药品质量和有效期 （3）确认是滴左耳或右耳，还是双耳。滴耳前洗手，先清洁耳道再滴药，如有干痂，先用干净棉签蘸温盐水浸软，取出并擦干后再滴耳 （4）协助老年人取侧卧位或坐位 （5）照护员左手轻轻向后上方牵拉老年人耳郭，右手持滴耳液，将掌根轻置于耳旁，将滴耳液3～5滴（或遵医嘱）沿外耳道后壁缓慢滴入耳道内 （6）滴药后须轻拉耳郭或反复轻按耳屏数次，使药液进入耳道四壁及中耳腔，保持原位5～10分钟后，再滴另一只耳朵 （7）“马大爷，我已经为您滴完滴耳液，您需保持这个体位5～10分钟，到时间后，我再协助您取舒适体位。” （8）用纸巾或方纱轻轻擦净老年人耳周 （9）安置老年人舒适体位

续表

协助失智老年人使用滴耳液		
步骤	流程	技能操作与要求
步骤3	整理记录	（1）观察并询问老年人滴耳后的主观感受及情况，记录滴耳后的表现 （2）清理用物，按要求正确处理污物 （3）洗手，再次核对治疗单并做好相关记录
注意事项		（1）遵医嘱及使用说明用药，观察滴耳后失智老年人是否有刺痛或烧灼感，通常连续用药3天，如患耳仍疼痛应停药就医 （2）滴药时动作应轻柔 （3）操作全程要耐心、细致、注意安全，体现尊重和人文关怀

（四）效果评价

（1）为失智老年人滴耳操作时，未造成老年人不适或污染药物。

（2）照护员操作熟练，滴耳的方法、位置及保留时间均正确。

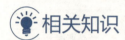

相关知识

一、耳内给药概念

耳内给药是指通过外耳道滴入药物，达到软化耵聍或治疗外耳道及中耳疾患的目的的给药方式。

二、使用滴耳液的健康指导

（1）滴耳前，应先清洁耳道再滴药，使用滴耳液时让失智老年人把头部水平向后再滴耳。

（2）滴耳液温度宜接近体温，不宜过热或过冷，以免刺激内耳，引起眩晕、恶心、呕吐等不适。

（3）一般每次用药3～5滴或遵医嘱，每日2次。滴药后须轻拉耳郭或反复轻按耳屏数次，使药液流入耳道四壁及中耳腔内，保持原体位5～10分钟后，再滴另一只耳朵。

（4）患急性外耳道炎、外耳道疖肿、大疱性鼓膜炎、急性中耳炎等疾病者，在鼓膜未穿孔前牵拉耳郭或按压耳屏会增加疼痛，故动作要轻柔。

（5）观察失智老年人滴耳后是否有刺痛、烧灼感、眩晕、恶心、呕吐等不适，出现不适，应就地休息并报告医护人员处理。

（6）通常连续用药3天，患耳仍疼痛应停药就医。

（7）如滴入耵聍软化液，应提前告知失智老年人及照护者滴药后可能会有耳塞、闷胀感，以减轻老年人不安情绪。

子任务4　开塞露的使用

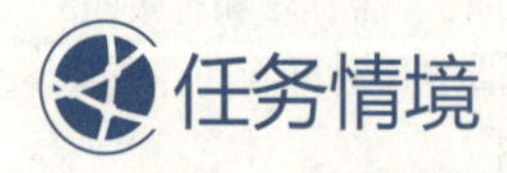

任务情境

欧阳大爷，76岁，患高血压、重度阿尔茨海默病，有便秘史15年，现3天未解大便。为协助爷爷通便，医生医嘱：开塞露1支，塞肛，一日1次。作为欧阳大爷的照护员，请您为老年人正确使用开塞露通便。

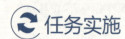

任务实施

一、任务流程

任务分析——工作准备——照护实施——效果评价

二、实施步骤

（一）任务分析

1. 主要健康问题

序号	主 要 健 康 问 题
1	不适的感觉：有便秘史 15 年，现 3 天未解大便
2	自理能力下降：重度阿尔茨海默病
3	用药依从性下降：重度阿尔茨海默病

2. 主要照护目标及依据

序号	主要照护目标	目标依据
1	遵医嘱正确、安全给予失智老年人开塞露辅助通便	患阿尔茨海默病，有便秘史 15 年，现 3 天未解大便，需开塞露协助通便
2	失智老年人未发生用药不良反应	
3	失智老年人情绪稳定，用药依从性改善	

（二）工作准备

1. 物品准备

序号	名称	单位	数量	备注
1	开塞露	瓶	1	
2	纸巾	包	适量	
3	治疗巾 / 一次性垫巾	张	1	
4	一次性手套	副	1	
5	便盆	个	1	
6	治疗单	张	1	
7	签字笔	支	1	
8	免洗手消毒液	瓶	1	250 毫升 / 瓶
9	剪刀	把	1	必要时
10	裤子	条	1	必要时

2. 环境与人员准备

序号	环境与人员	准 备
1	环境	环境安静，光线充足，温湿度适宜
2	失智老年人照护员	衣着整洁，戴口罩，修剪指甲，洗净双手
3	失智老年人	老年人身体状况及活动情况良好，无药物过敏史，情绪稳定，能配合操作；取左侧卧位并弯曲膝部，适度垫高臀部

（三）照护实施

协助失智老年人使用开塞露通便		
步骤	流程	技能操作与要求
步骤 1	评估交流	（1）核对治疗单：老年人姓名、床号、药名、浓度、剂量、方法、时间 （2）评估老年人病情、合作程度，了解老年人排便情况，评估老年人使用开塞露时机 （3）操作前与老年人充分沟通，告知配合事项，以取得老年人信任与配合

续表

协助失智老年人使用开塞露通便		
步骤	流程	技能操作与要求
步骤2	实施操作	（1）“欧阳大爷，您3天未解大便，医生开出医嘱给您使用开塞露通便，我给您用上1支，好吗？”“好的，我准备好了。”“那我们这就开始。” （2）再次核对治疗单：老年人姓名、床号、药名、用法、时间、药品质量和有效期 （3）协助老年人取左侧卧位膝部弯曲并适度垫高臀部 （4）照护员戴手套，旋开开塞露盖帽，挤出少许润滑开塞露入肛门段和肛门口皮肤 （5）持开塞露球部，缓慢插入肛门至开塞露颈部，挤压开塞露球部将药液全部挤入直肠内，同时嘱老年人深吸气；挤尽后，一手持纸巾按摩肛门部，一手缓慢拔出开塞露外壳（成人一般需20～40毫升），并嘱老年人尽量保持左侧卧位10分钟左右 （6）对于主诉腹胀、有便意者，应指导其继续深呼吸，并协助按摩肛门部
步骤3	整理	（1）观察并询问老年人用药后情况及主观感受，记录用开塞露后是否解大便 （2）整理床单位，清理用物，正确处理污物 （3）按七步洗手法洗手，再次核对并做好相关记录
注意事项		（1）遵医嘱及药品说明用药，观察用药后老年人是否解大便 （2）使用开塞露时动作轻柔，避免损伤肠黏膜 （3）操作全过程注意安全和保护老年人隐私，注重人文关怀

（四）效果评价

（1）照护员操作熟练，药液送入位置及保留时间达到治疗要求。

（2）失智老年人未发生意外。

相关知识

一、开塞露通便原理

利用甘油或山梨醇的高浓度即高渗作用软化大便，刺激肠壁，反射性地引起排便反应，再加上其具有润滑作用，能使大便容易排出。

二、开塞露的种类

常见的开塞露有两种制剂，一种是甘油制剂，另一种是甘露醇、硫酸镁制剂。两种制剂成分不同，但原理基本一样。

三、使用开塞露的健康指导

（1）刺破或剪开后的注药导管开口应光滑，以免擦伤肛门或直肠。

（2）对本品过敏者禁用，过敏体质者慎用。

（3）本品性状发生改变时禁止使用。

（4）应在失智老年人感觉有便意时使用开塞露。

（5）失智老年人使用本品，必须在照护者监护下使用。

（6）如正在使用其他药品，使用本品前请咨询医师或药师。

（7）有肛裂、直肠活动性出血、大便失禁或腹泻等症状的失智老年人不宜直肠给药，患痔疮者使用时应动作轻柔、缓慢，并充分润滑。

（8）应将本品放在失智老年人接触不到的地方。

（9）向有便秘的失智老年人及其照护者强调便秘预防的重要性和有效性。指导多吃蔬菜、水果及粗粮等促进排便的食物；在病情允许下，每日摄水2000毫升；鼓励适当运动；帮助重建正常规律的排便习惯；每日腹部环形按摩促进排便。

四、失智老年人便秘的预防

1.重建良好的排便习惯

鼓励失智老年人尽量每天在固定的时间进行排便，如晨起或早餐后一小时，并保证有足够的排便时间，防止老年人有意识地抑制便意，指导老年人如有便意及时如厕。

2.保证隐私良好的排便环境

尽可能安排失智老年人进入厕所排便，如是在床上排便者尽量注意遮挡，并及时处理排泄物。

3.采取正确的排便体位

排便时最好取坐位，指导失智老年人坐位排便时把脚踩在小凳子上，切勿用力过猛，特别是有高血压、冠心病、脑血管疾病者更应注意。体质虚弱的老年人可在其面前放置椅背以提供坐姿依托，减轻不适及保障安全。

4.合理膳食

摄入足够的膳食纤维及富含维生素B的食物，增加润肠食物的摄入；如无疾病限制，多饮水，每日饮水量不少于2000毫升，清晨空腹饮一杯温开水；选用富含油脂又有利于健康的食物，如核桃、芝麻和松子等；少饮用浓茶或含咖啡因的饮料；禁食生冷、辛辣及煎炸刺激性的食物。

5.适度运动

鼓励失智老年人每天坚持锻炼促进肠蠕动，如散步、慢跑、太极拳；卧床者也应进行床上活动。

6.腹部按摩

指导失智老年人取仰卧位，双手重叠沿结肠方向顺时针从右下腹开始，向上、向左再向下至左下腹，按摩至左下腹时，应加强力度，每次5～15圈，每天2～3次，站立时也可进行腹部按摩。力度及速度以自觉舒适为宜。

7.收腹运动和提肛肌运动

指导失智老年人进行收缩腹部与肛门肌肉练习，10秒后放松，重复训练数次。

8.非处方药物使用的指导

如经饮食与行为调整无效者，可使用通便剂，如开塞露、肥皂酸等缓泻剂，或番泻叶、蓖麻油等，但要注意解除便秘不能长期依赖药物。

后记

《失智老年人照护职业技能教材》（初级）于2019年11月由化学工业出版社出版，现已被广泛使用。2021年根据实际情况进行了第一次修订。现根据《失智老年人照护职业技能标准》（2.0版）（2022年1月1日起试行）进行第二次修订。

本册为《失智老年人照护职业技能教材》（初级）中的第二分册《失智与健康促进照护》。本次修订以第一、第二版教材《健康促进照护》为基础，对部分内容进行修订，并增加了新的内容，修订量约占30%。

本册主要包括3个项目（14个任务）：项目一，健康环境与安全照护（3个任务，包括失智老年人生活环境评估及健康指导、失智老年人跌倒风险评估及预防指导、失智老年人居室终末消毒及预防感染照护）；项目二，营养与心理照护（4个任务，包括指导合理饮食以预防及延缓失智、指导科学运动以预防及延缓失智、指导轻度失智老年人快乐用脑以预防和延缓失智、指导保持正常心理活动以预防和延缓失智）；项目三，失智预防与健康照护（7个任务9个子任务，包括失智老年人体温、脉搏、呼吸、心率、血压的测量，失智老年人皮肤评估及压疮的预防，失智老年人翻身叩背排痰照护，失智老年人骨质疏松风险筛查及预防指导，徒手肌力评定与预防肌肉萎缩，药物分类保管与口服、胃管鼻饲给药，协助失智老年人使用外用药）。

本册建议学时数为21~24学时，其中理论教学10~12学时。

学习方法建议在授课教师指导下，充分利用本教材，以本专业相关课程为依托，借助和利用教育部智慧职教在线学习平台——中民福祉企业资源库或智慧职教云课堂等在线网络资源。

本教材编写工作贯彻产教融合、校企合作职教理念，采用“校企双主编制”。本册由张雪英、殷晓敏担任主编并负责统稿，汪永君、关淑君担任副主编。具体写作分工如下：

项目一：殷晓敏（任务1，岳阳职业技术学院教授）、张雪英（任务2，广东省社会福利服务中心副主任护师）、关淑君（任务2，齐齐哈尔市卫生学校高级讲师）、崔淑曼（任务3，广东岭南职业技术学院主管护师）。

项目二：张雪英（任务1）、魏一民［任务1，北京中民福祉教育科技有限责任公司原考核部经理，北京社会管理职业学院（民政部培训中心）讲师、经济师］、关淑君（任务2）、汪永君（任务2~4，黑龙江省林业卫生学校副主任医师）。

项目三：张文玉（任务1、2，首都医科大学讲师）、张雪英（任务2、3、4、6、7）、魏一民（任务4）、崔淑曼（任务5）、钟晓红（任务6、7，广东省社会福利服务中心副主任护师）。

目录

项目一
情绪、环境与安全照护

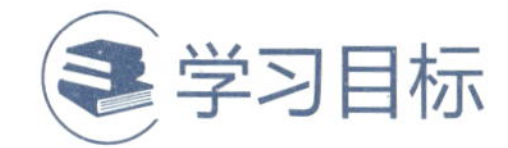

学习目标

一、知识目标

1. 理解失智老年人不良情绪和异常行为的产生原因。
2. 掌握失智老年人预防跌倒、坠床等安全照护措施。
3. 熟悉老年人日常基本生活安全指导方法。
4. 熟悉手工活动、音乐欣赏等非药物干预方法。

二、技能目标

1. 能对失智老年人运用聆听陪伴等方式安抚不良情绪。
2. 能对失智老年人实施有效的预防坠床安全保护措施。
3. 能引导失智老年人完成简单活动，注意日常基本生活安全。

三、思政与职业素养目标

1. 能够接纳失智老年人的不良情绪和异常行为。
2. 在训练和照护中，能与失智老年人进行沟通和交流。
3. 与医护人员、社工等形成团队，在训练和照护中有良好的合作意识。

任务一　认知障碍老年人不良情绪安抚

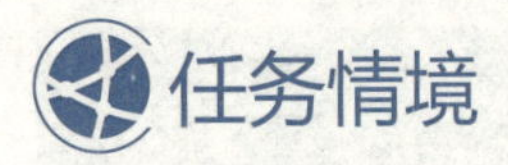

朱爷爷，男，76岁，10年前饮酒后摔倒导致头部外伤，手术治疗后病情好转，此后逐渐出现行为、性格改变，表现在有时每日三餐后坚持骑自行车在外游玩，无论是雨天还是在烈日下，执意要骑自行车活动；年轻时性格和蔼，喜安静，近一年变得急躁易怒；最近三年逐渐出现记忆力下降，说过的话很快忘记，否认自己做过的事，曾经出现3次走失，MMSE评分24分。家人将老人送至附近养老院接受照护，最近一段时间老人三餐后坚持要求外出活动，不听劝阻，别人稍有异议就大发脾气。作为照护者，你应该如何安抚朱爷爷的情绪呢？

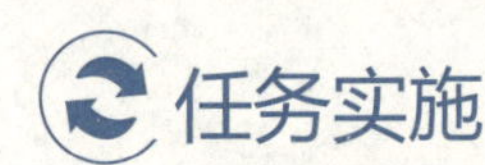

一、任务流程

任务分析——工作准备——照护实施——效果评价

二、实施步骤

（一）任务分析

1.主要健康问题

序号	主要健康问题
1	MMSE 24分，认知功能障碍
2	有走失的风险：与老人出现地点定向力障碍有关
3	有伤害他人的潜在风险：与老人性格改变，急躁易怒有关

2.主要照护目标及依据

主要照护目标	目标依据
安抚朱爷爷的不良情绪，降低老人走失、伤人风险	老人性格、习惯改变，餐后坚持外出，家人劝阻时会发脾气，跟家人争吵，情绪更加恶化，存在极大的自伤以及伤人的风险

（二）工作准备

1.物品准备

序号	名称	单位	数量
1	记录单	张	1
2	笔	支	1

2.环境与人员准备

序号	人员	准备
1	环境	安静、宽敞，光线、温度适宜，地面干燥、整洁
2	照护人员	（1）着装整洁、心态平和，充分尊重、聆听老年人的意愿与诉求，掌握安抚失智老年人不良情绪的方法 （2）提前与家属沟通，取得家属理解与配合

（三）照护实施

认知障碍老年人不良情绪安抚		
步骤	流程	技能与要求
步骤1	评估	评估：失智老年人的理解和配合程度、目前的情绪状态
步骤2	操作流程	（1）向老年人介绍自己，取得老年人的信任 “爷爷，您好，我是小李，今天负责照顾您，您有什么事情可以跟我说。” （2）倾听老年人诉求，了解老年人内心想法　帮助老年人采取舒适的体位，搀扶老年人坐沙发或者坐于床边，鼓励老年人说出自己的内心想法；在与老人交流的过程中，实现与老年人平齐或者低于老年人视线，以免老年人有压抑感，交流中眼神要坚定，并不时给老年人以回应，比如点头等；肯定老年人的说法，在老年人表达的过程中，不要打断老年人 （3）在不违背原则的基础上，共同寻找解决方案 “爷爷，我非常理解您现在的心情，但是现在您在养老院，为了您的安全，养老院有规定，老人家都不允许外出，现在还是休息时间，大家都在睡觉。您看这样可以吗？今天天气不错，我陪您到外面的小花园走走，回来后，跟您的家人进行视频通话，让家人把您要拿的东西带过来。好吗？” 失智老年人的许多表现和很多因素密切相关，并不只是受到疾病本身的影响，还与环境的改变、周围发生的事情、身体状态、人际关系等因素有关。照护者了解了这些因素，才能有效采取适当的应对措施。由于认知障碍，很多失智老年人无法准确说明自己的身体状态，照护者要充分了解老年人的精神状态、心理及想法，在日常照护活动中要注意他们的态度、姿势、表情的细微变化，来制订工作中的应对方案。这个过程中，需要注意的是，老年人出现的同一问题，可能会有很多不同的应对措施，并且在寻找解决方案时，也要及时向家人、照护团队寻求帮助，以便找到最佳方案 （4）评价措施实施效果　应对方案实施后，评估老年人的状态，问题是否得到妥善解决；如未解决，要及时更换解决方案，包括更换照护者
步骤3	整理记录	详实记录整个过程中老年人的表现、反应以及照护者采取的具体措施，最终的实施效果，并妥善保存，同时与老年人家属之间做好沟通交流
注意事项		（1）老年人在表达想法时，不随意打断老年人 （2）当安抚无效时，可以更换另外一种方式或者向周围同事寻求帮助 （3）避免争吵和批评，这会让老年人处于防御状态

（四）效果评价

照护员能够根据实际场景，采用倾听、转移老年人注意力等方式，安抚老年人不良情绪。

延伸阅读：失智老年人的精神行为症状、产生的原因及解决思路

延伸阅读：失智老年人常见精神行为症状表现及应对措施

任务二　认知障碍老年人感知觉训练

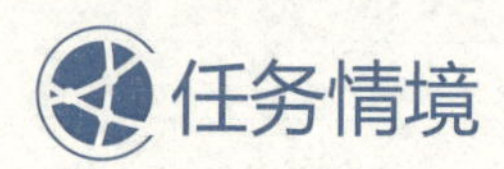

任务情境

刘奶奶，80岁，9年前无明显诱因出现记忆力下降，主要表现为最近发生的事情记不清楚，不记得上一餐吃了什么，尚未对生活造成影响。3年前，上述症状较前加重，叫不出自己家人的名字，并往家中收集废旧装修材料，MMSE评分为20分。目前，老年人生活能力部分保存，能独立穿衣、吃饭。请问在日常照护工作中，如何为刘奶奶进行感知觉刺激训练呢？

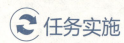

任务实施

一、任务流程

任务分析——工作准备——照护实施——效果评价

二、实施步骤

（一）任务分析

1.主要健康问题

序号	主要健康问题
1	MMSE 20分，认知功能障碍
2	刘奶奶注意力不易集中

2.主要照护目标及依据

主要照护目标	目标依据
为刘奶奶进行感知觉训练，刺激老年人感觉、知觉功能	刘奶奶理解能力尚可，情绪稳定，生活能力尚有部分保存，进行适当的感知觉训练，有利于帮助维持老年人功能

（二）工作准备

1.物品准备

序号	名称	单位	数量	备注
1	游戏道具	个	若干	根据训练内容选择不同的游戏道具
2	记录单	张	1	
3	笔	支	1	

2.环境与人员准备

序号	人员	准备
1	环境	安静、宽敞，光线、温度适宜，地面干燥、整洁
2	照护人员	掌握失智老年人感知觉训练方法
3	老年人	情绪稳定，能够配合照护者工作

（三）照护实施

认知障碍老年人感知觉训练		
步骤	流程	技能与要求
步骤1	评估与沟通	（1）评估：失智老年人的理解和配合程度、目前的情绪状态 （2）沟通：向老年人解释训练目的、方法，取得老年人配合
步骤2	操作流程	（1）注意力训练 猜测游戏：取一个玻璃球和两个透明玻璃杯，在老年人的注视下将一杯扣在玻璃球上，让老年人指出有球的杯子，反复进行无误后，改用不透明的杯子重复上述过程 删除游戏：准备几张字母卡片标有“A”“C”“G”“H”“U”“I”，将卡片依次摆放在老年人面前，让老年人指出特定的字母，如字母“C”，老年人指出后，撤出卡片“C”，之后改变剩余字母卡片的顺序，按照之前的方法让老年人指出其他字母，如字母“A”，直到剩下最后一张卡片。此游戏中，卡片数量以及摆放顺序无明确要求，可以根据老年人情况适当增减卡片的数量，卡片数量越多，游戏难度越大 时间感训练：让老年人启动秒表，并于 10 秒时主动停止秒表，然后将时间逐步延长至 1 分钟；当误差小于 1 ～ 2 秒时，让老年人不看表，用心算计算时间，以后逐渐延长时间 （2）识别物体和归类的能力训练　将几张不同属性物体的图片放在老年人面前，让老年人将图片按照物体不同的属性进行归类 （3）判断力训练 比大小游戏：将两张不同的扑克牌或者麻将放在老年人面前，让老年人指出哪张扑克牌（麻将）上面的数字大 比多少游戏：将扑克牌分成两不等份，放在老年人面前，让老年人指出哪一部分扑克牌的张数多（少），开始扑克牌张数可以少些，后面增加难度，增加扑克牌张数或者增加份数 （4）感觉刺激训练 触觉刺激游戏：准备不同质地的物品，比如丝巾、棉花、牙刷等，请老年人从中取出一样物品，照护者用老年人取出的物品轻擦老年人的手掌或手臂，也可以让老年人触摸并说出感受；老年人表达不能时，从旁给予协助提示（感受提示：舒服 / 不舒服，软 / 硬，光滑 / 粗糙） 嗅觉刺激游戏：准备文字卡及气味浓烈的物品，比如花露水、风油精、醋、糖水、柠檬水等，让老年人闻一闻瓶内的东西，在文字卡的协助下，猜一猜闻到的是什么；在游戏过程中，需要提醒老年人切勿饮用或进食游戏中所用物品，防止意外发生
步骤3	整理记录	记录具体的训练方法、时间以及老年人的表现与实施效果
注意事项		（1）根据老年人情况，采取合适的训练方法 （2）合理把控时间，避免老年人疲惫 （3）老年人出现不配合时，及时停止训练 （4）在训练过程中保证老年人的安全，防止意外发生 （5）感知觉训练可以融入生活中，结合老年人的特长和喜好，比如在参与家务活动的时候，对日用品、蔬菜、水果等进行识别和归类练习 （6）照护者也可以利用周围环境的设置为老年人提供感知觉刺激：比如使用色彩鲜艳的窗帘、床单；在房间挂装饰画、风景画或老年人照片；播放老年人喜欢的音乐或戏曲，或听有自然界鸟叫声、海浪声的音乐等

（四）效果评价

（1）照护员能够掌握失智老年人感知觉训练方法。

（2）能够在训练过程中耐心引导老年人，取得老年人配合。

延伸阅读：失智老年人感觉、知觉功能概念及评估方法

任务三 指导认知障碍老年人注意日常基本生活安全

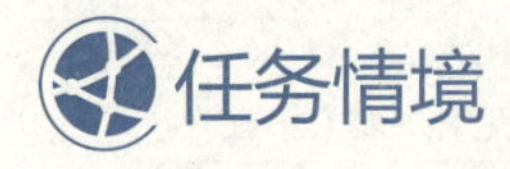

任务情境

贾爷爷，90岁，患有阿尔茨海默病10年，发病初期主要表现为最近发生的事情记不清楚，比较久远的事情记忆力尚可。近2年，渐渐不认识家人，但能说出孩子的名字，MMSE评分为14分，生活部分自理，不能根据天气自己选择衣服，不能自己洗澡，但是在家人的协助下能完成穿衣、吃饭、洗澡等日常基本活动。作为照护者，为维持老年人功能，如何对贾爷爷进行日常生活安全指导呢？

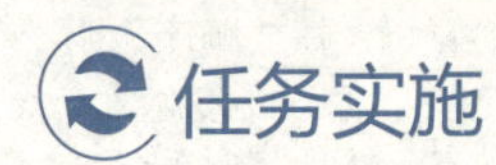

任务实施

一、任务流程

任务分析——工作准备——照护实施——效果评价

二、实施步骤

（一）任务分析

1. 主要健康问题

序号	主要健康问题
1	MMSE 14 分，认知功能障碍
2	不能独立完成穿衣、吃饭、沐浴等基本日常生活活动

2. 主要照护目标及依据

主要照护目标	目标依据
对贾爷爷进行日常生活能力指导，维持训练老年人基本活动能力	贾爷爷理解能力尚可，情绪稳定，生活能力尚有部分保存，进行适当的日常生活安全指导，有利于帮助维持老年人功能

（二）工作准备

1. 物品准备

序号	名称	单位	数量	备注
1	训练道具	个	若干	根据老年人认知情况和训练内容提前准备各种训练道具，如玩具电话、玩具收银台等，还可进行角色扮演、场景模拟训练
2	记录单	张	1	
3	笔	支	1	

2. 环境与人员准备

序号	人员	准备
1	环境	安静、宽敞，光线、温度适宜，地面干燥、整洁
2	照护人员	掌握认知障碍老年人维持日常基本生活能力指导
3	老年人	情绪稳定，能够配合照护者工作

（三）照护实施

指导认知障碍老年人注意日常生活安全		
步骤	流程	技能与要求
步骤1	评估与沟通	（1）评估：失智老年人的理解和配合程度、目前的情绪状态 （2）沟通：向老年人解释训练目的、方法，取得老年人配合
步骤2	操作流程	（1）穿衣指导　穿衣是认知障碍老人日常照护中一项基本的照护项目，照护者要掌握衣物的选择方法、协助老年人穿脱衣物方法以及在老年人不配合穿衣时的应对方法。根据失智老年人的肢体功能情况选择穿、脱方便的衣服，选择宽松、容易穿脱的衣服，尽量选择吸汗、舒适材质衣物，避免化纤类衣物刺激皮肤 上衣要选择有拉链及开襟在前的衣服，衣领不宜过高，不容易穿脱的拉链与纽扣可用尼龙粘链代替。裤子要宽松、柔软、材质舒适。为方便老年人穿脱，可以选择松紧裤腰样式的裤子，同时，裤腰要合适，裤腿长度要适宜，方便老年人活动，同时也能保证安全 鞋子尽量选择“一脚蹬”、不用系鞋带的鞋子，不要选择尖头鞋以及高跟鞋，可以选择圆头鞋，鞋头要宽，鞋子要透气，增加老年人舒适感。不要选橡胶或生胶底的鞋子，因为鞋子抓地时，可能会使老年人向前倾倒，容易发生跌倒 老年人的袜子要选择棉质、吸汗材质，袜筒不宜过低，袜口松紧适宜，以免影响局部血液循环，脚出汗较多时及时帮老年人更换 穿脱衣物训练时，要指导失智老年人辨认衣服的左右、前后；穿衣之前与老年人进行沟通，征得老年人的配合，注意体位。穿衣服时最好取坐位，如果老年人一侧肢体无力或者偏瘫，应按照穿衣时先患侧后健侧、脱衣时先健侧后患侧的原则 穿衣指导时先让老年人自己做，照护者从旁给予指导，老年人不能完成时予以及时协助，及时给予老年人肯定与表扬，鼓励失智老年人建立自信心与主动参与的兴趣。在生活中，也可以有意地对失智老年人进行衣服种类辨识能力的认知训练，可以拿出几件合适的衣物，让老年人选择自己喜欢的衣物；也可以在整理衣物时让老年人参与进来，锻炼老年人辨识衣物的能力 （2）清洁指导　受到认知功能障碍的影响，失智老年人无法自己完成日常的个人清洁盥洗活动，而通过仔细观察，往往会发现老年人多少会保存一些能力，比如刷牙会忘记先挤牙膏，但是为老年人挤好牙膏后能完成刷牙动作。有的老年人会忘记刷牙方法，作为照护者要充分了解能力，尽可能让老年人完成自己能做的事情，使老年人获得成就感，同时也要及时给予协助，必要时给予示范。指导失智老年人进行盥洗活动时，要为老年人选择安全、方便拿取的盥洗用具 很多失智老年人的口腔卫生状况不容乐观，照护者要充分认识到老年人口腔卫生的重要性，在指导老年人进行刷牙时可以把每个步骤进行分解，向老年人做出简单的指导，比如“先拿起牙刷”“把牙膏挤到牙刷头上”“现在开始刷牙吧”。在指导老年人进行口腔清洁时，要注意安全，避免发生误吸、呛咳等意外。牙刷选择软毛牙刷或者电动牙刷。根据老年人情况可以为老人选择儿童牙膏或者可吞食牙膏，漱口杯使用塑料杯或者不锈钢杯，不要选择玻璃杯等易碎品，以免摔碎伤到老年人 （3）梳妆打扮　失智老年人会忘记如何梳头、剪指甲或者刮胡子，而每天进行必要的梳妆打扮可以提升老年人自尊心。照护者在指导老年人进行梳妆打扮时，可以为老年人进行示范，或者握住老年人的手，指导老年人进行梳头。老年人梳妆使用的工具要安全简单。如果老年人不愿意进行梳妆，可以在使用物品样式上面花点心思，比如写上老年人的名字，或者选择老年人喜欢的颜色的工具，增加老年人参与感。男性老人可以在照护员协助下使用电动刮须刀

续表

指导认知障碍老年人注意日常生活安全		
步骤	流程	技能与要求
步骤2	操作流程	（4）沐浴指导　浴室放置防滑地垫，安装扶手，也可在浴室内放置一把矮凳，方便老年人坐着淋浴，另外尽量安装使用可以手持的喷头，方便调整水流方向 沐浴时，照护者要从旁协助，帮助老年人调节好水温，将沐浴用品放在伸手可及的位置，必要时给予一定的示范指导老年人进行沐浴活动。比如老年人不会使用沐浴液，照护者可以示范沐浴液的使用方法，有的老年人肩部活动受限，头发、背部皮肤自己不能清洗到位，照护者要适当给予协助，可以使用长握把的海绵、洗浴用的手套等工具，有助于老年人洗浴 沐浴的每一步都用简短的句子指导老年人，注意老年人的私处、皮肤褶皱、乳房下方、腋下都要清洗干净。对老年人进行沐浴指导时，鼓励老年人参与、独立完成，及时给予肯定和鼓励，密切注意保护，防止滑倒、低血糖等意外事件的发生 为老人进行沐浴指导时，有几个方面要注意：①水温调至适宜温度，一般40℃左右为适宜，不宜超过45℃；调节水温时，先开凉水开关、再开热水开关，以免发生烫伤。②沐浴时间不宜过长，以15分钟为适宜，以免老年人产生抗拒、脱水、低血糖等情况。③沐浴完毕后，及时擦拭老年人身上的水迹，避免着凉，离开浴室时为老年人做好保暖。④及时清理地面的水渍，避免发生摔跤等意外。⑤沐浴过程中，要注意保护老年人隐私，维护老年人的尊严 （5）进食指导　进餐前，协助老年人洗手，介绍本餐餐品，增加老年人进食的意愿，并为老年人准备一杯温水，方便老年人拿取。老年人进餐前，测试食物温度，以免过热烫伤老年人 进食时，要鼓励失智老年人自己进餐，帮助失智老年人认识餐具并会使用餐具，根据老年人的肢体功能情况为其准备适宜的进餐工具，如不会使用筷子的老年人可以为老年人准备餐勺，老年人手部精细动作差，家人或照护者可协助老年人进行抓、夹、握等动作。在张口伸舌流涎的失智老年人进食时，可用平浅的勺子底部压住老年人的舌尖，方便将食物放入嘴中。取出勺子时，利用嘴部控制法，帮助失智老年人将嘴闭起，促进吞咽，防止食物外流。有的老年人会将食物含在口中忘记咀嚼，照护者可以从旁给予示范，告知老年人咀嚼动作 进餐后，协助老人漱口、清洁口腔，有佩戴义齿的老年人，要协助老年人清洁义齿 对失智老年人进行进食指导时，要注意以下几点：① 保持就餐环境的安静，不要与老年人交谈，也不要催促，避免老年人发生呛咳以及抗拒情绪。② 叮嘱老年人进食时要坐直或身体稍前倾，不要说笑，进食速度不宜过快，口中的食物不宜过多，不要边吃饭边喝水，进食要细嚼慢咽。③ 食物要切成小块，方便老年人取食。④ 使用义齿的老年人，尽量不要进食圆形、滑溜、黏性大的食物，以免出现噎食。⑤ 保证失智老年人每天都有一定的活动量、饮水量，在每天饮食中增加纤维性物质（如蔬菜等）。⑥ 吞咽困难的老年人，可将食物打成糊状，但不要太稀，以免引起误吸。根据吞咽困难的程度采取不同的训练方式或辅助措施，防止噎食或误吸发生，造成危险。同时照护者要掌握噎食或误吸的判断及紧急处理方法，详见下文“延伸阅读”部分

续表

指导认知障碍老年人注意日常生活安全		
步骤	流程	技能与要求
步骤2	操作流程	（6）排泄指导　排泄指导包括教会失智老年人如何正确如厕，大小便后如何使用冲水马桶或使用卫生纸等，帮助老年人养成良好的卫生习惯 鼓励老人说出上厕所的意愿，有的老年人不会主动表达上厕所意愿，需要照料者仔细观察老年人的一些身体语言或表情，比如老年人坐立不安、在房间里踱来踱去，或者有的老年人用手遮挡私处、两脚交叉站立等，这些细节都可能表示老年人需要上厕所 有的失智老年人因为出现定向力障碍，或者行动不方便，大小便不能及时如厕，出现随地大小便的状况，自尊心强的老年人会拒绝别人的帮助，但是自己也不能处理，出现弄脏衣物的情形，照护者要仔细观察，找出问题发生的原因。可以将卫生间的门贴上明显的标识，方便老人识别，日常卫生间的门可以打开，老年人看到马桶，就能联想起设施的用途；卫生间安装夜灯，方便老年人晚间如厕时寻找；马桶要安全，使用简单，最好安装有扶手；把房间里会使老年人误认为马桶的物品（比如花盆、垃圾桶等）移开 掌握失智老年人的如厕规律，设定老年人的如厕时间表，把老年人平时如厕的时间记录下来，并尽量在这个时间对老年人进行如厕训练。可以每天早饭后让老人坐在马桶或座便椅上，养成定时排便的习惯。照护者也要了解老年人平时的大小便周期，若老年人连续3天未解大便，则要考虑告知医生使用通便药物进行干预
步骤3	整理记录	记录具体的训练方法、时间以及老年人的表现与实施效果
注意事项		（1）在评估老年人日常生活活动能力基础上，采取有针对性的老年人日常生活安全指导方法 （2）在活动过程中要多给予赞扬和鼓励，尽量让老年人“零挫败”，使老年人更有信心、乐趣地参与到活动中 （3）老年人出现不配合时，应及时停止

（四）效果评价

（1）照护员能够掌握失智老年人日常生活安全指导方法。

（2）老年人情绪稳定，能配合照护员的指导。

延伸阅读：失智老年人日常生活活动能力评估(ADL和IADL)

延伸阅读：失智老年人噎食、烫伤的紧急处理

任务四 异常行为失智老年人预防坠床安全事件发生

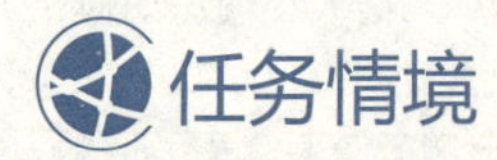

任务情境

王爷爷，76岁，患有阿尔茨海默病15年，最近1年，渐渐不认识家人，行动能力下降。半年前发生过跌倒，导致股骨颈骨折，经过医生积极救治后病情稳定。目前，王爷爷基本处于卧床状态，双下肢肌力3级，经常会吵着要回家，要求下地活动，尤其是夜间，王爷爷的这些症状更加明显，坠床的风险极大。作为照护者，为保证老年人安全，应采取什么保护措施？

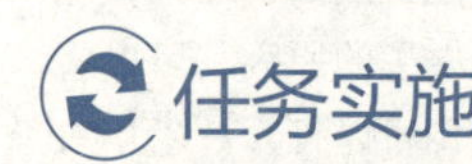

任务实施

一、任务流程

任务分析——工作准备——照护实施——效果评价

二、实施步骤

（一）任务分析

1. 主要健康问题

序号	主要健康问题
1	王爷爷患有阿尔茨海默病，存在认知功能障碍
2	王爷爷处于卧床状态，但是肢体可以自主活动，有坠床风险

2. 主要照护目标及依据

序号	主要照护目标	目标依据
1	为王爷爷采取防坠床保护措施，保证爷爷安全	王爷爷肢体可自主活动，经常会吵着要回家，要求下地活动，坠床风险大
2	采用适合王爷爷的约束/保护器具，保证老年人舒适	

（二）工作准备

1. 物品准备

序号	名称	单位	数量	备注
1	约束用具	个	若干	根据老年人情况选择合适的约束用具，如约束手套、约束带等
2	记录单	张	1	用于记录约束时间
3	笔	支	1	

2. 环境与人员准备

序号	人员	准备
1	环境	安静、宽敞，光线、温度适宜，地面干燥、整洁
2	照护人员	掌握预防异常行为失智老年人坠床安全保护措施

（三）照护实施

对异常行为失智老年人实施预防坠床安全保护措施		
步骤	流程	技能与要求
步骤1	评估与沟通	（1）评估：失智老年人的理解和配合程度、目前的情绪状态 （2）沟通：向老年人、家属解释预防坠床等安全保护措施实施的必要性，取得家属知情同意
步骤2	操作流程	（1）安装保护床档　常见有多功能床档、半自动床档及围栏式床档，用于预防坠床。 （2）戴约束手套 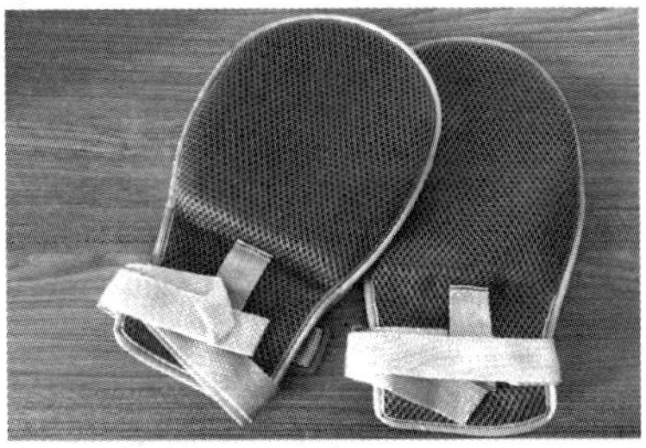 A. 首先评估手部皮肤情况：是否完整，有无破损、水肿 B. 打开魔术贴，将手轻轻放入，手心贴向基板，拇指与其余四个手指分别放入相应位置 C. 按手腕大小贴上魔术贴，松紧度以能放入一手指为准，手指可适当活动，腕部、肘部没有受限 D. 对高风险拔管老年人可启用备用约束带将老年人上肢适当固定在手部附近的床沿 E. 至少每两个小时解开一次手套，检查血液循环及皮肤状况，并留意异常情况 （3）约束背心 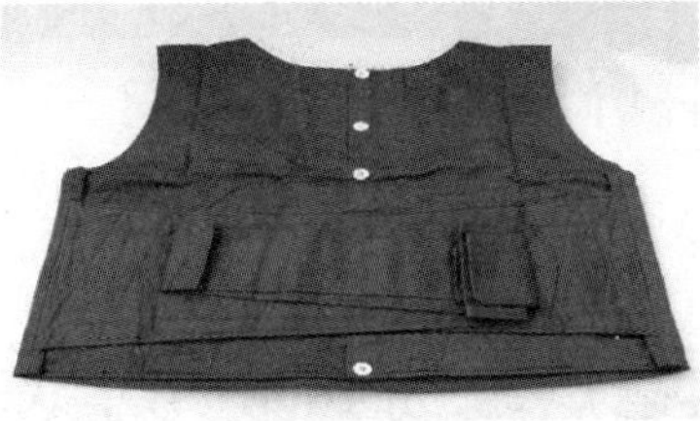 A. 检查纽扣、带子以及各配件有无破损 B. 为老年人穿戴约束背心，穿戴宽紧适中，平卧位以能容纳一只手掌为宜，侧卧约束要使老年人能做转侧动作，半坐位留有一定空间以便老年人转身 C. 使用安全约束背心期间，绑带固定位置是在固定的床架而非活动的床栏等位置。在床架上打一个活结作缓冲点，要与老年人平行成一直线；固定结选择在老年人触碰不到之处；使用安全约束背心之后，在有效约束老年人的同时还要留有空间，不能影响呼吸血液循环 （4）约束带 A. 宽绷带约束：常用于固定手腕及踝部。用棉垫包裹手腕或踝部，用宽绷带打成双套结，套在棉垫外，稍拉紧，以不影响血液循环又不能脱出为宜，然后将带子系在床沿处

续表

对异常行为失智老年人实施预防坠床安全保护措施		
步骤	流程	技能与要求
步骤2	操作流程	B. 肩部约束：常用于固定双肩，限制老年人坐起。约束带用布制成，宽8厘米、长120厘米，制作成袖筒，袖筒上有细带。老年人两侧肩部套上袖筒，腋窝垫棉垫，两袖筒上细带在胸前打结，两条宽带系于床头 C. 膝部约束带：用于固定膝部，限制老年人下肢活动。带宽10厘米、长250厘米。两膝垫衬垫，将宽带下的两头带固定膝关节，将宽带两端系于床沿 D. 尼龙搭扣约束带：约束带由布和尼龙搭扣制成。使用时将约束带置于关节处，被约束部位垫衬垫，对合尼龙搭扣，将带子系于床沿
步骤3	整理记录	每小时记录观察一次。记录使用保护具的原因、时间、每次观察结果、相应的护理措施、解除约束的时间等。连续约束，每2个小时松解一次，每次松解时间15～30分钟；被约束肢体必须定时被动活动，至少4个小时活动一次
注意事项		（1）实施保护性约束必须严格掌握指征，在使用其他帮助性措施无效的情况下才可以使用 （2）使用保护性约束时，老年人家属需知情同意，并签署《保护性约束告知书》 （3）病情观察使用约束带时应放衬垫，注意观察肢体末端血液循环，并根据老年人病情定时放松约束。对兴奋躁动老年人约束时，不能强拉肢体，以防扭伤及骨折，尽量保持功能位置，用力要平衡，步调一致，避免用力过猛 （4）经常巡视，并进行局部按摩和肢体活动。严重冲动伤人者视病情轮流放松约束部位，以确保老年人安全，防止约束带脱落或被老年人自己或其他老年人解开 （5）专人看护，严格进行床头交接，并做好护理记录，确保老年人安全

（四）效果评价

（1）照护员能够掌握异常行为失智老年人实施预防坠床安全保护措施的方法。

（2）失智老年人在约束期间未发生坠床等不良事件。

延伸阅读：失智老年人保护性约束和预防跌倒的方法

项目二
认知功能促进

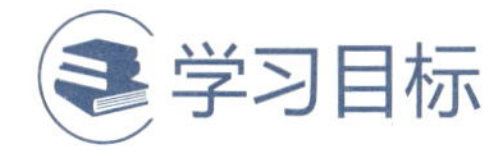

学习目标

一、知识目标

1. 理解计算力、注意力、判断力、记忆力等概念的内涵。
3. 熟悉老年认知能力训练的相关非药物干预方法。
2. 掌握复述、回忆、计算、判断等认知训练要求。

二、技能目标

1. 能组织开展认知障碍老年人问答对话等理解力训练活动。
2. 能组织开展认知障碍老年人物品辨认等判断力训练活动。
3. 能组织开展认知障碍老年人手势音阶等注意力训练活动。
4. 能组织开展认知障碍老年人瞬时记忆等记忆力训练活动。
5. 能组织开展认知障碍老年人数字训练等计算力训练活动。
6. 能组织开展认知障碍老年人词语串联等思维能力训练活动。
7. 能组织开展认知障碍老年人时间、地点等定向力训练活动。

三、思政与职业素养目标

1. 能够接纳认知障碍老年人的不良情绪和异常行为。
2. 在训练和照护中，能与认知障碍老年人进行沟通和交流。
3. 与医护人员、社工等形成团队，在训练和照护中有良好的合作意识。

任务一　认知障碍老年人理解力训练

子任务1　问答对话理解力训练

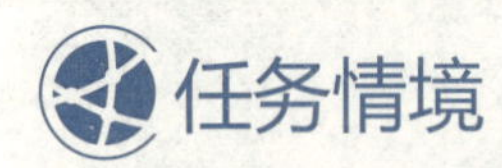

任务情境

李爷爷，72岁，最近经常忘事，家人与老年人沟通过程中，发现老年人偶尔会有所答非所问的情况，不能完全理解家人意思，发现自己事情做不好的时候会生闷气、发脾气等，MMSE评分为25分。

任务实施

一、任务流程

任务分析——工作准备——训练实施——效果评价

二、实施步骤

（一）任务分析

1. 主要健康问题

序号	主要健康问题
1	理解力下降：偶尔所答非所问、做不好事情
2	记忆力下降：忘事
3	语言表达下降：不能与家人很好地沟通
4	轻度认知障碍：MMSE 评分 25 分，认知功能介于轻度和正常之间

2. 主要目标措施及依据

主要目标措施	依据
问答对话	通过问答对话活动，促进老年人整体思考能力、语言表达等理解能力改善

（二）工作准备

1. 物品准备

序号	名称	单位	数量	备注
1	话题一览表	套	若干	纸、笔、黑板等展示设备
2	话题配套资料	套	若干	与对话内容相关的图片、照片等资料

2. 环境与人员准备

序号	项目	准备
1	环境	（1）选择李爷爷熟悉的场所，环境安静、整洁 （2）结合李爷爷的兴趣爱好，在环境中放置李爷爷喜欢的书籍或益智纸牌等物品
2	照护员	（1）熟悉理解力下降老年人的症状表现 （2）能够通过陪伴、聆听的方式安抚失智老年人的不良情绪 （3）具备实施理解力训练活动的技能

续表

序号	项目	准备
3	失智老年人	（1）活动当天，老年人健康状况良好，情绪稳定，能配合操作 （2）老年人家属已与照护者协商制订活动方案

（三）训练实施

步骤	内容	为失智老年人进行理解力训练的技能操作要求
工作前准备	物品、环境及人员准备	（1）检查物品准备到位 （2）检查环境和人员已准备完毕
步骤1	操作流程	（1）成员介绍：工作人员自我介绍 （2）当次活动介绍：向老年人说明随后要开展的活动内容、流程、时间 （3）引导阶段：向老年人展示话题一览表，带领老年人一起选择5～10个问题 （4）训练内容：向老年人提问，然后鼓励老年人依据问题组织好语言回答 （5）带领老年人开展训练：将对话问题展示给老年人，按对话话题顺序向老年人提问，必要时可以启发老年人一起回忆、思考，以利于老年人回答问题，并及时给予鼓励，活动时间控制在10分钟内 （6）活动小结：带领老年人回顾当次活动内容，肯定和赞扬老年人的积极参与和当天的表现，询问老年人对活动安排是否有意见、是否有不适 （7）活动结束：提醒老年人下次活动时间及地点，并引导老年人离开活动场所
步骤2	整理	（1）同老年人一起将活动物品分类收纳起来 （2）工作人员洗手，记录老年人参与活动的表现、活动效果和活动问题
注意事项		（1）活动时要把握活动节奏，时刻关注老年人情绪，是否有因活动过程不顺利而产生烦躁、焦虑问题 （2）活动前，应充分与老年人及家属沟通，均表示同意后再开始活动内容

（四）效果评价

（1）主观评价：李爷爷认为可以理解照护人员的问题并做了正确回答。

（2）客观评价：工作人员陪同李爷爷进行理解力训练，并进行了充分交流，理解力和语言表达能力都得到了锻炼，此次训练收到了良好效果。

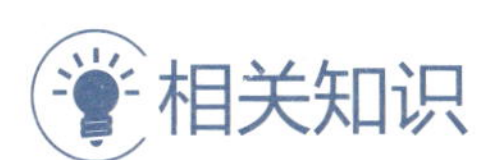

相关知识

一、基本概念

理解力是指对事物的认识、认知和转变的过程，包括整体思考能力、想象力、解释力、类比力等能力，也是个体认知程度。理解过程是通过对事物的认识，分析思考后形成的个人见解。

二、常用方法

1. 对话方法

通过询问老年人姓名、年龄、家庭关系等话题，促进老年人用脑，提高理解力，增强语言表达能力。

2. 身心运用活动

设计诗配画或纸牌游戏等手、耳、口、脑共同参与的活动，调动自身更多的通道来锻炼认知功能，达到观察力、想象力等理解能力全面促进的作用。

子任务2　看图猜字理解力训练

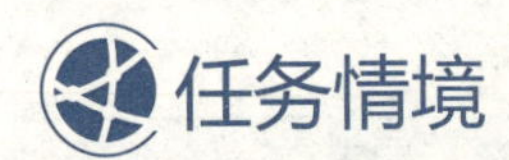

任务情境

社区有轻度认知障碍老年人3人，均在70～72岁之间，都有经常忘事，与家人交流时不能很好理解意思，想做的事经常没有做、做错或没全部做完，发现事情做不好的时候会发脾气等严重症状。画钟试验评分均为3分。

任务实施

一、任务流程

任务分析——工作准备——训练实施——效果评价

二、实施步骤

（一）任务分析

1.主要健康问题

序号	主要健康问题
1	理解力下降：沟通中不能完全对方意思，忘事
2	语言表达下降：不能与家人很好地沟通
3	认知障碍：画钟试验得3分，认知功能介于轻度和正常之间

2.主要目标措施及依据

主要目标措施	依据
看图猜字	引导老年人说出图片内容，再启发老年人分析图片表达的意思，最后猜出图片内容可表示什么字，可以锻炼老年人的理解能力

（二）工作准备

1.物品准备

序号	名称	单位	数量	备注
1	图片	套	若干	
2	纸、笔、麦克风等设备	套	若干	
3	奖品	个	若干	依据参加活动的老年人数量定礼品个数

2.环境与人员准备

序号	项目	准备
1	环境	（1）选择安静、整洁、温馨、老年人们熟悉的场所 （2）结合老年人们的兴趣爱好，在活动场所播放老年人们喜欢的背景音乐等设计

续表

序号	项目	准备
2	照护员	（1）熟悉轻度认知障碍老年人的症状表现 （2）能够通过陪伴、聆听的方式安抚失智老年人的不良情绪 （3）具备实施理解力训练活动的技能
3	失智老年人	（1）训练当天，老年人健康状况良好，情绪稳定，能配合操作 （2）老年人家属已与工作人员协商制订训练方案

（三）训练实施

步骤	内容	为失智老年人进行看图猜字训练的技能操作要求
工作前准备	物品、环境、人员准备	（1）检查物品准备到位 （2）检查环境、人员准备完毕
步骤1	操作流程	（1）成员介绍：工作人员自我介绍 （2）当次活动介绍：向老年人们说明随后要开展的活动内容、注意事项等 （3）引导阶段：向老年人们说明活动规则和准备好的图片，并以一张图片为例，向老年人介绍活动开展方法 （4）训练内容：与老年人一起看图片，然后启发老年人依据图片内容，分析图片要表达的意思，最后分析得出图片代表的字 （5）带领老年人开展训练：活动开始前工作人员介绍抢答规则，将图片展示给老年人，与老年人一起解读图片内容，然后启发老年人分析一下图片内容，最后鼓励老年人们积极抢答，说一说图片代表的字 （6）活动小结：带领老年人回顾当次活动内容，肯定和赞扬老年人们的积极参与和进步 （7）活动结束：提醒老年人们下次活动时间及地点，并引导老年人离开活动场所
步骤2	整理	（1）同老年人们一起将图片分类收纳起来 （2）照护员洗手，记录老年人参与活动的表现、活动效果等
注意事项		（1）训练时要把握活动节奏，尽量维持积极、温和的活动氛围，并关注老年人是否有因活动过程不顺利而产生烦躁、焦虑情绪 （2）活动前，应充分与老年人沟通，尽量帮助老年人去理解活动内容、目的等内容，老年人同意后开始活动内容

（四）效果评价

（1）主观评价　老年人们能感觉到热烈的活动氛围并积极投入到活动中，活动可以思考，很有成就感。

（2）客观评价　通过看图猜字的集体活动，活动氛围更积极。工作人员陪同老人们活动，提高了分析、想象、联想、语言表达等一系列理解能力，促进了老年人之间的沟通交流，建立起感情基础，更利于今后活动开展，收到了良好效果。

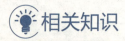

一、基本概念

1.提高理解能力

提高理解能力是要老年人学会思考，通过观察、分析、解构问题及自身的知识体系，形成个人的理解。

2.认知障碍

认知是人的大脑接受外界信息、加工处理信息，再转换成知识或应用知识的过程。它包括记忆、语言、视空间、执行、计算和理解判断等方面。

认知障碍是指以上认知功能中的1项或几项受损，并影响人体的日常或社会能力，即可诊断为认知障碍。

二、常用方法

1.对话方法

通过询问老年人姓名、年龄、家庭关系等话题，促进老年人用脑，提高理解力，增强语言表达能力。

2.身心运用活动方法

设计纸牌游戏等手、耳、口、脑共同参与的活动，调动自身更多的通道来锻炼认知功能，达到观察、想象、联想等理解能力全面促进的作用。

子任务3　朗读并记录理解力训练

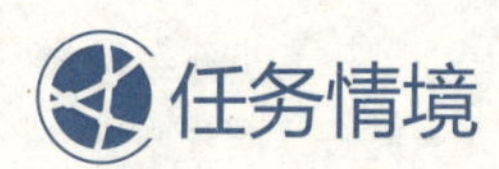

王奶奶，74岁，最近做家务感觉力不从心，用不好新买的智能家用电器，生活中遇到问题不愿意与家人沟通交流，会因做不好事情而情绪沮丧，有的时候会生闷气、出现激惹等症状，MMSE评分为24分。

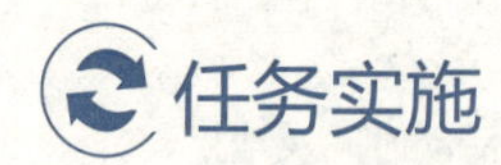

一、任务流程

任务分析——工作准备——训练实施——效果评价

二、实施步骤

（一）任务分析

1.主要健康问题

序号	主要健康问题
1	理解力下降：做不好事情，用不好新买的智能家电
2	语言表达下降：不能与家人很好地沟通交流
3	轻度认知障碍：MMSE 评分 24 分

2.主要目标措施及依据

主要目标措施	依据
朗读、记录、交流	通过朗读及记录和交流活动，激活大脑相应功能，可促进老年人整体思考能力、语言表达等理解能力改善

（二）工作准备

1. 物品准备

序号	名称	单位	数量	备注
1	展示用具	套	若干	当日报纸、笔、纸、黑板等展示用具
2	配套用具	套	若干	朗读活动相关的扩音器、放大镜等辅助阅读用具

2. 环境与人员准备

序号	项目	准备
1	环境	（1）选择王奶奶熟悉的场所，环境安静、整洁 （2）结合王奶奶的兴趣爱好，在环境中放置相关的书籍、植物盆景、益智纸牌等物品
2	照护员	（1）熟悉理解力下降老年人的症状表现 （2）能够通过陪伴、聆听的方式安抚失智老年人的不良情绪 （3）具备实施理解力训练活动的技能
3	失智老年人	（1）活动当天，老年人健康状况良好，情绪稳定，能配合操作 （2）老年人家属已与照护者协商制订活动方案

（三）训练实施

步骤	内容	为失智老年人进行朗读记录活动的技能操作要求
工作前准备	物品、环境、人员准备	（1）检查物品准备到位 （2）检查环境、人员准备完毕
步骤1	操作流程	（1）成员介绍：工作人员自我介绍 （2）当次活动介绍：向老年人说明随后要开展的活动内容、流程、时间 （3）引导阶段：向老年人展示当日报纸，带领老年人选择喜欢的一种报纸，先整体看看报纸各板块内容 （4）训练内容：让老年人根据自己的喜好选择一个或几个内容，鼓励老年人大声朗读出来，并把自己认为有用的、重要的内容用笔记录下来，也鼓励老年人交流报纸内容 （5）带领老年人开展训练：将选好的报纸展示给老年人，让老人先整体看三分钟左右，必要时可以简单向老年人介绍报纸内容及帮助老年人认识报纸上的生僻字词，以利于老年人能顺利朗读报纸内容，并告知老年人朗读后将自己喜欢的内容或认为重要的内容记录下来，或者与工作人员交流报纸内容，活动过程中及时给予鼓励，活动时间控制在10分钟内 （6）活动小结：带领老年人回顾当次活动内容，肯定和赞扬老年人的积极参与和当天的表现，询问老年人对活动安排是否有意见、是否有不适 （7）活动结束：提醒老年人下次活动时间及地点，并引导老年人离开活动场所
步骤2	整理	（1）同老年人一起将活动物品分类收纳起来 （2）工作人员洗手，记录老年人参与活动的表现、活动效果和活动问题

续表

步骤	内容	为失智老年人进行朗读记录活动的技能操作要求
注意事项		（1）活动时要把握活动节奏，时刻关注老年人情绪，是否有因活动过程不顺利而产生烦躁、焦虑问题 （2）活动前，应充分与老年人及家属沟通，均表示同意后开始活动内容

（四）效果评价

（1）主观评价　王奶奶说很喜欢朗读活动，与照护人员的交流很愉快，参加活动很有成就感。

（2）客观评价　工作人员陪同王奶奶进行朗读并记录的理解力训练，并进行了充分交流，理解力和语言表达能力都得到了锻炼，此次训练收到了良好效果。

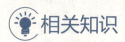

相关知识

一、基本概念

1.情绪调控能力

老年人情绪变化是老年期心理变化的常见问题。老年人个体60岁以后情绪的改变及其特征较为明显，如易出现情绪的两极性、情感体验的强度和稳定性波动大、激发情绪反应大等情况。

2.简易智力状态检查量表（MMSE）

简易智能精神状态检查量表 (mini mental status examination , MMSE) 是一种用于筛查老年期痴呆的临床量表。该量表认知项目较为广泛，敏感度较高，操作简单方便，现已被全世界广泛应用。MMSE量表检测的项目包括：定向力、记忆力、计算力和注意力、回忆、语言等方面，共10个分项，总分 30 分，检测时间不应超过 30 分钟。分数在27 ～ 30分为正常。分数<27分为认知功能障碍。其中，21 ～ 26分为轻度，10 ～ 20分为中度，0 ～ 9分为重度。

二、常用方法

1.沟通交流方法

设计聊天话题，比如天气、旅行、时事、电视节目等话题，通过询问老年人姓名、年龄、本次话题的内容促进老年人用脑，提高理解力，增强语言表达能力。

2.身心运用活动方法

设计纸牌等桌面游戏，利于手、耳、口、脑共同参与的活动，调动自身更多的通道来锻炼认知功能，达到观察力、想象力等理解能力全面促进的作用。

任务二　认知障碍老年人判断力训练

子任务1　辨声活动判断力训练

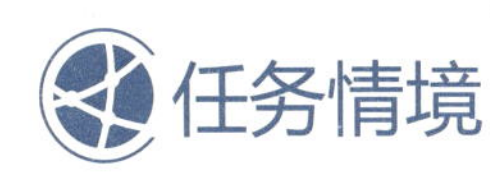

张爷爷，76岁，最近情绪变化大，近期、长期记忆减退，老年人日常生活需他人提醒后才能自己完成。在解决问题和辨别事物间异同点方面有轻度困难，老年人积极参加活动并且与他人关系相处融洽。

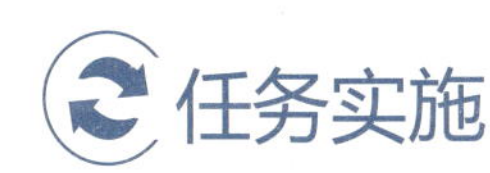

一、任务流程

任务分析——工作准备——训练实施——效果评价

二、实施步骤

（一）任务分析

1. 主要健康问题

序号	主要健康问题
1	判断力下降：分辨事物间的异同能力下降
2	选择障碍：做选择时有困难

2. 主要目标措施及依据

序号	主要目标措施	依据
1	鼓励张爷爷参加“辨声训练”	提高张爷爷的分析判断能力

（二）工作准备

1. 物品准备

序号	名称	单位	数量
1	音频	首	6
2	手机	台	1

2. 环境与人员准备

序号	项目	准备
1	环境	选择安静、宽敞，张爷爷熟悉的场所 温湿度适宜
2	活动专员	具备认知症照护的知识，具有活动组织和策划能力 活动专员熟悉“辨声活动”的流程 了解认知障碍老年人的性格、脾气、生活习惯、爱好特点
3	失智老年人及家属	张爷爷参与活动意愿强烈；健康状况良好，情绪稳定，能配合活动 张爷爷的家属与活动专员协商制订训练方案

（三）训练实施

步骤	内容	为失智老年人进行辨声活动训练的技能操作要求
工作前准备	沟通与评估	（1）征得老年人同意，了解老年人参与活动需求 （2）评估老年人身心状况
	用物准备	（3）准备用物，检查性能
步骤1	活动引导	（1）员工自我介绍："爷爷，我是活动专员 ×××，今天我和您一起做活动，好吗？" （2）活动介绍："爷爷，今天我们来做一个活动，名称叫'辨声活动'，您将听到我为您播放的不同声音，其中有乐器或动物的发声，请您告诉我是什么乐器或者是哪种动物发出的声音好吗？" （3）活动示范："现在开始播放，请您仔细听，这是什么声音？"活动专员播放狗叫声后，老人说出"狗叫声"。"爷爷您说对了，咱们听到的就是狗的叫声。"
步骤2	活动开展	活动专员依次播放猫、羊、鸟的叫声，鼓励老年人说出动物的名称。然后播放吉他、鼓、沙锤等不同乐器的声音，问爷爷，"现在听到的是什么乐器发出的声音？"爷爷说是琴弦声，活动专员及时给予肯定和鼓励
步骤3	活动结束	"爷爷今天的活动完成得非常好，我们下次还参加这样的活动好吗？"与爷爷约定下次活动时间及地点
步骤4	活动后整理	（1）同老年人一起将物品收纳起来 （2）护理员洗手，记录老年人参加活动的表现，以及活动效果等
注意事项		（1）活动前应评估老年人判断力、决策力的功能变化，以便评价训练效果 （2）活动中应关注老年人如厕和喝水的需求 （3）活动中应体现对老年人的尊重，注意保护隐私，避免老年人尴尬

（四）效果评价

（1）主观评价　活动专员针对张爷爷进行判断力训练，爷爷参与度高。爷爷准确地说出了答案，本次训练效果很好。

（2）客观评价　在临床痴呆评定量表有关判断力和解决问题的能力评定中，结果有明显改变。

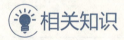

相关知识

一、基本概念

判断力是人对现实做出什么样的态度，和表现出什么样的行为方式的决定因素。判断力是通过选择和抉择的形式将其价值观付诸在事件上的性格体现能力。简单说，就是人们分析决断的能力。

二、五感刺激判断力训练法

五感刺激判断力训练法是通过使用日常物品，触发老年人五种感觉器官（听觉、视觉、嗅觉、味觉和触觉），来刺激大脑的神经中枢，延缓大脑功能退化，带给认知症老年人乐趣，引导老年人表达自己，减少焦虑与抑郁，提高社交互动能力，回忆过去美好的事物，收获自尊感和幸福感等积极情绪。

主要活动方式有老照片辨认人物，参加艺术活动、户外活动等。

注意事项：

（1）使用老年人熟悉的物品，并让其专注于一种感觉。

（2）充分使用非语言提示让老年人安心，以更好地刺激他们的反应。

（3）需要根据老年人实际情况与反应，灵活调整活动内容和形式。

子任务2　物品辨认判断力训练

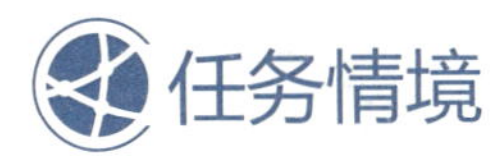

郑奶奶，79岁，喜欢在楼道散步，发呆静坐，对身边的人和事物较难做出选择和判断。

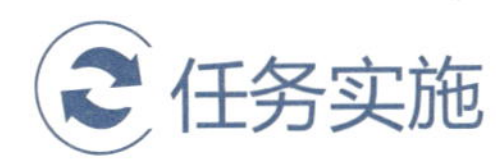

一、任务流程

任务分析——工作准备——训练实施——效果评价

二、实施步骤

（一）任务分析

1. 主要健康问题

主要健康问题
判断力下降：不能准确地判断物品的用途

2. 主要目标措施及依据

主要目标措施	依据
参加辨物活动，提升判断力	通过反复刺激，促进老年人对事物性状的识别能力，从而改善老年人的分析判断力

（二）工作准备

1. 物品准备

序号	名称	单位	数量
1	碗	只	1
2	筷子	双	1
3	水杯	个	1
4	叉子	个	1
5	毛笔	支	1
6	书本	本	1
7	眼镜	副	1
8	香皂	块	1
9	梳子	把	1
10	牙刷	支	1
11	托盘	个	3

2. 环境与人员准备

序号	项目	准备
1	环境	失智老年人熟悉的环境，明亮、整洁、安静
2	活动专员	（1）熟悉“物品辨认”活动流程、注意事项 （2）与家属沟通，确定郑奶奶适合训练项目
3	失智老年人	评估老年人身体状态以及情绪平稳，适合参加训练

（三）训练实施

步骤	内容	为失智老年人进行物品辨认训练的技能操作要求
工作前准备	沟通与评估	（1）征求老年人同意，帮助老年人了解活动内容
	用物准备	（2）检查设施设备性能完好
步骤1	活动引入	（1）员工介绍：“奶奶我是活动专员×××，今天我和您一起做活动，好吗？” （2）活动介绍：“郑奶奶，今天我们来做一个活动，活动的名称叫作‘物品辨认’，我会给您准备一些生活中所用到的物品。需要您把物品的名字说出来，然后根据每个物品的功能来进行分类。” （3）活动示范：活动专员把一只碗放到奶奶面前，“奶奶这是什么？”“吃饭的碗”，“奶奶您说对了。”
步骤2	活动开展	活动专员用托盘把三类物品一起呈现在郑奶奶面前，逐一询问物品名称，然后问：“奶奶，可不可以请您帮忙把这些物品做一下分类，分别放到三个托盘里好吗？第一个托盘是放餐饮类的物品，第二个托盘是放学习类的，第三个是放洗漱类的？”郑奶奶顺利地把物品进行分类，活动专员及时给予鼓励
步骤3	活动结束	“今天奶奶完成得很好，顺利地说出物品的名称，还把这些物品按功能给予分类。我们下次还组织这样的活动好吗？”与老年人约定好时间、地点
步骤4	活动后整理	（1）指导和陪同老年人把训练物品整理收纳 （2）记录奶奶在训练过程中的表现和情绪的变化，用于指导下次和调整训练方案
注意事项		（1）活动中体现尊重和人文关怀 （2）活动中应关注老年人如厕和喝水的需求

（四）效果评价

（1）主观评价　奶奶对物品的识别、分析和判断正确，训练效果好。

（2）客观评价　在临床痴呆评定量表有关判断力和解决问题的能力评定中，结果有明显改变。

相关知识

一、基本概念

物品辨认是认知症老年人对物品记忆再认的过程，也是老年人通过自己独立思考，分析物品的形状、质地、大小、颜色、软硬等特点，正确判断并做出合理选择的过程。

二、常用方法

1. 物品再认游戏

为认知症老年人提供日常所需物品，让老年人通过视觉、听觉、嗅觉、味觉、触觉等五感器官，逐一辨认、分析、判断，并做出选择的方法。

2. 物品分类练习

日常生活中指导认知症老年人熟悉不同物品的特性，如质地、大小、形状、软硬以及用途等，并了解不同物品的异同点，把相似的物品进行归类。

三、“物品再认”和“分类练习”活动开展的注意事项

（1）宜选择安全、卫生、清洁的物品做道具。

（2）活动专员应熟悉活动的流程。

（3）鼓励老年人用“五感”的方法去了解物品的特点，并要求大声说出来。

（4）观察老年人活动时的表现，如果有犹豫迟疑，应及时提供线索，引导老年人思考，协助老年人做出正确的分析、判断、选择。

子任务3　猜歌名判断力训练

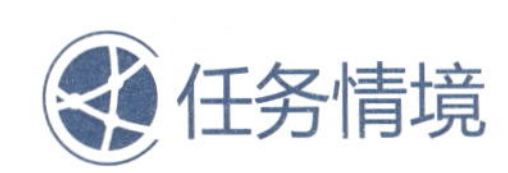

任务情境

王奶奶，82岁，经常自己一个人去散步，记忆能力下降，有时会自言自语；偶尔参加歌唱，与他人关系相处融洽。

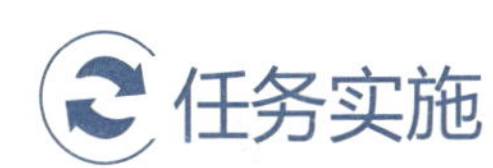

任务实施

一、任务流程

任务分析——工作准备——训练实施——效果评价

二、实施步骤

（一）任务分析

1. 主要健康问题

序号	主要健康问题
1	有时自言自语
2	偶尔健忘，记忆能力下降

2. 主要目标措施及依据

主要目标措施	依据
通过参加“猜歌名”活动，加强奶奶的判断力训练	通过听红歌、老歌来刺激老年人的注意力和记忆力，并通过分析和判断不同歌曲的旋律，说出歌曲的名称

（二）工作准备

1. 物品准备

序号	名称	单位	数量
1	歌曲音频	首	4
2	电脑	台	1

2.环境与人员准备

序号	项目	准备
1	环境	失智老年人熟悉的环境，整洁、安静
2	照护员	（1）熟悉判断力训练的注意事项和相关内容 （2）与家属沟通，确定王奶奶适合做的相关训练内容
3	失智老年人	奶奶精神状态好，情绪稳定

（三）训练实施

步骤	内容	为失智老年人进行“猜歌名”判断力训练的技能操作要求
工作前准备	沟通与评估	（1）征得老年人同意，了解老年人参与活动需求 （2）评估老年人身心状况
	用物准备	（3）准备用物，检查性能
步骤1	活动引入	（1）活动专员介绍：“奶奶我是活动专员×××，今天和您一起做活动，好吗？” （2）活动介绍：“奶奶，我们要进行的活动是‘猜歌名’，我给您播放一些咱平日最爱唱的歌曲，我需要您帮助我把歌曲的名字说出来，好不好？如果您身体不舒服，或者需要上厕所，请您告诉我好吗？”
步骤2	活动示范	（1）活动要求：“这个活动需要奶奶保持安静，认真听，听完了以后告诉我歌曲的名字，或者自己唱出来好吗？” （2）活动示范：活动专员播放了一首《白毛女选段》，“奶奶猜一猜这是一首什么歌？”老年人准确地猜出歌曲的名字是《白毛女选段》，活动专员及时给予肯定“奶奶您猜对了。”
步骤3	活动开展	活动专员逐一播放歌曲，问：“奶奶这是一首什么歌？咱们跟着一起唱好吗？”老人听到歌曲后，及时回答歌名
步骤4	活动结束	活动小结：“今天猜歌名的活动，奶奶表现很好，把歌曲的背景都说出来了。跟着音乐打节拍非常好，我们一起为奶奶鼓掌加油。”
步骤5	活动后整理	（1）“奶奶我们一起收拾一下好吗？”指导和陪同老年人把训练物品整理和收纳 （2）记录奶奶训练过程中的表现和反应，用于指导下次和调整训练方案
注意事项		（1）操作前评估、掌握老年人的情况 （2）在活动过程中，注意做好安全保护 （3）活动中，多用鼓励语言，注意观察老年人反应，如有不耐烦的情况，耐心指导或及时停止

（四）效果评价

（1）主观评价　奶奶能理解活动的要求，活动顺利完成。奶奶在活动中表现很好，参加活动意愿强烈。

（2）客观评价　在临床痴呆评定量表有关判断力和解决问题的能力评定中，结果有明显改变。

相关知识

判断力训练中焦虑情绪的处理：立即停止训练活动；用温和、平静的语言鼓励和认可老年人的参与；把老年人带入安静的房间，减少噪音和人员打扰；播放轻松的音乐；使用呼吸调整法；根据焦虑情绪的原因给予对症处理，如为老年人解决如厕、肢体疼痛、身体不适等问题，解除焦虑的原因；请心理医生干预；请医生干预，必要时给予抗焦虑的药物治疗。

任务三　认知障碍老年人注意力训练

子任务1　手势音阶注意力训练

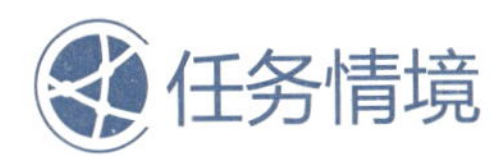

任务情境

王奶奶，83岁，退休工人，近半年来常忘记刚发生的事情、注意力不集中。因身边无人照顾，近期入住养老机构。经常独自在居室内，不喜与人交流，情绪易低落。入住机构前，王奶奶比较喜欢参加社区活动，身体无其他疾病。

任务实施

一、任务流程

任务分析——工作准备——训练实施——效果评价

二、实施步骤

（一）任务分析

1. 主要健康问题

序号	主要健康问题
1	认知能力：近半年来常忘记刚发生的事情、注意力不集中
2	人际交流：经常独自在居室内，不喜与人交流
3	情绪状况：情绪易低落

2. 主要目标措施及依据

主要目标措施	依据
指导王奶奶参与手势音阶歌唱活动，从而提高注意力	歌唱过程中需要关注手势音阶变化，可以加强注意力

（二）工作准备

1. 物品准备

序号	名称	单位	数量
1	钢琴 / 电钢琴	架	1
2	手势音阶图片	套	1
3	多媒体音响设备	套	1

2. 环境与人员准备

序号	项目	准备
1	环境	（1）选择比较安静、宽敞、明亮、适宜的活动室或老年人房间 （2）室内温度一般在22～26℃

续表

序号	项目	准备
2	照护员	（1）了解老年人身心特点，具备认知症照护的知识 （2）掌握手势音阶注意力训练活动方法、流程、技巧等，具有活动策划与实施能力 （3）与老年人及其家属沟通，征得参加活动许可 （4）了解老年人性格、脾气、生活习惯、爱好、身体状况等 （5）仪表良好，着装整齐、卫生
3	失智老年人	（1）神志清醒，情绪稳定 （2）同意参加老年手势音阶活动

（三）训练实施

步骤	内容	为失智老年人进行手势音阶注意力训练的技能操作要求
工作前准备	沟通与评估 用物准备	（1）征得老年人同意，了解老年人参与活动需求 （2）评估老年人身心状况 （3）准备用物，检查性能
步骤1	训练活动导入	（1）自我介绍：照护员自我介绍 （2）活动介绍：向老年人说明要开展活动的名称、内容、流程、时间 “今天进行的是手势音阶活动，包括认识手势音阶、学习3～4个手势音阶、按照指令完成手势音阶动作，大致需要30分钟的时间，您看可以吗？”
步骤2	训练活动示范	（1）手势音阶做法介绍与示范：向老年人出示音阶手势的图片，讲述并示范前三个手势音阶的做法 （2）讲述进行手势音阶活动的注意事项 “要边唱音符，边做动作”“如果记不住没有关系，照护人员可以一同进行”“进行时，上身要自然直立，保持良好的发声姿势，身体要站稳或坐稳”
步骤3	训练活动开展与指导	（1）训练与指导：带领老年人一起进行手势音阶音乐活动。照护员示范并带动训练活动。照护员观察并适时协助 （2）进阶训练：照护员随意说出一个音阶，老年人集中注意力听指令，并按照指令做相应的音阶手势动作。照护员可使用钢琴提高效果。进行此环节也可以由老年人发出指令，从而提高参与活动的兴趣 （3）活动小结：老年人分享参与感受，照护员肯定老年人在过程中的表现。说明老年人下次活动时间及地点。引导老年人离开活动场所
步骤4	活动结束	（1）同老年人整理活动所用的手势音阶图片 （2）照护员洗手，记录参与活动的表现、活动效果等
注意事项		（1）操作前熟悉老年人的行为习惯，根据老年人的认知程度、兴趣爱好、职业特征等制订老年人的训练方案 （2）操作前评估老年人身体情况、情绪状态和参与意愿。无意愿不可强迫。训练过程中，若老年人丧失兴趣，要先中断活动，及时了解情况，如仍不配合要终止活动 （3）选择合适的交流方式，以取得老年人配合 （4）训练过程适当增加难度可刺激老年人的注意力，但要避免因难度过大而引起焦虑情绪 （5）照护员变换音阶的速度，要根据老年人的接受情况而定

（四）效果评价

（1）主观评价　通过进行手势音阶活动，王奶奶注意力得到训练。

（2）客观评价　在人际交流方面，王奶奶更愿意与人交往，愿意走出室外，与人对话时注意力有所集中，情绪明显改善，更稳定，睡眠情况有所改善。

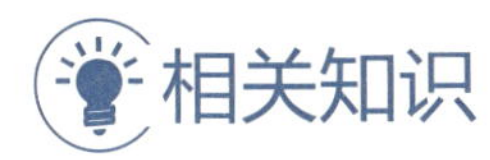

相关知识

一、音乐照护活动

音乐活动可包含聆听、演奏、歌唱、歌词创作、即兴演奏、律动、舞蹈、美术、音乐投射和音乐联想等。目前音乐活动被广泛应用在学校、诊所、社区、养老机构、幼儿园、心理治疗室等，用于精神减压、情绪调试、生物反馈、疼痛控制等。

二、手势音阶活动基本做法

手势音阶活动是参考柯尔文手势设计的音乐照护活动。该手势借助七种不同手势和在身体前方不同的高低位置来代表七个不同的唱名，在空间把所唱音的高低关系体现出来。基本做法如下：

唱名	手势	所在位置
do		髋部两侧
re		腰腹部
mi		胸部略下方
fa		肩部略下方

续表

唱名	手势	所在位置
sol	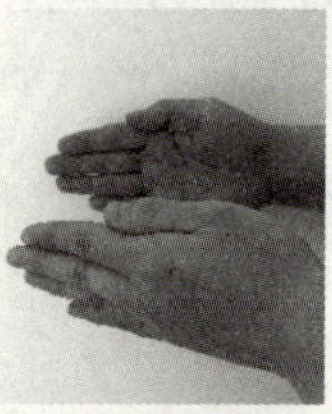	颈部
la	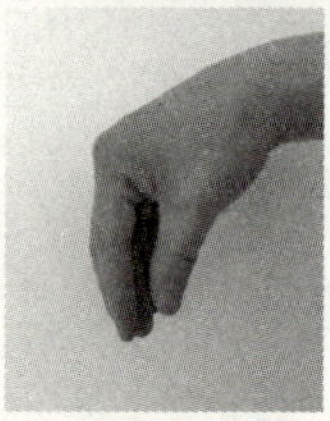	耳部
xi	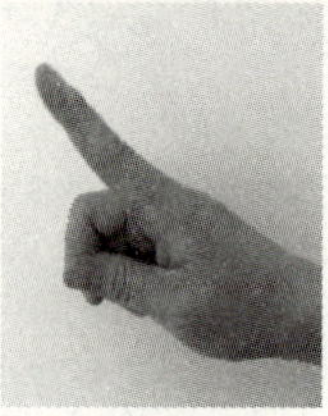	头顶部
do	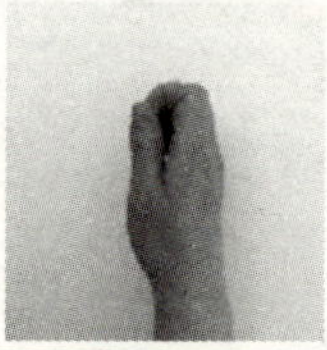	高于头部

三、手势音阶注意力训练活动设计思路

手势音阶注意力训练活动的步骤一般要包含讲解、展示、带动、指导等训练步骤。当老年人有了一定的训练经验后，可以设计进阶训练活动，如照护员随意说出唱名，老年人做手势动作；也可利用多媒体配乐进行手势变换动作设计。

四、手势音阶注意力训练注意事项

（1）在训练过程中，采用各种必要、有利条件使老年人产生积极改变，但照护者无权强迫老年人接受服务。

（2）根据老年人的实际情况合理调整活动训练的时间、内容，训练时间不宜过长。进阶活动中，手势变换的速度要符合老年人的认知水平。

（3）照护员要随时观察老年人参与活动的表情、动作，判断老年人参与活动的接受情况，并根据实际情况进行适当调整。

子任务2　找不同注意力训练

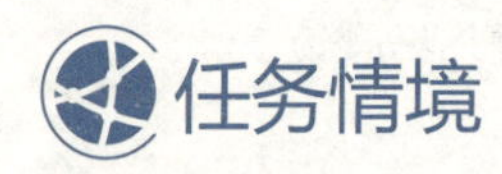

任务情境

王奶奶，80岁，在养老机构居住，医院诊断为认知障碍，近期出现过注意力不集中、找不到东西的情况，通过照护员提醒可以改善。找不到东西时会心情低落。

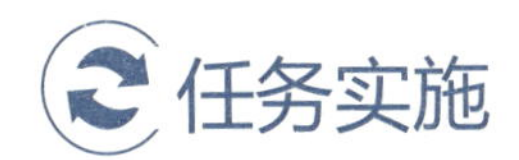

任务实施

一、任务流程

任务分析——工作准备——训练实施——效果评价

二、实施步骤

（一）任务分析

1. 主要健康问题

序号	主要健康问题
1	认知能力：医院诊断为认知障碍，表现为注意力不集中、健忘
2	情绪状况：找不到东西时会心情低落

2. 主要目标措施及依据

主要目标措施	依据
指导王奶奶参与找不同活动，从而提高注意力	引导认知障碍老年人寻找两组图片之间不同点，帮助集中注意力，丰富脑力活动

（二）工作准备

1. 物品准备

序号	名称	单位	数量
1	有 10 ～ 15 处不同的图片	套	2
2	老花镜	个	1
3	笔	支	2

2. 环境与人员准备

序号	项目	准备
1	环境	（1）安静、宽敞、明亮的活动室或老年人房间 （2）室内温度一般在 22 ～ 26℃
2	照护员	（1）了解老年人身心特点，具备认知症照护的知识 （2）掌握找不同注意力训练活动方法、流程、技巧等，具有活动策划与实施能力 （3）与老年人及其家属沟通，征得参加活动许可 （4）了解老年人性格、脾气、生活习惯、爱好、身体状况等 （5）仪表良好，着装整齐、卫生
3	失智老年人	（1）老年人情绪稳定，神志清醒，健康状况能参与训练活动 （2）同意参加训练活动，并做好准备

（三）训练实施

步骤	内容	为失智老年人进行找不同注意力训练的技能操作要求
工作前准备	沟通与评估	（1）征得老年人同意，了解老年人参与活动需求 （2）评估老年人身心状况
	用物准备	（3）准备用物，检查性能

续表

步骤	内容	为失智老年人进行找不同注意力训练的技能操作要求
步骤1	训练活动导入	（1）成员介绍：工作人员自我介绍 （2）活动介绍：向老年人说明要开展活动的名称、内容、流程、时间等 “奶奶，我们接下来玩个找不同的游戏活动，就是在准备的图片中找出它们之间的不同。大概需要20分钟的时间，您看可以吗？”
步骤2	训练活动示范	（1）介绍与示范：向老年人展示找不同的图片，讲述并示范找出2～3处不同 （2）讲述参与找不同活动的技巧及注意事项 “奶奶，我们可以从上侧到下侧、从左边到右边找，这样不容易漏掉要找的图案。”“奶奶，我们慢慢找，不着急，每找到一处不同，我们就用笔画出来，如果累了，我们就休息下。”
步骤3	训练活动开展与指导	（1）训练与指导：带领老年人一起进行活动。照护人员示范并带动训练活动。照护人员关注老年人的情况并适时协助，鼓励和肯定奶奶的表现，引导其顺利参加活动，并借此活动进行心理疏导 （2）进阶训练：根据情况设计进阶活动，如在有限的时间内找到图中不同点 （3）活动小结：老年人分享参与感受，照护人员肯定老年人在过程的表现。说明老年人下次活动时间及地点。引导老年人离开活动场所
步骤4	活动结束	（1）同老年人整理活动所用的找不同图片 （2）护理员洗手，记录参与活动的表现、活动效果等
注意事项		（1）操作前熟悉老年人的行为习惯，根据老年人的认知程度、兴趣爱好、职业特征等制订老年人的训练方案 （2）操作前评估老年人身体情况、情绪状态和参与意愿，不可强迫其参与活动 （3）提前设计交流方式，以取得老年人配合 （4）训练过程适当增加难度，但要避免因难度过大而引起的焦虑情绪 （5）照护人员使用图片的复杂程度，要根据老年人的接受情况而定

（四）效果评价

（1）主观评价　通过参与找不同训练活动，王奶奶注意力得到训练，情绪明显改善。

（2）客观评价　王奶奶能够参与找不同活动，本次活动在引导下能够正常交流。

相关知识

一、为认知障碍老年人开展找不同活动的意义

老年人参与找不同活动，会将注意力集中在找出不同点上，是一个很自然的提升老年人注意力的过程，是在玩乐的过程中进行注意力训练的过程。

二、为认知障碍老年人开展找不同活动的技巧

老年人参与找不同训练活动，即在相近的两组或多组物品中找出他们之间的不同，相近物品的组

别、不同点越多，难度就越大。按照一定的技巧有利于老年人顺利参与训练活动。

（1）要按照一定的顺序找，从上到下、从左到右依次寻找。

（2）对已经找到的，进行序号标记，避免遗忘。

三、为认知障碍老年人开展找不同注意力训练活动的注意事项

（1）训练过程要循序渐进，根据老年人的具体情况选择适合老年人的图片，避免过于复杂。

（2）要给老年人留出充足的时间进行操作，全程关注老年人并适时提供指导与协助。

子任务3　毛线画制作注意力训练

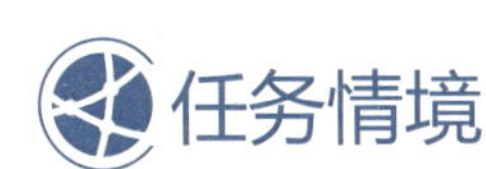

任务情境

李奶奶，78岁，退休前是公司职员，为人和善、善于交流，比较喜欢进行手工活动，经常参加社区活动。近期注意力不能持久集中，分析问题时存在一定的障碍。

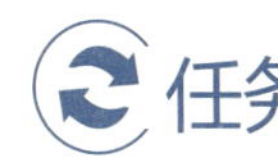

任务实施

一、任务流程

任务分析——工作准备——训练实施——效果评价

二、实施步骤

（一）任务分析

1.主要健康问题

序号	主要健康问题
1	注意力不能持久集中
2	分析问题时存在一定的障碍

2.主要目标措施及依据

主要目标措施	依据
通过参加毛线画制作活动锻炼老年人的注意力	毛线画制作需要较长时间地集中精力将毛线粘贴在卡纸的图案上，能够锻炼老年人的注意力，也可以提高老年人分析问题的能力

（二）工作准备

1.物品准备

序号	名称	单位	数量	备注
1	毛线	套	1	
2	卡纸	张	3	A4或B3
3	简笔图画	张	3～5	
4	毛线画成品	幅	3～5	
5	双面胶	个	2	
6	固体胶	个	2	

续表

序号	名称	单位	数量	备注
7	镊子	个	2	
8	剪刀	把	2	
9	白乳胶	瓶	2	
10	塑封机	个	1	

2. 环境与人员准备

序号	项目	准备
1	环境	（1）安静、宽敞、明亮、适宜的活动室或老年人房间 （2）室内温度一般在 22 ～ 26℃
2	照护员	（1）了解老年人身心特点，具备认知症照护的知识 （2）掌握找不同注意力训练活动方法、流程、技巧等，具有活动策划与实施能力 （3）与老年人及其家属沟通，争得参加活动许可 （4）了解老年人性格、脾气、生活习惯、爱好、身体状况等 （5）仪表良好，着装整齐、卫生
3	失智老年人	（1）老年人情绪稳定、神志清醒，健康状况能参与训练活动 （2）同意参加训练活动，并做好准备

（三）训练实施

步骤	内容	为失智老年人进行毛线画制作注意力训练的技能操作要求
工作前准备	沟通与评估 用物准备	（1）征得老年人同意，了解老年人参与活动需求 （2）评估老年人身心状况 （3）准备用物，检查性能
步骤 1	训练活动导入	（1）成员介绍：工作人员自我介绍 （2）活动介绍：向老年人说明随后要开展的活动内容，向老年人出示准备好的毛线画成品图片
步骤 2	训练活动讲解与示范	（1）工具介绍：介绍本次要用的工具，并介绍操作的注意事项 （2）活动流程介绍：向老年人介绍毛线画活动开展的程序，进行“毛线画”游戏活动。具体做法参看“相关知识” （3）向老年人示范训练内容：示范粘贴双面胶、剪图样、粘贴图样、粘贴毛线四个主要操作步骤 （4）介绍技巧及注意事项
步骤 3	训练活动开展与指导	（1）带领老年人开展训练：首先询问老年人选取何种图样、什么颜色的卡纸；之后老年人尝试活动，照护人员观察并适时协助 （2）作品展示：将制作的毛线画塑封或放置在合适的位置 （3）活动小结：老年人分享参与感受，照护人员肯定老年人在过程中的表现。提醒老年人下次活动时间及地点，并引导老年人离开活动场所
步骤 4	活动结束	（1）同老年人整理活动所用的物品 （2）护理员洗手，记录参与活动的表现、活动效果等

续表

步骤	内容	为失智老年人进行毛线画制作注意力训练的技能操作要求
注意事项		（1）操作前熟悉老年人的行为习惯，根据老年人的认知程度、兴趣爱好、职业特征等制订老年人的训练方案 （2）操作前评估老年人身体情况、情绪状态和参与意愿。训练过程中，若老年人丧失兴趣，先中断活动，观察 2 ～ 3 分钟，如仍不配合可终止 （3）若老年人脾气不好，提前设计交流沟通方式，以取得老年人配合 （4）训练过程中适当增加难度可刺激老年人的注意力，但要避免因难度过大而引起焦虑情绪

（四）效果评价

（1）主观评价　通过进行毛线画活动，王奶奶注意力得到训练。

（2）客观评价　王奶奶能够在照护员的指导下参与毛线画制作，并能够制作出较好的毛线画作品。

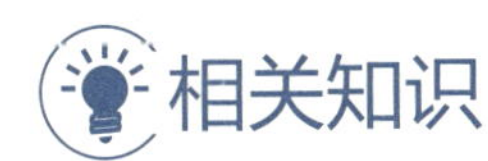

相关知识

一、毛线画制作注意力训练活动含义及意义

1.含义

为认知障碍老年人开展毛线画制作活动（以下简称“毛线画活动”），即利用不同颜色的毛线在纸上作画，可以即兴作画，也可以按照既定的图样进行作画。活动中，老年人要识别颜色、选择卡纸和毛线的颜色进行图样色彩搭配设计、动手粘贴毛线。

2.意义

老年人在参与的过程中，要将注意力集中的制作过程的每一个环节，尤其要将毛线按照一定的纹路粘贴在卡纸上，更需要集中注意力，因此，参与毛线画制作可以在一定程度上训练注意力；其间对颜色的选择和色彩的搭配也锻炼了思维能力；对制作想法的沟通交流，也锻炼了语言表达能力。

二、毛线画活动实施技巧

（1）照护员示范基本的操作过程后，可以先让老年人在其他纸上练习下粘贴动作，避免直接在正式的图样上粘贴多次，影响成品的效果。

（2）粘贴毛线的过程中，照护员可提醒老年人将毛线稍微拧紧一点再粘贴，避免毛线松散。

（3）当双面胶黏度不够时，可以使用白乳胶或固体胶增强黏性。

三、毛线画活动注意事项

（1）要控制好难度，根据老年人的具体情况，选择适合老年人的图样，避免过于复杂。

（2）要给老年人留出充足的时间进行操作，全程关注老年人，并适时提供指导与协助。

（3）训练过程要循序渐进，可分次完成作品，也可以提供半成品。

四、毛线画活动基本过程

第一，征得参与活动的意见，提前评估老年人身体状况。

第二，根据老年人情况，做好活动流程设计、活动开展准备。活动准备包括环境和物品准备等。

第三，活动开展。包括为老年人展示毛线画图样、作品（如下图2-1 ～图2-3）、物品介绍（如图2-4 ～图2-6）、进行示范（如图2-7 ～图2-8）、说明技巧和注意事项等。

第四，活动总结、分享。

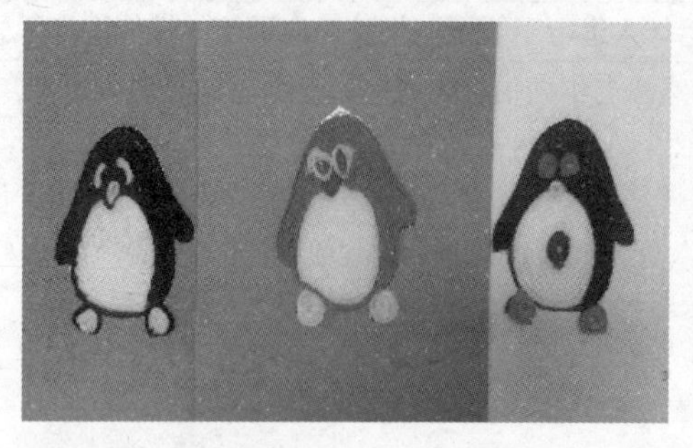

图2-1　企鹅毛线画

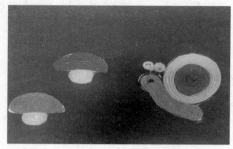

图2-2　蜗牛毛线画

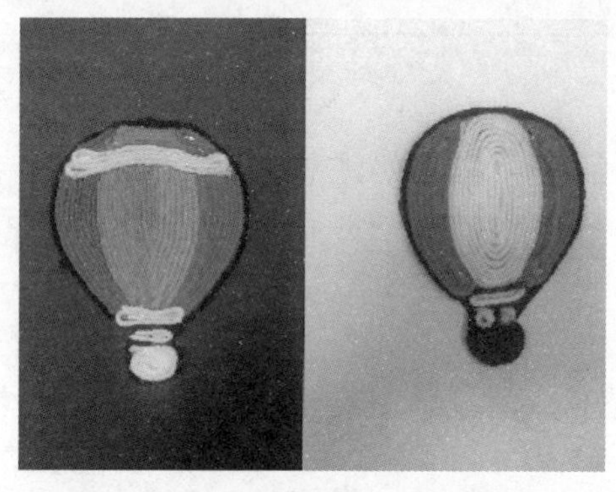

图2-3　热气球毛线画

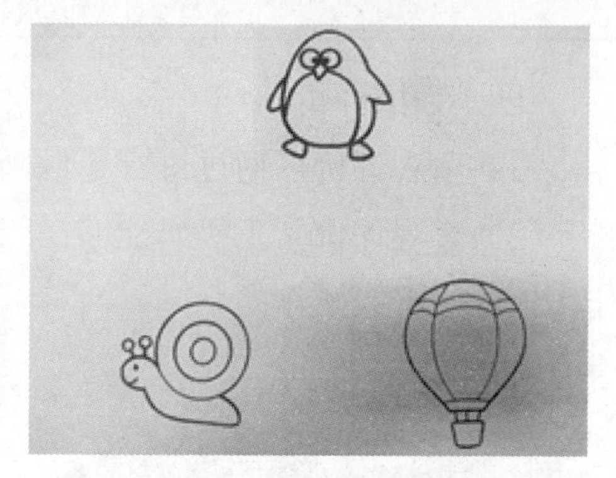

图2-4　毛线画制作图样

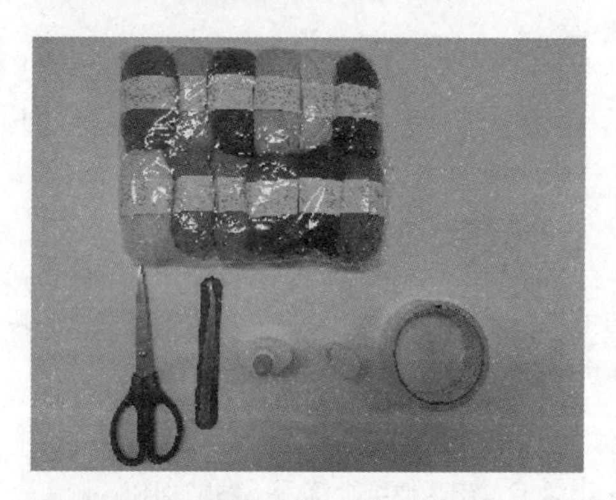

图2-5　操作工具

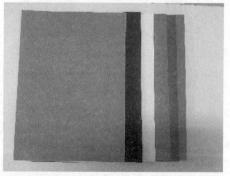

图2-6　操作卡纸

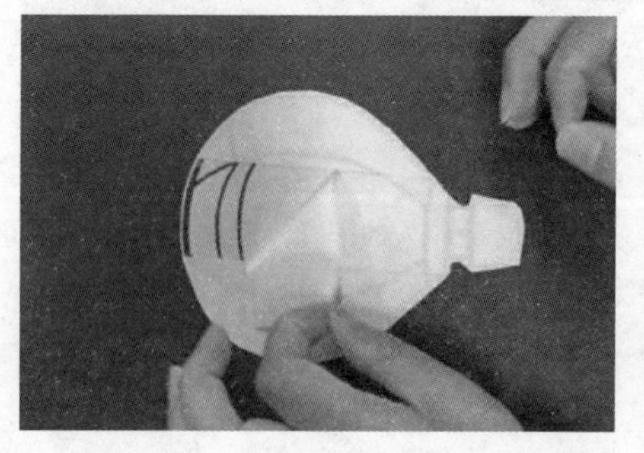

图2-7　操作动作示范1

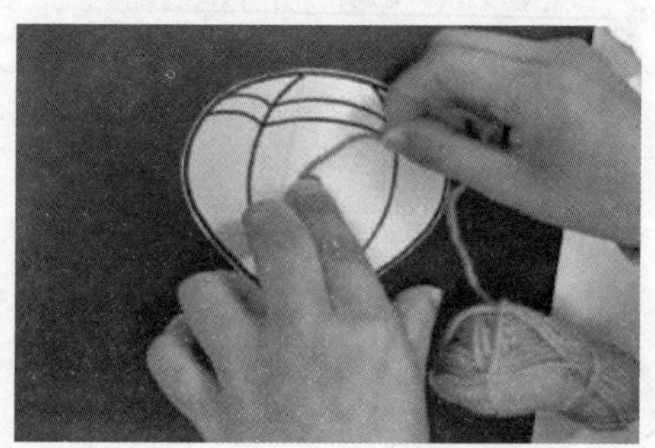

图2-8　操作动作示范2

任务四　认知障碍老年人记忆力训练

子任务1　瞬时记忆训练

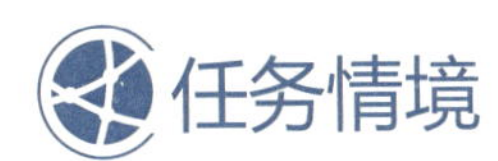

任务情境

李奶奶，72岁，在养老机构居住，医院诊断为认知障碍，近半年家人及照护人员发现其记忆力下降，有时会丢三落四。李奶奶曾是音乐教师，现在老年大学学唱新的歌曲比较困难，有时忘记自己做过的事不承认，为此常和老伴争吵。

任务实施

一、任务流程

任务分析——工作准备——训练实施——效果评价

二、实施步骤

（一）任务分析

1.主要健康问题

序号	主要健康问题
1	记忆力障碍：有时会丢三落四，因记忆力下降学唱新歌曲比较困难，忘记自己做过的事
2	行为问题：不承认自己做过的事，为此经常和老伴争吵

2.主要目标措施及依据

主要目标措施	依据
瞬时记忆训练	引导认知障碍老年人复述不同排列组合的数字，提高瞬时记忆能力

（二）工作准备

1.物品准备

序号	名称	单位	数量
1	普通磁力白板	块	1
2	彩色磁力数字卡片	张	11

2.环境与人员准备

序号	项目	准备
1	环境	选择李奶奶熟悉的环境，整洁、安静
2	照护员	（1）熟悉认知障碍老年人的症状表现 （2）能够通过陪伴、聆听的方式安抚认知障碍老年人的不良情绪 （3）具备实施记忆力训练活动的技能 （4）已与老年人家属协商制订训练方案
3	失智老年人	训练当天，老年人健康状况良好，情绪稳定，能配合操作

（三）训练实施

步骤	内容	为失智老年人进行瞬时记忆训练的技能操作要求
工作前准备	成员介绍和当次活动介绍	（1）工作人员自我介绍 （2）向老年人说明随后要开展的活动内容及程序
步骤1	瞬时记忆训练	（1）引导认识物品：向老年人出示准备好的数字卡片，带领老年人逐一认识、诵读 （2）向老年人示范训练内容：将任意数字组合在一起，依次读出数字，并逐步增加位数 （3）带领老年人开展训练：将任意数字组合在一起，带领老年人辨认、熟记；组合数字位数由三位数起，每次增加一位数字，念完后立即让老年人复述，直至不能复述为止 （4）训练后小结：带领老年人回顾当次活动所能记住的组合数字位数，肯定和赞扬老年人的积极参与和当天的表现
步骤2	整理	同老年人一起将数字卡片等物品收纳起来； 洗手，记录参与活动的表现、活动效果等
注意事项		（1）操作前熟悉老年人的行为习惯，根据老年人的认知程度、兴趣爱好、职业特征等制订老年人的训练方案 （2）操作前评估老年人身体情况、情绪状态和意愿，无意愿不可强迫。训练过程中，若老年人丧失兴趣，先中断，观察2～3分钟，如仍不配合可终止 （3）训练整个过程要与老年人进行良好的沟通交流，这是顺利进行记忆训练的关键 （4）训练过程适当增加难度可刺激老年人的记忆力，但要避免因难度过大而引起的焦虑情绪

（四）效果评价

（1）主观评价　老奶奶自诉记忆力有所提升。

（2）客观评价　MMSE评估时，记忆力得分由原来的1分提高为2分。

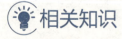

相关知识

一、基本概念

1.记忆

记忆是过去经验在头脑中的反映，是在头脑中积累和保存个体经验的心理过程；指能记住经历过的事情，并能在以后再现或回忆，或在它重新呈现时再认识，或记住将来要实现的活动或意图。信息加工的观点认为，记忆就是人脑对外界输入信息进行编码、存储和提取的过程。

2.记忆分类

根据记忆内容保持的时间长短可以将记忆分为瞬时记忆、短时记忆和长时记忆。

（1）瞬时记忆　也称为感觉记忆，是极为短暂的记忆，信息保存时间很短，一般0.25～2秒。如进入陌生的商场迎面看到琳琅满目的商品；在街上漫无目的地闲逛，看着车水马龙的道路、道路两旁各具特色的商店及街上形形色色的路人等。

（2）短时记忆　也称作工作记忆，在瞬时记忆中经过编码的信息方可进入短时记忆。信息在头脑的储存时间比瞬时记忆长一些，在无复述情况下仅能保持5～20秒，最长也不超过1分钟。如有人告诉一串新电话号码时，当时能记住拨打出去，过后就记不起电话号码了。

（3）长时记忆　指信息经过加工处理后持久性地储存在头脑中的记忆，保持时长超过1分钟，甚至几天、几周或数年，甚至保持终生。一般来说学习时记忆下来的东西都属于长时记忆。

二、常用方法

（1）瞬时记忆训练　照护人员念一串不规则的数字或者字母或者没有联系的词组，念完后让老年人立即复述。数字、字母或词组的长度可由短到长逐渐增加，直至老年人不能复述为止。

（2）短时记忆训练　可给老年人看几样物品，如铅笔、眼镜、帽子、钟表等，然后马上收起来，让其回忆看到的东西。呈现物品数量可由少到多，观看时间可由长到短，提问间隔时间可由短到长。

（3）长时记忆训练　可让老年人回忆年轻时候发生的事情、亲朋好友的名字、昨天吃过的饭菜、早上看过的新闻等。

子任务2　记忆策略训练

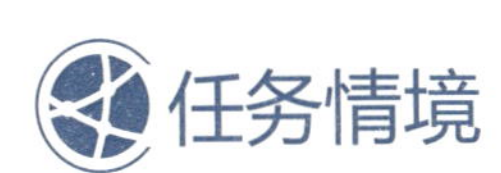

任务情境

张爷爷，72岁，在养老机构居住，自诉近两个月记忆力下降明显，有时候会记不起昨天晚上吃的什么东西，忘记吃降压药的事情也时有发生，常易记混来养老机构看望自己的大学生志愿者名字，影响了正常的人际交往，经医院检查诊断为认知障碍。

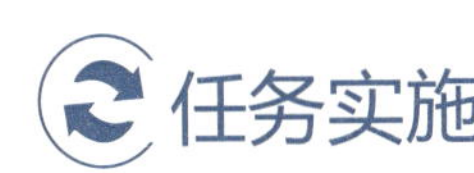

任务实施

一、任务流程

任务分析——工作准备——训练实施——效果评价

二、实施步骤

（一）任务分析

1.主要健康问题

序号	主要健康问题
1	记忆力障碍：记不起昨晚吃的东西，忘记吃降压药，容易记混人名
2	社会参与能力下降：因记忆障碍导致人际交往受到影响

2.主要目标措施及依据

主要目标措施	依据
记忆策略训练	引导认知障碍老年人进行记忆策略训练，提高记忆力，提高日常生活活动能力和社会参与能力

（二）工作准备

1.物品准备

序号	名称	单位	数量
1	陌生人物图片	张	20～30

2. 环境与人员准备

同前。

（三）训练实施

步骤	内容	为失智老年人进行记忆策略训练的技能操作要求
工作前准备	成员介绍和当次活动介绍	（1）工作人员自我介绍 （2）向老年人说明随后要开展的活动内容及程序
步骤1	记忆策略训练	（1）向老年人出示准备好的人物图片，告诉老年人图片中人物的姓名、籍贯和民族，要求老年人复述一遍并记住。提示老年人记住图片中人物的某个特点，让其根据特点回忆姓名，如眉毛特点、鼻子形状、脸上的痣；也可让老年人使用联想法记忆图片中的人物籍贯等信息，如图片上人物籍贯为广东省，而老年人的某位好朋友正好是广东人 （2）约3分钟后询问老年人以上信息，如老年人回答错误，照护人员使用无错误学习法纠正错误信息，并再次将正确的姓名、籍贯和民族信息告知老年人，要求其立即复述一遍 （3）运用间隔提取法，以3分钟为时间间隔，重复以上步骤，直到老年人能准确说出全部信息，再加倍延长间隔时间及增加呈现的图片数量反复训练，每次训练时间共20分钟 （4）训练后小结：与老年人一起总结能够快速记忆的方法，如联想法等
步骤2	整理	同老年人一起将图片等物品收纳起来 洗手，记录参与活动的表现、活动效果等
注意事项		（1）训练时要确保回忆信息的正确性，若老年人回答错误，应及时告知正确信息，并将间隔时间缩短到回答正确之前的那个间隔时间 （2）其余注意事项同子任务1

（四）效果评价

（1）主观评价　张爷爷自诉记忆力有所提升。

（2）客观评价　MMSE评估时，老年人记忆力得分由原来的1分提高为3分。

相关知识

一、基本概念——记忆策略

记忆策略是人应用记忆的一般规律，有效识记、保持、再认或回忆信息的方法。常见的记忆策略为无错误学习与间隔提取法。

二、训练方法

1. 无错误学习

（1）概念　无错误学习是指在获取信息的过程中预防错误发生的方法，即在训练过程中如果发生错误，应立即纠正并告知正确信息，以避免出现错误学习。无错误学习对新材料的识记、编码过程起作用，是一种消除学习中不正确反应的康复技术，其目的在于避免错误学习的发生，促进认知功能的改善。

（2）原理与原则　无错误学习强调在学习阶段减少错误反应的发生，鼓励正确反应的发生。它可以帮助激活正确反应，抑制错误反应的激活及其对正确反应的竞争。在训练中，若反应出现偏差或迟疑，训练人员应马上阻止老年人乱猜测结果，告知其正确信息，强化正确反应。

2. 间隔提取法

（1）概念　间隔提取法是按照一定时间序列反复提取或复述信息的一种记忆训练方法，即按照一定的时间间隔，不断尝试回忆新获信息，以促进学习和记忆。在信息提取中，复述与复述之间有一段时间间隔并逐渐延长时间间隔。间隔提取法的作用主要体现在对已学材料的回忆阶段。

（2）原理与原则　间隔提取法是基于间隔复述效应发展而来的促进学习和记忆的干预方法。其原理有：第一，信息回忆的间隔越短，记忆越容易提取和保持；第二，间隔提取法利用学习时的回忆频率效应和练习效应，即信息回忆越频繁、记忆越深刻、效果越好的效应，以达到改善记忆力的目的。信息成功回忆后，如果反复练习并重复回忆，信息就可以持久地保持在长时记忆中。间隔提取法的重要原则是，在使用该方法时，要确保回忆信息的准确性，若回忆错误必须马上告知正确信息。

子任务3　外部记忆辅助物训练

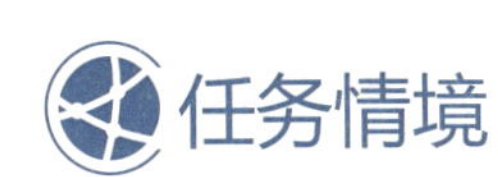

王奶奶，75岁，曾为高中语文教师，在养老机构居住两年，半年前诊断为轻度认知障碍，主要表现为有时会忘记要做的事，多次忘记赴约、出门忘记锁门，偶有买东西忘记付钱等现象，王奶奶为此苦恼不已。

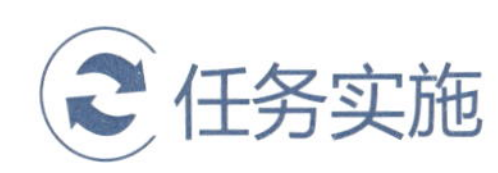

一、任务流程

任务分析——工作准备——训练实施——效果评价

二、实施步骤

（一）任务分析

1. 主要健康问题

序号	主要健康问题
1	记忆力障碍：时常忘记要做的事，忘记赴约、出门忘记锁门，买东西忘记付钱
2	情绪问题：因记忆障碍导致苦恼情绪

2. 主要目标措施及依据

主要目标措施	依据
指导老年人使用外部记忆辅助物	老年人使用外部记忆辅助物可提高记忆力，从而改善情绪

（二）工作准备

1. 物品准备

序号	名称	单位	数量
1	日记本	本	1
2	时间表	张	1
3	备忘录	本	1
4	闹钟	台	1
5	手表	只	1

2. 环境与人员准备

同前。

（三）训练实施

步骤	内容	指导失智老年人使用外部记忆辅助物的技能操作要求
工作前准备	成员介绍和当次活动介绍	（1）工作人员自我介绍 （2）向老年人说明随后要开展的活动内容及程序
步骤1	指导老年人使用外部记忆辅助物	（1）指导老年人写日记：要求首先记下当天的日期（年、月、日）、天气，然后记录记忆训练的时间、地点、参与的人物以及当时的心情，再记录当天发生的事情，耐心引导老年人进行场景回忆，记录得越详细越好，鼓励老年人朗读日记内容。如内容记录有错误，照护人员应及时纠正错误并指导老年人写下正确信息。每次日记书写训练时间为10～15分钟。训练结束后照护人员应督促老年人在早餐、午餐后及睡前翻看日记，直至老年人养成自愿记录、翻看日记的习惯 （2）指导老年人制订时间表：指导老年人将有规律的每日活动写在大而醒目的时间表上，张贴在室内醒目位置，经常提醒老年人观看时间表 （3）指导老年人使用闹钟、手表、备忘录：指导老年人将待办事项（如服药、赴约等）使用闹钟、手表或备忘录进行提醒，经常查看闹钟、手表、备忘录等，防止漏办 （4）训练后小结：与老年人聊聊使用外部记忆辅助物的好处及存在问题，提高老年人参与训练的积极性
步骤2	整理	同老年人一起将用具收纳起来 洗手，记录参与活动的表现、活动效果等
注意事项		同子任务1的注意事项

（四）效果评价

（1）主观评价　王奶奶自诉记忆力有所提升，情绪有所好转。

（2）客观评价　MMSE评估时，记忆力得分未发生变化。

相关知识

一、基本概念

外部记忆辅助是指利用身体以外的“提示”或“辅助物”来帮助记忆的方法。

二、使用外部记忆辅助进行记忆训练

常用的外部记忆辅助物如下。

（1）日记本　老年人应具备阅读能力，最好能写，如不能写，由他人代写也可。开始使用时记录要勤，根据老年人记忆功能情况如可以以15分钟为一段记下要记的事，记忆能力改善后再逐步延长。

（2）时间表　将有规律的每日活动写在大而醒目的时间表上，张贴在老年人经常停留的场所。初用时经常提醒老年人查看时间表，让老年人知道什么时候应当做什么。

（3）闹钟、手表、备忘录和各种电子辅助物　可将代办事项使用闹钟、备忘录等进行提醒；可以使用定期报时的手表，如每隔15分钟报时一次，提醒老年人看日记本等。

任务五　认知障碍老年人计算力训练

子任务1　数字识别与识义训练

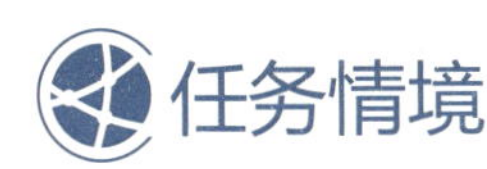

任务情境

李奶奶，68岁，曾从事裁缝职业，爱好家务，业余时间喜欢打牌，最近半年出现认知障碍，开始对数字的认识不敏感，有时候不能准确说出数字的多少，导致坐错公交车、认不准门牌号、打牌出错牌等情况，因此情绪焦躁不安、爱与人争吵，影响日常生活和娱乐活动，家人希望改善这种情况。

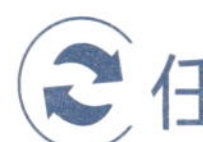

任务实施

一、任务流程

任务分析——工作准备——训练实施——效果评价

二、实施步骤

（一）任务分析

1. 主要健康问题

序号	主要健康问题
1	数字记忆力和识别力下降：对数字的认识不敏感、数字错认、不能准确说出数字的多少
2	生活能力下降：出现坐错公交车、认不准门牌号、打牌出错等影响日常生活能力的问题
3	人际交流：与人争吵导致人际关系问题
4	情绪状况：情绪容易焦躁不安

2. 主要目标措施及依据

序号	主要目标措施	依据
1	进行数字识别与识义训练活动	数字组合训练以及对应的实物训练能够增强失智老年人对数字的认识，扩大老年人短期记忆容量，并强化数字在现实中的内涵与意义
2	贯穿情绪疏导及鼓励支持	老年人的共情能力不会因认知功能下降而受影响，稳定的情绪和鼓励支持有助老年人配合完成训练

（二）工作准备

1. 物品准备

序号	名称	单位	数量	备注
1	普通磁力白板、扑克牌样式的带磁力卡片	套	1	依据其爱好打牌选取
2	各色扣子50枚	套	1	依据其曾从事裁缝职业和爱好家务的特点选取

2. 环境与人员准备

序号	项目	准备
1	环境	（1）整体环境准备：整洁、宽敞、明亮、安全（相对安静且活动对象熟悉），温湿度适宜；根据不同季节，一般室温保持在 18 ～ 30℃，湿度 50% ～ 60%，避免受凉或中暑 （2）针对性环境设计：针对老年人的兴趣爱好和职业特点，如摆放其熟悉的牌桌或播放喜欢的背景音乐等
2	照护员	（1）流程掌握度：熟练掌握训练活动的流程、注意事项等 （2）能力要求：具备训练活动组织实施能力以及情绪疏导能力 （3）素质要求：具有为老服务的爱心、耐心，做到尊老、爱老 （4）沟通准备：了解老年人的兴趣爱好、特长等，提前与家属或老年人沟通，征得老年人参加活动的同意 （5）应急准备：充分掌握老年身体情况和症状表现等，做好药物及急救等意外应对 （6）仪表要求：仪表良好，着装整齐、卫生
3	失智老年人	（1）情绪准备：神志清醒，情绪稳定 （2）活动意向：同意参加活动

（三）训练实施

步骤	内容	为失智老年人进行数字识别和识义的技能操作要求
工作前准备	沟通与评估	（1）征得老年人同意，了解老年人参与活动需求 （2）评估老年人身心状况
	用物准备	（1）准备用物完备，检查性能完好 （2）将活动物品摆放在合适的位置
步骤 1	训练活动导入	（1）成员介绍：工作人员自我介绍 （2）活动介绍：向老年人说明要开展活动的名称、内容、流程、时间 “李奶奶，咱们今天认一认您打牌时用到的数字，是一个认数和数数的活动，包括组合、识认不同的数字，用扣子数数等游戏，大致需要 30 分钟的时间，您看可以吗？” （3）引导认识物品：向老年人出示准备好的扑克卡片，带领老年人逐一认识、诵读
步骤 2	训练活动示范	（1）数字识别活动流程介绍与示范：将任意数字组合在一起，依次读出数字，并逐步增加位数 （2）数字识义活动流程介绍与示范：用扣子数出简单的数字，如给出一个口令数字“5”，则取出 5 个扣子。让老年人明白规则为以此类推
步骤 3	训练活动开展与指导	（1）训练与指导：将任意数字组合在一起，带领老年人辨认、熟记；组合数字位数由三位数起，每次增加一位数字，念完后立即让老年人复述，直至不能复述为止 （2）进阶训练：在老年人辨认、熟记数字的基础上，以扣子为对应物，和老人玩数数的游戏：一起为数字赋值——“1”代表 1 个扣子；“2”代表两个扣子，依此类推，一直到老年人能够自主将不同数字与扣子的数量正确对应，使老年人能够强化数字含义 （3）活动小结：老年人分享参与感受；照护员带领老年人回顾当次活动所能记住的组合数字位数和不同数字的含义，肯定和赞扬老年人的积极参与和当天的表现；说明老年人下次活动时间及地点；引导老年人离开活动场所

续表

步骤	内容	为失智老年人进行数字识别和识义的技能操作要求
步骤4	活动结束	（1）同老年人整理活动物品 （2）洗手，记录参与活动的表现、活动效果等
注意事项		（1）注重老年人个性特征：依据老年人的认知程度、兴趣爱好、行为习惯、职业特征等设计活动 （2）掌握非强迫性原则：训练过程中，若老年人出现了活动意愿不强或丧失兴趣，先中断，了解情况并沟通后，如仍不配合可终止 （3）掌握活动难度适宜度：训练过程适当增加难度，但要避免因难度过大而引起的焦虑情绪 （4）掌握趣味性与疲劳度：训练中数字对应数量不宜过多，要根据老年人的接受情况而定，以免老年人疲劳，同时用不同花色的扣子增加游戏的趣味性

（四）效果评价

（1）主观评价　李奶奶生活自理能力和打牌娱乐的活动能力有效提升，愿意与人交往，情绪明显改善，更稳定乐观。

（2）客观评价　对数字识别的准确度和在数字含义评定量表上的评定结果有明显的改进。

相关知识

（1）计算能力包括数字加工和数字计算两大部分，其基础是对数字的正确识别以及对其含义的正确解读。数字加工是指对数字的理解和数字的生成；数字计算包括识别运算形式、算数知识、执行运算程序等。

（2）计算力障碍是失智症初期和记忆力障碍合并出现的典型认知功能障碍，即对数学符号认识和运用的障碍。

子任务2　熟练运算力训练

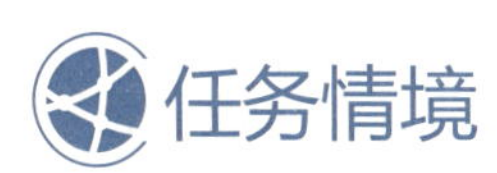

任务情境

王阿姨，60岁，性格开朗，爱参加打乒乓球和打牌等娱乐活动，最近出现算数困难的认知障碍，买菜因算错账与商贩发生口角，或因打牌算错牌而出现争吵，因此出现焦躁和苦闷的情绪，影响其日常生活和交往。

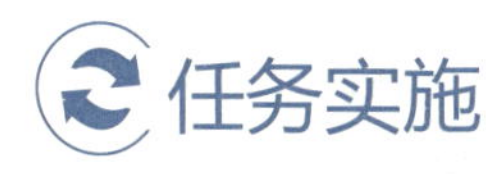

任务实施

一、任务流程

任务分析——工作准备——训练实施——效果评价

二、实施步骤

（一）任务分析

1. 主要健康问题

序号	主要健康问题
1	数字识别和计算障碍：认不准数字并出现计算错误
2	生活能力下降：购物和打牌计算出错影响日常生活
3	人际交流：会发生争吵导致人际关系出现问题
4	情绪状况：出现情绪焦躁和苦闷

2. 主要目标措施及依据

序号	主要目标措施	依据
1	进行熟练运算（运算法则）训练活动	加减乘除运算法则的应用能有效改善老年人的计算障碍
2	贯穿情绪疏导及鼓励支持	依据同子任务 1

（二）工作准备

1. 物品准备

序号	名称	单位	数量	备注
1	从 0 到 9 的扑克数字卡片，加减乘除符号卡片	套	1	依据其爱好打牌选取
2	乒乓球具	套	1	依据老年人的运动爱好选取
3	笔和记录本	套	1	

2. 环境与人员准备

要求同子任务 1。

（三）训练实施

步骤	内容	为失智老年人进行数字运算的技能操作要求
工作前准备	沟通与评估	流程同子任务 1
	用物准备	
步骤 1	训练活动导入	（1）成员介绍：工作人员自我介绍 （2）活动介绍：向老年人说明要开展活动的名称、内容、流程、时间 “王阿姨，一会儿我们做认数和加减乘除游戏好吗？我们看一看这里是您平时打牌用的哪些数字，再一起算算术。大致需要 30 分钟的时间，您看可以吗？” （3）引导认识物品：向老年人出示准备好的扑克卡片和加减乘除符号，带领老年人逐一认识、诵读
步骤 2	训练活动示范	（1）卡片识别、排序介绍与示范：向老年人出 0 ～ 9 的扑克卡片，讲述 0 ～ 9 排序、复述、比大小及数字组合的玩法 （2）运算法则训练介绍与示范：向老年人展示加减乘除符号卡片，讲述数字相加、数字组合后加减等计算的玩法
步骤 3	训练活动开展与指导	（1）基础训练与指导——卡片识别、排序 ① 要求老年人先做数字识别，将所有数字按 0 ～ 9 的顺序排列整齐 ② 当老年人排列有误时可以提醒，并要求对识别不清的数字进行复述，直至能够记忆

续表

步骤	内容	为失智老年人进行数字运算的技能操作要求
步骤3	训练活动开展与指导	③ 当老年人对数字识别正确以后，可以任意抽取一张数字卡片，要求老年人回忆 ④ 老年人能够识别所有数字以后，让老年人取出两张数字卡片识别大小，并识别其中一个数字比另一个数字大多少或小多少，识别有误时可以提醒 ⑤ 让老年人将数字按两位数组合，识别其中一组数字比另一组数字大多少或小多少。识别有误时可以提醒 （2）进阶训练——运算法则训练 ① 让老年人取出两个数字，识别两个数字相加是多少。识别有误时可以提醒，并要求复述，直至能够记忆 ② 让老年人将数字按两位数组合，识别其中一组数字比另一组数字大多少、小多少、总和是多少，要求复述，直至能够记忆。识别有误时可以提醒 ③ 如果活动顺利，可以加大难度，对老年人进行“乘”“除”训练 （3）活动小结：流程同子任务 1
步骤4	活动结束	流程同子任务 1
注意事项		总体要求同子任务 1（其中可以加入打牌时的常用术语或口头语，增加活动的趣味性）

（四）效果评价

（1）主观评价　通过训练，王阿姨购物买菜的生活自理能力和打牌娱乐的活动能力有效提升，情绪明显改善，更稳定乐观。

（2）客观评价　对数字运算的评定结果有明显改进。

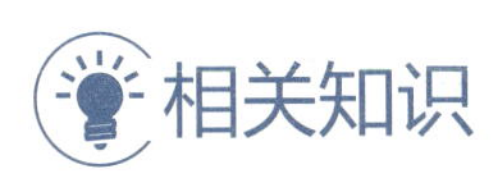

相关知识

规范操作的维度

（1）沟通交流　操作过程中与老年人的沟通交流贯穿全过程。做到态度和蔼；言语通俗易懂、礼貌、亲切；语调适宜，语速适中，掌握正确话术。

（2）照护操作　操作动作熟练、准确、轻柔、安全。训练活动时间以老年人能够耐受为准，发现情绪不稳定，先进行心理疏导再继续训练活动。

（3）心理支持　语言及非语言沟通技巧应用正确。操作过程中，能及时疏导不良情绪，能对老年人的良好表现及时给予鼓励和表扬。

（4）人文关怀　操作过程体现对老年人的尊重和关怀。

（5）职业安全　操作过程能正确运用人体力学原理，体现节力与劳动保护。

子任务3　情景化计算力训练

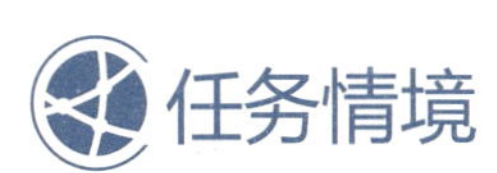

任务情境

贾奶奶，66岁，纺织女工出身，喜欢做饭和操持家务，家人最近发现其有些“不太识数”，出现购物付款给错钱、计数和算数能力下降等认知障碍，因总出现错误而怀疑自己，做事畏首畏尾，情绪抑郁消沉，自我封闭，影响日常独立生活和人际交往。

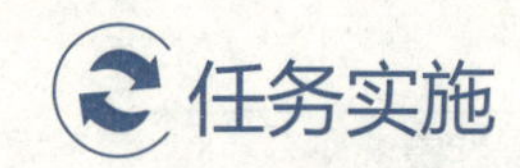

一、任务流程

任务分析——工作准备——训练实施——效果评价

二、实施步骤

（一）任务分析

1. 主要健康问题

序号	主要健康问题
1	计算障碍：计数和算数能力下降
2	生活能力下降：购物付款出错，影响日常生活
3	人际交流：做事畏首畏尾而自我封闭，影响人际交往
4	情绪状况：情绪抑郁消沉并自我怀疑

2. 主要目标措施及依据

序号	主要目标措施	依据
1	进行融合日常生活情景的计算训练（采购记账游戏）	通过设置融合生活化场景的训练项目可有效提升老人计算能力
2	贯穿情绪疏导及鼓励支持	依据同子任务 1

（二）工作准备

1. 物品准备

序号	名称	单位	数量	备注
1	不同颜色、干净整洁的袜子	套	1	根据其纺织女工的职业经历选取
2	蔬菜水果模型三个品类	套	1	根据其喜好做饭和操持家务的特点选取
3	小货架并配醒目的价格标牌（贴在以上物品上）、记账本、笔	套	1	

2. 环境与人员准备

要求同子任务1。

（三）训练实施

步骤	内容	为失智老年人进行情景化计算力训练的技能操作要求
工作前准备	沟通与评估	流程同子任务 1
	用物准备	
步骤1	训练活动导入	（1）成员介绍：工作人员自我介绍 （2）活动介绍：向老年人说明要开展活动的名称、内容、流程、时间 “奶奶，现在我们做个游戏，发挥您的操持家务的特长帮大家采购和记账好吗？大致需要 30 分钟的时间，您看可以吗？” （3）引导认识物品：向老年人出示准备好的袜子、蔬菜水果模型、小货架等，带领老年人逐一认识、引导做好活动的心理准备

续表

步骤	内容	为失智老年人进行情景化计算力训练的技能操作要求
步骤2	训练活动示范	（1）情景化购物的介绍与示范：向老年人展示所选购的物品并进行记账 （2）情景生活能力训练介绍与示范：展示和了解袜子不同的颜色和质地，并根据不同的搭配进行计算训练；对不同的菜品进行搭配并按人数进行配餐数量计算
步骤3	训练活动开展与指导	（1）基础训练与指导——情景化购物计算 ① 征求老年人意见，选取采购的顺序和品类。“奶奶，我们今天的游戏是您平时最擅长的。我现在是售货员，您看今天需要给大家采购点什么？我们一起算算花了多少钱好不好？” ② 由老年人对货物进行选择，并和老年人确认物品的数量和价格，期间可穿插交流，对其以前做纺织工和家务的经历表示赞赏和喜爱，以增进老年人对游戏的喜爱度以及提升相互的支持关系 ③ 鼓励老年人一起计算采购的物品价格，要求老年人口述计算过程，并进行鼓励其大声说出来，以便观察其计算过程。如遇到计算错误不否认老年人，只需重新计算。如错误次数偏多则及时给予引导和纠正，但不要强调其错误以避免其受挫和逆反心理，着重正确引导其应用运算法则 ④ 采购后由老年人自己进行记录和整理，并观察和指导其记录的过程，随时检验其计算能力水平是否能达到应对日常生活的水平 （2）进阶训练——情景生活能力训练 物品采购记录后，进行活动延伸，适当增加游戏难度，如对所采购的袜子要求给不同颜色、不同质地的袜子配对，并计算出能配多少个不同的搭配（利用其作为纺织女工的职业特点激发活动参与深度），对所购菜品能做什么菜进行讨论并计算做出的菜品品类以及按人数配餐如何计算等，激发其生活的热情，提升训练的延展性和综合度 （3）活动小结：流程同子任务1
步骤4	活动结束	流程同子任务1
注意事项		总体要求同子任务1（其中计算的菜品和袜子搭配的品类，要根据老年人的接受情况提升趣味性）

（四）效果评价

（1）主观评价　贾奶奶购物计算的失误率降低，自信心提升，能够敞开心扉与家人分享，生活自理能力提高。

（2）客观评价　数字计算的评定结果有明显的改进。

相关知识

本次训练强调了运算过程中如遇错误，不强调指出而是将其忽略的方式，只强化和强调正确的引导。无错性学习是一种训练技术，可以较好地避免失智症老年人因认知功能受损无法顺利完成任务而产生的挫败感和无助感，能够较好地引导和鼓励其向正确的程序操作。

无错性学习的要义不是直接给出正确答案，而是用丰富的语义词汇描述问题，利用语义线索诱导老年人说出正确答案。其一方面避免了由于猜测的错误信息对正确信息的干扰，另一方面使老年人积极地参与训练，通过正确刺激改善记忆能力。

任务六　认知障碍老年人思维能力训练

子任务1　猜字谜思维能力训练

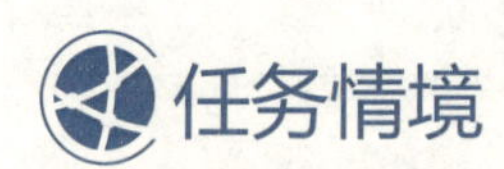

刘奶奶，75 岁，自己在家做菜忘记放调料或者重复放调料，现初到养老机构入住，不喜与人交流，有时健忘，丢三落四，怀疑东西被别人偷走了。

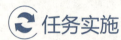

一、任务流程

任务分析——工作准备——训练实施——效果评价

二、实施步骤

（一）任务分析

1. 主要健康问题

序号	主要健康问题
1	记忆力下降：自己在家做菜忘记放调料或者重复放调料
2	思维能力下降：有时健忘，丢三落四，怀疑东西被别人偷走了
3	人际交流：不喜与人交流

2. 主要目标措施及依据

主要目标措施	依据
指导认知障碍老年人参与猜字谜活动	通过参与活动，锻炼和提高老年人的逻辑思维能力

（二）工作准备

1. 物品准备

名称	单位	数量
不同的谜语卡片	张	10

2. 环境与人员准备

序号	项目	准备
1	环境	（1）选择安静、刘奶奶熟悉的场所 （2）结合刘奶奶的兴趣爱好，将环境进一步布置或设计
2	照护员	（1）熟悉认知障碍老年人的症状表现 （2）能够通过陪伴、聆听的方式安抚失智老年人的不良情绪 （3）熟悉思维能力训练的注意事项，与医生、家属沟通，确定刘奶奶适合做的训练内容
3	认知障碍老年人	老年人健康状况良好，情绪稳定，能配合操作

（三）训练实施

步骤	内容	为老年人进行思维能力训练的技能操作要求
工作前准备	沟通与评估	（1）征得老年人同意，了解老年人参与活动需求 （2）评估老年人身心状况
	用物准备	准备用物，检查性能
步骤1	训练活动导入	（1）成员介绍：工作人员自我介绍 （2）用合适的语言与刘奶奶说明活动内容、目的、方式、效果并获得参与许可 “刘奶奶好，您自己在房间里挺无聊的，我最近搜集了很多字谜，都特别有趣，还可以锻炼思维能力，一起来猜一下好吗？”
步骤2	训练活动开展与指导	（1）引导刘奶奶坐到训练室内，照护人员从字谜卡片中随机抽出一张，照护人员说字谜，引导刘奶奶说出正确的谜底 “刘奶奶，我从这些字谜中随意抽取一张，我来说字谜，您来猜谜底好不好？” “一个小姑娘，生在水中央，身穿粉红衫，坐在绿船上（打一植物），奶奶您猜猜是什么？” “奶奶猜得真快，就是荷花！” （2）刘奶奶答对后，继续抽取字谜卡片，当猜不出或回答错误时，需耐心引导提示 “奶奶，我们接着看下一个，‘上不怕水，下不怕火；家家厨房，都有一个。（打一生活用品）’” “奶奶您仔细想一下，厨房里什么用品是上面可以放水、下面可以烧火的？” “奶奶，您反应得真快，我刚提示完您就说出来了” （3）带领刘奶奶依次猜出谜底，在训练中要注意认知障碍老年人的情绪变化，如有异常可暂停训练，待老年人情绪平复后再进行 “奶奶，您需要喝水吗？累不累？有不舒服的地方就及时告诉我。” （4）活动小结：带领老年人回顾当次活动所猜出的谜底，肯定和赞扬老年人的积极参与及表现 “奶奶表现特别棒！参与了活动后，心情也愉悦了很多吧？” （5）活动结束：提醒老年人下次活动时间及地点，并引导老年人离开活动场所 “奶奶，明天下午我再陪您参与活动好不好？”
步骤3	训练活动整理	（1）指导和陪同老年人把训练物品整理和收起 （2）整理奶奶在训练过程中的表现和反应，用于指导和调整训练方案
注意事项		（1）掌握思维障碍对老年人的影响程度 （2）根据老年人身体情况，遵循其意愿进行训练 （3）沟通时放慢语速，多使用鼓励性语言，得到失智老年人反馈后再进行下一步

（四）效果评价

本次思维能力训练过程中，老年人全程配合，训练过程循序渐进、由易到难。思维能力训练起到了作用。

子任务2　人体计算器思维能力训练

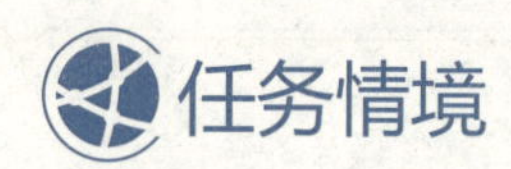

赵奶奶，79岁，偶尔想不起照护者名字，有时对地点和方位叙述不清，有时不能准确区分物品的作用，喜欢独处，偶尔烦躁不安、来回走动。

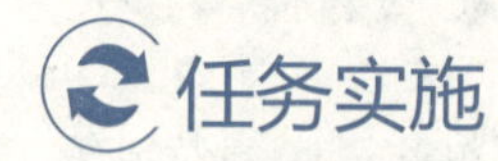

一、任务流程

任务分析——工作准备——训练实施——效果评价

二、实施步骤

（一）任务分析

1. 主要健康问题

序号	主要健康问题
1	记忆力下降：偶尔想不起照护者名字
2	思维能力下降：有时对地点和方位叙述不清，有时不能准确区分物品的作用
3	人际交流：喜欢独处
4	情绪：偶尔烦躁不安、来回走动

2. 主要目标措施及依据

主要目标措施	依据
指导认知障碍老年人参与人体计算器训练	通过参与训练，锻炼和提高老年人的思维能力

（二）工作准备

1. 物品准备

名称	单位	数量
草稿纸	张	1

2. 环境与人员准备

序号	项目	准备
1	环境	（1）选择安静、赵奶奶熟悉的场所 （2）结合赵奶奶的兴趣爱好，将环境进一步布置或设计
2	照护员	（1）熟悉认知障碍老年人的症状表现 （2）能够通过陪伴、聆听的方式安抚失智老年人的不良情绪 （3）熟悉训练的注意事项，与医生、家属沟通，确定赵奶奶适合做的相关训练内容
3	认知障碍老年人	老年人健康状况良好，情绪稳定，能配合

（三）训练实施

步骤	内容	为老年人进行人体计算器思维能力训练的技能操作要求
工作前准备	沟通与评估	（1）征得老年人同意，了解老年人参与活动需求 （2）评估老年人身心状况
	用物准备	准备用物，检查性能
步骤1	训练活动导入	（1）成员介绍：工作人员自我介绍 （2）用合适的语言与赵奶奶说明活动内容、目的、效果并获得参与许可 “赵奶奶上午好，看您的精神不错，有个人体计算器的活动，不仅有趣还可以锻炼思维能力，我们一起去做活动好不好？”
步骤2	训练活动开展与指导	（1）引导赵奶奶坐到训练室内，向赵奶奶介绍活动方式，并展开训练 “奶奶，这个活动是用我们的手脚来代表不同的算术方式，一只手举起表示‘5’；两只手举起表示‘5+5’；两手相碰表示‘5×5’；一只脚抬起表示‘10’；两只脚抬起表示‘10+10’；两脚相碰表示‘10×10’。我这样介绍您能理解吗？我来比画您来算数值可以吗？” “我举起两只手，抬起一只脚，您算一下是多少？” “奶奶您反应得真快，总和是20。” “那您自己来做出数值为15的动作吧。” “奶奶您真棒，做得很正确。” （2）若赵奶奶答对后，给予鼓励，继续进行下一组；如赵奶奶2分钟回答不上来，可给予适当提示 “奶奶，我接着做下一个动作，您来算。” “两手相碰，双脚都抬起，您算一下。” “不用着急，回想一下规则，先算手上的数值，再加上脚上的数值。” “是的奶奶，25+20等于45。您算得很仔细。” （3）带领赵奶奶依次算出不同的数值，在训练中要注意认知障碍老年人的情绪变化，如有异常可暂停训练，待老年人情绪平复后再进行 “奶奶，您需要喝水吗？累不累？有不舒服的地方就及时告诉我。” （4）活动小结：带领老年人回顾当次游戏训练，肯定和赞扬老年人的积极参与及表现 “奶奶，您今天的表现非常棒，算的数值和动作都正确” （5）活动结束：提醒老年人下次活动时间及地点，并引导老年人离开活动场所 “奶奶，明天上午我再陪您参与活动，争取也全部回答对好不好？”
步骤3	训练活动整理	（1）指导和陪同老年人把训练物品整理和收起 （2）整理奶奶在训练过程中的表现和反应，指导和调整训练方案
注意事项		（1）掌握思维障碍对老年人的影响程度 （2）根据老年人身体情况，遵循其意愿进行训练 （3）沟通时放慢语速，多使用鼓励性语言，得到失智老年人反馈后再进行下一步

（四）效果评价

本次思维能力训练过程中，老年人全程配合，训练过程循序渐进、由易到难。思维能力训练起到了作用。

子任务3　词语串联思维能力训练

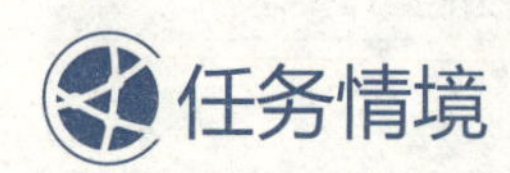

任务情境

王爷爷，79岁，热爱书法，但有时会提笔忘字。偶尔出现回想近期事情时稍有困难，房间内物品不知放到何处的现象。经常一个人自言自语，偶尔烦躁不安、来回走动。

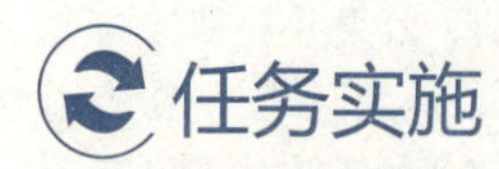

任务实施

一、任务流程

任务分析——工作准备——训练实施——效果评价

二、实施步骤

（一）任务分析

1. 主要健康问题

序号	主要健康问题
1	记忆力下降：热爱书法，但有时会提笔忘字
2	思维能力下降：偶尔出现回想近期事情时稍有困难，房间内物品不知放到何处的现象
3	情绪：经常一个人自言自语，偶尔烦躁不安、来回走动

2. 主要目标措施及依据

主要目标措施	依据
指导认知障碍老年人参与词语串联训练	通过参与训练，锻炼和提高老年人的思维能力

（二）工作准备

1. 物品准备

序号	名称	单位	数量
1	草稿纸	张	10
2	笔	支	1

2. 环境与人员准备

序号	项目	准备
1	环境	（1）选择安静、王爷爷熟悉的场所 （2）结合王爷爷的兴趣爱好，将环境进一步布置或设计
2	照护员	（1）熟悉认知障碍老年人的症状表现 （2）能够通过陪伴、聆听的方式安抚失智老年人的不良情绪 （3）熟悉思维能力训练的注意事项，与医生、家属沟通，确定王爷爷适合做的训练内容
3	认知障碍老年人	老年人健康状况良好，情绪稳定，能配合

（三）训练实施

步骤	内容	为失智老年人进行词语串联思维能力训练的技能操作要求
工作前准备	沟通与评估	（1）征得老年人同意，了解老年人参与活动需求 （2）评估老年人身心状况
	用物准备	准备用物，检查性能
步骤1	训练活动导入	（1）成员介绍：工作人员自我介绍 （2）耐心倾听与疏导缓解王爷爷烦躁的心情；用合适的语言与王爷爷说明活动内容、目的、效果并获得参与许可 “王爷爷您为什么不开心呀？您跟我说说好吗？” “爷爷现在到了做活动的时间了，我想起来一个词语串联的活动，不仅有趣还可以锻炼思维能力，我们一起去做活动好不好？”
步骤2	训练活动开展与指导	（1）引导王爷爷坐到训练室内，向王爷爷介绍活动用物，并展开训练 “爷爷，我从桌上拿起一张空白纸，写出四个词语，您试着将这些词语串联成一句话可以吗？” “我写下的是‘苹果’‘花园’‘电视’‘运动鞋’。爷爷您发挥一下想象力，如何将其串联成一句话？” “爷爷您写得又快又好，每个词语都用得恰到好处！” （2）若王爷爷答对后，给予鼓励，继续进行下一组；如王爷爷回答不上来，可给予适当提示 “爷爷，我们接着下一组。” “写的是‘竹筏、石礅、火把、清澈’，您再将这四个词语串联成一句话。” “爷爷，看您有些犹豫了，先想一下这四个词语的用途。” “经过深思熟虑后爷爷写出了很有意境的一句话，爷爷您太棒了！” （3）带领王爷爷依次串联不同的词语，在训练中要注意老年人的情绪变化，如有异常可暂停训练。待老年人情绪平复后再进行 “爷爷，您需要喝水吗？累不累？有不舒服的地方就及时告诉我。” （4）活动小结：带领王爷爷回顾当次活动的内容，肯定和赞扬老年人的积极参与及表现 “爷爷，您串联的句子非常好，表现得特别棒！” （5）活动结束：提醒老年人下次活动时间及地点，并引导老年人离开活动场所 “爷爷，明天下午我再陪您参与活动好不好？”
步骤3	训练活动整理	（1）指导和陪同老年人把训练物品整理和收起 （2）整理爷爷在训练过程中的表现和反应，指导和调整训练方案
注意事项		（1）掌握思维障碍对老年人的影响程度 （2）根据老年人身体情况，遵循其意愿进行训练 （3）沟通时放慢语速，多使用鼓励性语言，得到失智老年人反馈后再进行下一步

（四）效果评价

本次思维能力训练过程中，老年人全程配合，训练过程循序渐进、由易到难。思维能力训练起到了作用。

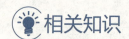

相关知识

一、基本概念

1.思维结构

思维是以概念、范畴为工具去反映认识对象的过程。这些概念和范畴是以某种框架形式存在于人的大脑之中，即思维结构。这些框架能够把不同的范畴、概念组织在一起，从而形成一个相对完整的思想，加以理解和掌握，达到认识的目的。因此，思维结构既是人的一种认知结构，又是人运用范畴、概念去把握客体的能力结构。

2.思维能力

人的智能以潜质形式深藏于人的大脑之中，只有通过一定形式的教化开发才能最终形成人的各项能力，其中就包括人的思维能力。所谓思维能力就是人们通常所说的“遇到问题去想一想”的能力。它是通过分析、综合、概括、抽象、比较、具体化和系统化等一系列思考过程，对感性材料进行加工并转化为理性认识以及解决问题的能力。人们认识问题、分析问题、解决问题或者说学习活动、创造活动都离不开思维。思维能力包括理解力、想象力、分析力、综合力、比较力、概括力、抽象力、论证力、判断力、推理力等能力。思维能力是人的智慧的核心，它参与并支配着一切智力活动。

二、思维能力的表现

思维能力是人的智能的综合体现（包含智力和非智力因素），主要表现于行为人的言语和行为中。而一位老年人思维能力的强弱就体现在他思考问题或者处理问题的活动过程之中，既包括他对事物（或问题）的反应的速度时效、深刻程度和熟练程度，又包括他对事物（或问题）变化发展的预测程度以及解决问题的创造性程度。

任务七　认知障碍老年人定向力训练

子任务1　时间定向力训练

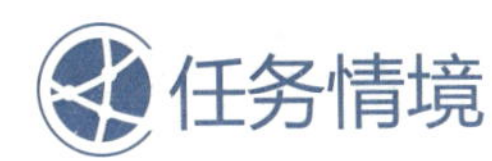

任务情境

李奶奶，81岁，刚退休时，身体健康，经常参加社区活动，讲究家居整洁，爱收拾。去年，性格和行为出现异常变化：经常忘记时间，分不清上午还是下午，经常忘记吃饭和睡觉的时间；有时月份和季节都能搞错，明显地表现在穿错衣服方面。随着病情发展，变得无法按照正常的方式看时钟的时间，更无法理解时间的意义。

任务实施

一、任务流程

任务分析——工作准备——训练实施——效果评价

二、实施步骤

（一）任务分析

1.主要健康问题

序号	主要健康问题
1	时间定向力下降：经常忘记时间
2	日常生活活动能力下降：无法在正常的时间进行吃饭、睡觉和在恰当季节穿适合的衣服

2.主要目标措施及依据

主要目标措施	依据
指导李奶奶进行时间定向力训练	改善李奶奶对时间的识别能力，能在正确的时间做适合的事情

（二）工作准备

1.物品准备

序号	名称	单位	数量	备注
1	木盘	个	1	有时间刻度
2	木纽	个	若干	红、黑色；或者纸质表盘

2.环境与人员准备

序号	项目	准备
1	环境	（1）选择比较安静、宽敞、明亮的适宜的活动室或李奶奶房间 （2）室内温度不要过冷或过热，一般在22～26℃
2	照护员	（1）熟悉与李奶奶的沟通技巧和异常行为应对方法 （2）熟悉时间定向力训练的方法和注意事项 （3）提前与家属或李奶奶沟通，征得李奶奶参加活动的同意

续表

序号	项目	准备
2	照护员	（4）了解李奶奶的喜好、身体情况等 （5）仪表良好，着装整齐、卫生
3	失智老年人	评估李奶奶情绪是否稳定，是否能进行正常沟通，理解照护人员的表达，能配合完成训练

（三）训练实施

步骤	内容	为失智老年人进行时间定向力训练的技能操作要求
工作前准备	沟通与评估	（1）征得李奶奶同意，了解李奶奶参与活动需求 （2）评估李奶奶身心状况
	用物准备	准备用物，检查性能
步骤1	训练活动导入	（1）成员介绍：照护员自我介绍 （2）活动介绍：向李奶奶说明要开展活动的名称、内容、流程、时间 “李奶奶，您看，这是我们今天游戏要使用的物品，我们一起使用它，时间一般为10分钟左右。好吗？”取得李奶奶同意，并表示感谢
步骤2	训练活动示范	（1）介绍与示范：向李奶奶示范正确认识时间的方法，并将红、黑两色木纽分别插入刻度盘上相应的孔中 （2）讲述进行时间定向力训练的注意事项 正确使用沟通的方法完成示范，并鼓励李奶奶自己完成（也可以将纸质的时针、分针分别指向正确的时间即可） 可以使用“李奶奶，我做一下，您做一下，可以吗？”“奶奶，是觉得有点难么？我再给您示范一次。”“没关系，您再试一下。”“对，您自己可以做好的”等沟通语言，也可以使用微笑、目光对视等非言语沟通方式
步骤3	训练活动开展与指导	（1）训练与指导：带领李奶奶进行时间定向力训练。过程中要适时使用鼓励等技术，保证李奶奶能完成训练。可以进行反复训练，时间一般为10分钟左右。照护员观察并适时协助 （2）活动小结：李奶奶分享参与感受，照护员肯定李奶奶的表现，可以预约下一次训练时间
步骤4	活动结束	（1）“李奶奶，我们一起来把桌子上的东西收拾一下吧。”指导和陪同老年人把训练物品整理和收起 （2）照护员记录李奶奶训练的成绩和情绪的表现，为下次训练难度的设定提供帮助
注意事项		（1）操作前评估李奶奶身体情况，了解其时间定向力的状况 （2）操作前提前设计交流沟通的方式，以取得李奶奶信任与配合 （3）操作全过程要耐心、细致、注意安全，体现尊重和人文关怀。注意保护隐私，避免李奶奶尴尬

（四）效果评价

（1）主观评价　通过进行时间定向力训练，李奶奶的时间定向力得到训练。能知悉自己所处的时间，行为符合所处时间状况，情绪明显改善、更稳定，睡眠情况改善。

（2）客观评价　在时间定向力评定量表上的评定结果有明显改进。

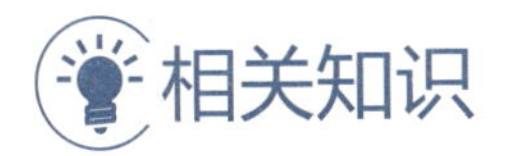

相关知识

一、定向力的概念

定向力是指个体对时间、地点、人物及自身状态的认知能力。对时间、地点和人物的认知能力也称之为对周围环境的定向力，对自身状态的认知能力也称之为自我定向力。

二、时间定向障碍的概念

指认知障碍老年人分不清自己当时所处时间的概念，分不清具体时间，如分不清上午、下午、白天或晚上等，严重者四季也分不清。

子任务2　空间定向力训练

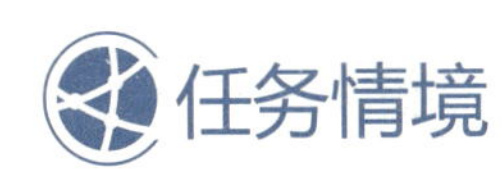

任务情境

王奶奶，80岁，去年一次外出买菜时迷路，与女儿联系后，在女儿引导下才回到家。回到家能自述家的位置，记忆力没问题，但是无法获知自己买菜时所处位置，能够记得家庭位置，却不知道如何才能走回家，找不着家时很恐慌。近几个月有加重倾向，反复几次走丢，甚至出现在自己家里说是在别人家中的情况。

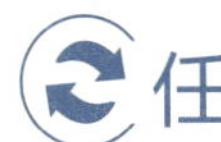

任务实施

一、任务流程

任务分析——工作准备——训练实施——效果评价

二、实施步骤

（一）任务分析

1.主要健康问题

序号	主要健康问题
1	地点定向力下降：经常性走丢，无法辨清自己所处的位置，甚至错认
2	日常生活活动能力下降：无法自己外出购物（买菜等）
3	异常行为与情绪：走丢、迷路，走丢时感到恐慌

2.主要目标措施及依据

序号	主要目标措施	依据
1	指导王奶奶进行空间定向力训练	改善王奶奶对地点的识别能力
2	指导王奶奶完成日常生活事件	改善王奶奶的日常生活活动能力，能独立完成生活中的相关事情

（二）工作准备

1.物品准备

名称	单位	数量	备注
木盘	块	1	上面有不同的动物及各种动物的家

2. 环境与人员准备

序号	项目	准备
1	环境	（1）选择比较安静、宽敞、明亮的适宜的活动室或王奶奶房间 （2）室内温度不要过冷或过热，一般在 22 ～ 26℃
2	照护员	（1）熟悉与王奶奶的沟通技巧和异常行为应对方法 （2）熟悉地点定向力训练的方法和注意事项 （3）提前与家属或王奶奶沟通，征得王奶奶参加活动的同意 （4）了解王奶奶的喜好、身体情况等 （5）仪表良好，着装整齐、卫生
3	失智老年人	（1）神志清醒，情绪稳定 （2）理解照护员的表达，能配合完成训练

（三）训练实施

步骤	内容	为失智老年人进行空间定向力训练的技能操作要求
工作前准备	沟通与评估	（1）征得王奶奶同意，了解王奶奶参与活动需求 （2）评估王奶奶身心状况
	用物准备	准备用物，检查性能
步骤1	训练活动导入	（1）成员介绍：照护员自我介绍 （2）活动介绍：向王奶奶说明要开展活动的名称、内容、流程、时间 “王奶奶，您看，这是我们今天游戏要使用的物品，我们一起使用它，时间一般为 30 分钟左右。好吗？”取得王奶奶同意，并表示感谢
步骤2	训练活动示范	（1）介绍与示范：向王奶奶示范如何将每种动物送到自己家 （2）讲述进行空间定向力训练的注意事项 正确使用沟通的方法完成示范，并鼓励王奶奶自己完成 可以使用“王奶奶，我做一下，您做一下，可以吗？”“奶奶，是觉得有点难么？我再给您示范一次。”“没关系，您再试一下。”“对，您自己可以做好的”等沟通语言，也可以使用微笑、目光对视等非言语沟通方式
步骤3	训练活动开展与指导	（1）训练与指导：带领王奶奶进行地点定向力训练。过程中要适时使用鼓励等技术，保证王奶奶能完成训练。可以进行反复训练，时间一般为 30 分钟左右。照护员观察并适时协助 （2）活动小结：王奶奶分享参与感受，照护员肯定王奶奶的表现，可以预约下一次训练时间。
步骤4	活动结束	（1）“王奶奶，我们一起来把桌子上的东西收拾一下吧。”指导和陪同王奶奶把训练物品整理和收起 （2）照护员记录王奶奶训练的成绩和情绪表现，为下次训练难度的设定提供帮助
注意事项		（1）操作前评估王奶奶身体情况，了解其空间定向力的状况 （2）操作前提前设计交流沟通的方式，以取得王奶奶信任与配合 （3）操作全过程要耐心、细致、注意安全，体现尊重和人文关怀。注意保护隐私，避免王奶奶尴尬

（四）效果评价

（1）主观评价　奶奶全程配合度较高。在整个训练过程中，训练强度循序渐进，持之以恒的康复训练对空间定向障碍老年人的认知功能有暂缓发展的作用。

（2）客观评价　在空间定向力评定量表上的评定结果有明显改进。

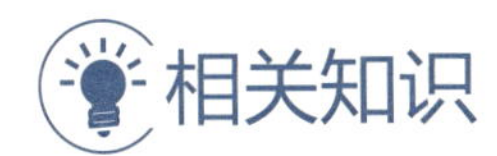

相关知识

空间定向障碍：指认知障碍老年人无法分辨自己所在的具体地点，如把养老机构认成自己的家，把过去居住的地方当成自己的新家等。

子任务3　综合定向力训练

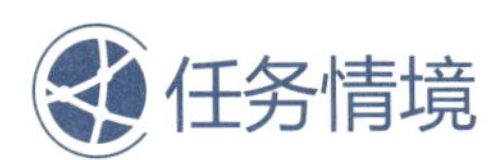

任务情境

李奶奶，82岁，在养老机构居住，医院诊断为轻度失智。患病初期表现为健忘、经常丢三落四、出门忘记锁门、买菜忘记带钱包、经常性走失等，但是通过家人提醒可以改善，后来症状逐渐加重。目前主要表现为忘记自己的姓名和年龄，不知道自己曾经的工作单位名称，忘记照护者名字，有时忘记自己所处的时间，偶尔有反复询问的行为。

任务实施

一、任务流程

任务分析——工作准备——训练实施——效果评价

二、实施步骤

（一）任务分析

1. 主要健康问题

序号	主要健康问题
1	记忆力障碍：忘记自己的姓名和年龄，不知道工作单位名称，忘记照护者名字，不知道自己在哪里、现在是什么时间
2	异常行为：走失，有时时间颠倒

2. 主要目标措施及依据

主要目标措施	依据
腹式呼吸生物反馈训练综合定向力	引导李奶奶复述不同排列组合的数字，增强李奶奶对数字的认识，扩大李奶奶短期记忆容量

（二）工作准备

1. 物品准备

序号	名称	单位	数量
1	椅子	个	2
2	茶几	个	1
3	生物反馈仪	套	1
4	记录手册	本	1

2. 环境与人员准备

序号	项目	准备
1	环境	（1）选择比较安静、宽敞、明亮的适宜的活动室或李奶奶房间 （2）室内温度不要过冷或过热，一般在 22 ～ 26℃
2	照护员	（1）熟悉与李奶奶的沟通技巧和异常行为应对方法 （2）熟悉综合定向力训练的方法和注意事项 （3）提前与家属或李奶奶沟通，征得李奶奶参加活动的同意 （4）了解李奶奶的喜好、身体情况等 （5）仪表良好，着装整齐、卫生
3	失智老年人	（1）神志清醒，情绪稳定 （2）理解照护员的表达，能配合完成训练

（三）训练实施

步骤	内容	为失智老年人进行综合定向力训练的技能操作要求
工作前准备	沟通与评估	（1）征得李奶奶同意，了解李奶奶参与活动需求 （2）评估李奶奶身心状况。
	用物准备	准备用物，检查性能
步骤1	训练活动导入	（1）成员介绍：照护员自我介绍 （2）活动介绍：向李奶奶说明训练的名称、内容、流程、时间 “李奶奶，您看，这是我们今天训练要使用的物品，我们一起使用它，时间一般为 40 分钟左右。好吗？”取得李奶奶同意，并表示感谢
步骤2	训练活动示范	（1）介绍与示范：向李奶奶示范如何进行腹式呼吸 （2）讲述进行综合定向力训练的注意事项 正确使用沟通的方法完成示范，并鼓励李奶奶自己完成 可以使用“李奶奶，我做一下，您做一下，可以吗？”“奶奶，是觉得有点难么？我再给您示范一次。”“没关系，您再试一下。”“对，您自己可以做好的”等沟通语言，也可以使用微笑、目光对视等非言语沟通方式
步骤3	训练活动开展与指导	（1）训练与指导：带领李奶奶通过生物反馈仪反馈情况进行放松训练。训练过程中，要适时使用鼓励等技术，保证李奶奶能完成训练。照护员观察并适时协助 （2）活动小结：肯定和赞扬李奶奶的积极参与和表现，可以预约下一次训练时间
步骤4	活动结束	（1）“李奶奶，我们一起来把物品收拾一下吧。”指导和陪同李奶奶把训练物品整理和收起 （2）照护员记录李奶奶训练的成绩和情绪表现，为下次训练难度的设定提供帮助

续表

步骤	内容	为失智老年人进行综合定向力训练的技能操作要求
注意事项		（1）操作前熟悉李奶奶的行为习惯，根据李奶奶的认知程度、兴趣爱好、职业特征等制订李奶奶的训练方案 （2）操作前评估李奶奶身体情况、情绪状态和意愿，无意愿不可强迫。训练过程中，若老年人丧失兴趣，先中断，观察 2 ～ 3 分钟，如仍不配合可终止 （3）若李奶奶不配合，要及时与老年人沟通并取得配合 （4）训练过程注意鼓励李奶奶积极训练，要坚持才能有良好的效果

（四）效果评价

（1）主观评价　通过进行腹式呼吸生物反馈训练综合定向力，李奶奶的定向力得到训练。老人情绪明显改善，睡眠情况改善，能比较准确地知悉自己所处的季节、日期及地点，并有相对正确的行为。

（2）客观评价　在定向力评定量表上的评定结果有明显改进。

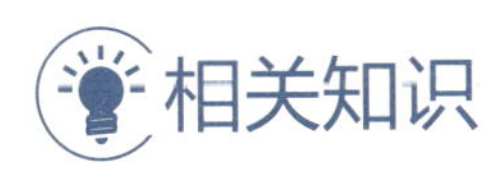

相关知识

一、腹式呼吸生物反馈

腹式呼吸生物反馈也称为“腹式呼吸+生物反馈”。呼吸反馈(也称呼吸训练）是一种主要的生物反馈方法，让受训者有意识地按照一定的呼吸模式(如频率、深度、呼气与吸气时间比、胸式或腹式等)进行呼吸训练，同时利用生物反馈科学技术把人体平时不能感知的生理信息加以处理和放大，以机体能感知和理解的视听觉等方式呈现出来，从而发挥心理对生理的调节作用，实现生理功能平衡，达到预防和治疗各种身心疾病的目的。

二、腹式呼吸生物反馈法操作过程

1. 准备阶段

要求老年人选择一个舒服的坐姿，挺直脊背，全身放松。

2. 吸气阶段

用鼻子吸气，保持慢吸气3 ～ 5秒，直到肺部已充满空气。吸气的时候肩膀不动，并感到腹部向外移动。

3. 呼气阶段

用鼻子缓慢呼气3 ～ 5秒，在呼气的同时，膈肌靠近腹部。

4. 记录、观察生物反馈仪数据

认真、仔细地观察、记录生物反馈仪的反馈情况。

5. 反复训练

重复呼吸气训练，认真观察生物反馈数据，直至数据反馈在正常值范围之内。

项目三
活动功能维护

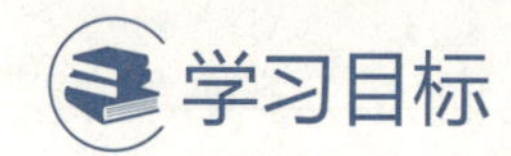

学习目标

一、知识目标

1. 掌握失智老年人床上体位转移的相关知识。
2. 熟悉失智老年人四肢被动活动的相关知识。
3. 熟悉失智老年人四肢主动活动的相关知识。
4. 掌握失智老年人床椅转移和轮椅转运的相关知识。
5. 掌握失智老年人手杖使用的相关知识。
6. 了解失智老年人肢体按摩的相关知识。

二、技能目标

1. 掌握失智老年人床上体位转移技能操作。
2. 熟悉失智老年人四肢被动活动技能操作。
3. 熟悉失智老年人四肢主动活动技能操作。
4. 掌握失智老年人床椅转移和轮椅转运技能操作。
5. 掌握失智老年人手杖使用技能操作。
6. 熟悉失智老年人肢体按摩技能操作。

三、思政与职业素养目标

1. 对失智老年人进行操作时，拥有良好的沟通技巧，具备分析问题、解决问题、有效传递信息并做出正确判断的工作能力。

2. 具备关心、理解失智老年人感受的职业情感。

3. 重视团队合作，提高专业技能水平，在操作过程中体现对失智老年人尊重和人文关怀的职业作风。

任务一　协助失智老年人床上体位转移

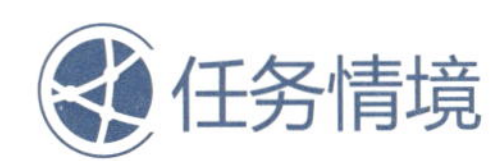

冯爷爷，男，85岁，丧偶。5年前诊断为阿尔茨海默病，1年前，在浴室洗澡时不慎摔伤，左侧股骨颈骨折，经过积极治疗，冯爷爷病情趋于平稳，但是日常活动能力严重下降，不能下地行走，目前处于长期卧床状态。冯爷爷老伴3年前去世，有一儿一女，但因工作忙，没有时间照顾爷爷，遂将冯爷爷送到养老院接受照护。经评估，冯爷爷MMSE得分为8分，记忆力严重受损，但是理解能力尚可，情绪稳定。由于冯爷爷长期卧床，不能自行挪动身体，为预防压疮，使老人舒适，需照护员协助冯爷爷进行体位转移。

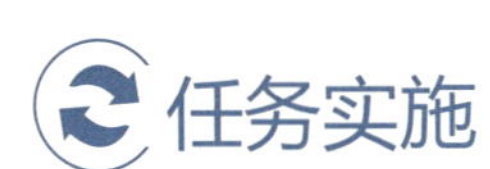

一、任务流程

任务分析——工作准备——照护实施——效果评价

二、实施步骤

（一）任务分析

1. 主要健康问题

序号	主要健康问题
1	生活自理能力下降：长期卧床，身体不能自主活动
2	有发生压疮的危险：长期卧床，局部皮肤受压
3	MMSE 评估 8 分，属重度失智

2. 主要照护目标及依据

主要照护目标	目标依据
协助失智老年人床上体位转移	老年人长期卧床，为防止出现各种并发症，需要经常更换体位，以促进血液循环并增加肺活量和肌肉活动，并防止丧失活动能力，预防压疮

（二）工作准备

1. 物品准备

序号	名称	单位	数量	备注
1	压疮评分表	份	1	评估老年人压疮风险
2	床	张	1	床性能良好，确定床处于固定状态
3	软枕	个	3	视老年人情况增加软枕数量
4	洗手液	瓶	1	
5	记录单	张	1	
6	笔	支	1	

2. 环境与人员准备

序号	人员	准备
1	环境	安静、宽敞，温度适宜，关闭门窗
2	照护员	（1）着装整洁，用七步洗手法洗净双手 （2）掌握床上体位转移技术的操作方法 （3）提前与老年人及家属沟通，取得理解与配合
3	失智老年人	意识清楚、情绪稳定，能够理解和配合操作

（三）照护实施

步骤	流程	单人协助失智老年人床上体位转移的技能操作要求
步骤1	评估与沟通	（1）评估：失智老年人的意识状态、身体状况、皮肤完整性、理解和配合程度 （2）沟通：告诉老年人体位转移的目的，以取得配合
步骤2	操作流程（图3-1）	（1）摆放体位：照护员将老年人的头偏向一侧，嘱咐老年人双手交叉放于腹部，双下肢伸直或双膝屈曲、双足支撑于床面上 （2）协助翻身：照护员站在床的一侧，嘱老年人将身体移向照护员，照护员一手扶托老年人的肩部，另一手扶托老年人的膝盖部。将老年人双膝倒向一侧，背部向照护员，呈侧卧位 （3）保持侧卧位：用软枕或体位垫支撑老年人背部，必要时在膝下、手肘处垫小的软枕。使老年人躺卧舒适后，整理好床单位
步骤3	整理记录	（1）协助老年人摆放舒适体位、盖好盖被，拉起床档，避免坠床 （2）照护员洗手，记录床上转移的时间及老年人的身体状态
注意事项		（1）体位转移前，消除老年人的紧张情绪，以配合转移 （2）体位转移前，对失智老年人全面评估，以确定转换的方式和力度大小 （3）体位转移时，动作轻稳、准确，以确保老年人安全、舒适 （4）体位转移老年人时避免拖、拉、拽等动作，以免局部皮肤摩擦，出现压疮 （5）为带有导管（如胃管、导尿管等）的老年人进行体位转移时，要先妥善固定导管，翻身后检查导管有无脱落、移位、扭曲、受压等，保持导管在位通畅 （6）体位转移过程中，照护员应随时询问老年人的感受，注意观察老年人的面色、表情，一旦出现异常应立即停止操作，恢复先前的体位 （7）体位转移后，注意不要让睡衣和床单出现皱褶，及时为老年人盖好棉被，避免受凉

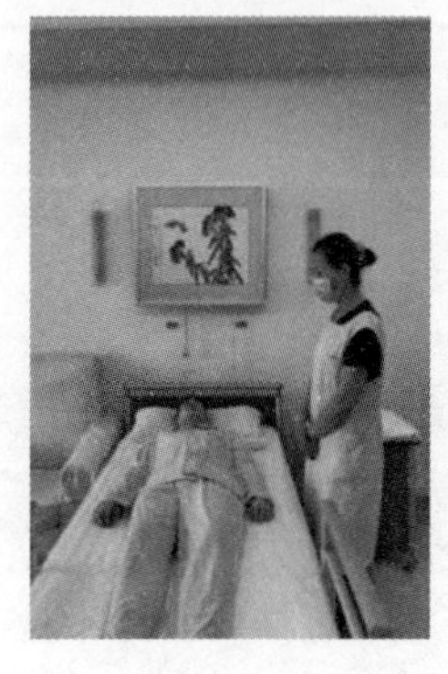
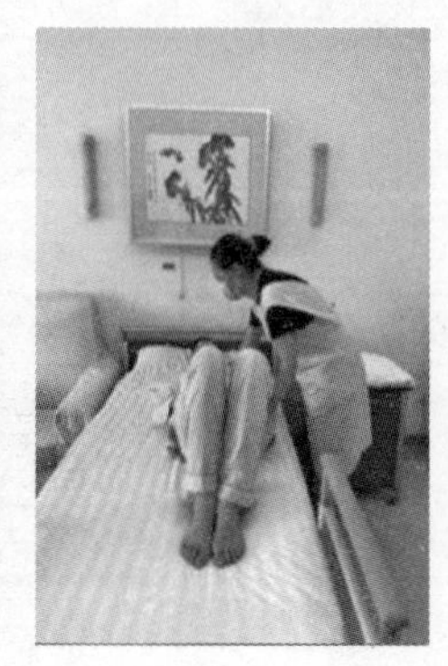
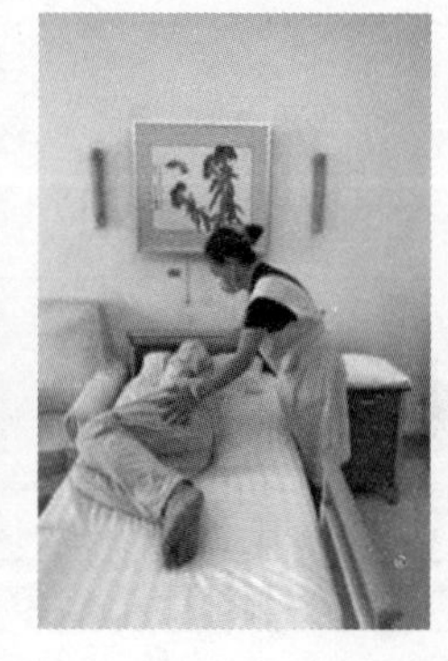
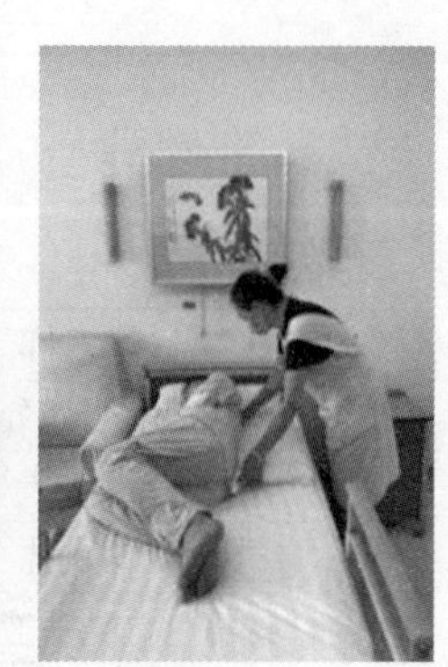

图3-1　单人协助失智老年人床上体位转移

步骤	流程	双人协助失智老年人床上体位转移的技能操作要求
步骤1	评估与沟通	（1）评估：失智老年人的意识状态、身体状况、理解和配合程度 （2）沟通：与老年人沟通，告诉老年人为什么要进行体位转移，以取得老年人配合
步骤 2	操作流程图（3-2）	（1）摆放体位：将老年人的头偏向一侧，嘱咐老年人双手交叉放于腹部，双下肢伸直或双膝屈曲、双足支撑于床面上 （2）使老年人移向近侧：两人站在老年人的同一侧，一人托住老年人颈肩部和腰部，另一人托住老年人臀部和腘窝部，两人同时将老年人向自己近侧移动 （3）两人配合使老年人体位转移：托住老年人的肩部、腰部、臀部和膝盖等部位，两人同时发力轻推老年人，使老年人面向对侧 （4）保持侧卧位：用软枕或体位垫支撑老年人背部，必要时在膝下、手肘处垫小的软枕，使老年人躺卧舒适后，整理好床单位
步骤3	整理记录	（1）协助老年人摆放舒适体位、盖好被子，拉起床档 （2）洗手，记录床上转移的时间及老年人的身体状态
注意事项		（1）体位转移前，消除老年人的紧张情绪，以配合转移 （2）体位转移前，对失智老年人全面评估，以确定转换的方式和力度大小 （3）体位转移时，动作轻稳、准确，以确保老年人安全、舒适 （4）两人要相互配合，同时用力翻动老年人 （5）体位转移老年人时，避免拖、拉、拽等动作，以免局部皮肤摩擦出现压疮 （6）为带有导管（如胃管、导尿管等）的老年人进行体位转移时，要先妥善固定导管，翻身后检查导管有无脱落、移位、扭曲、受压等，保持导管在位通畅 （7）体位转移过程中，照护员应随时询问老年人的感受，注意观察老年人的面色、表情，一旦出现异常应立即停止操作，恢复先前的体位 （8）体位转移后，注意不要让睡衣和床单出现皱褶，及时为老年人盖好棉被，避免受凉

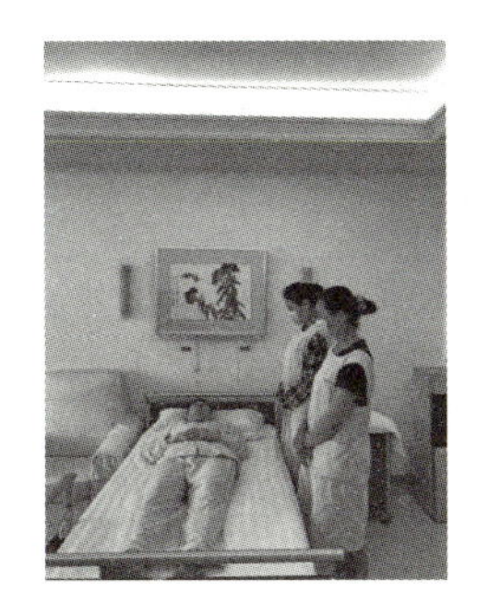 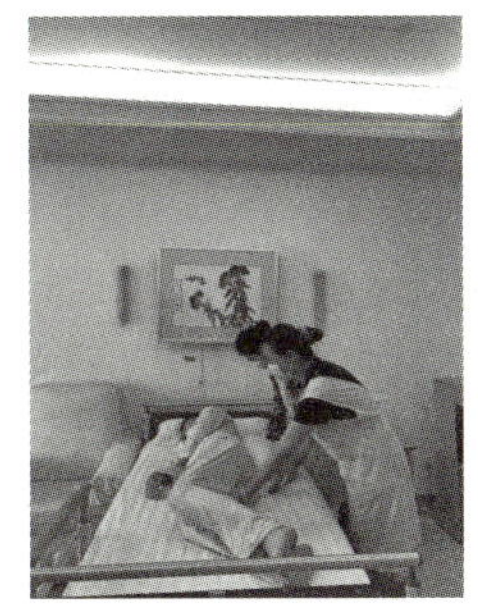 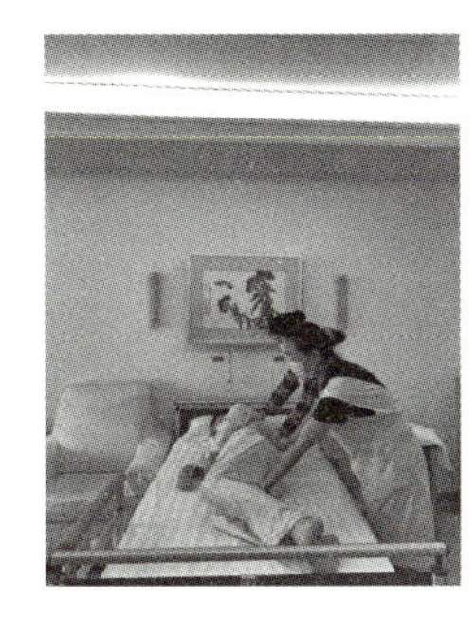 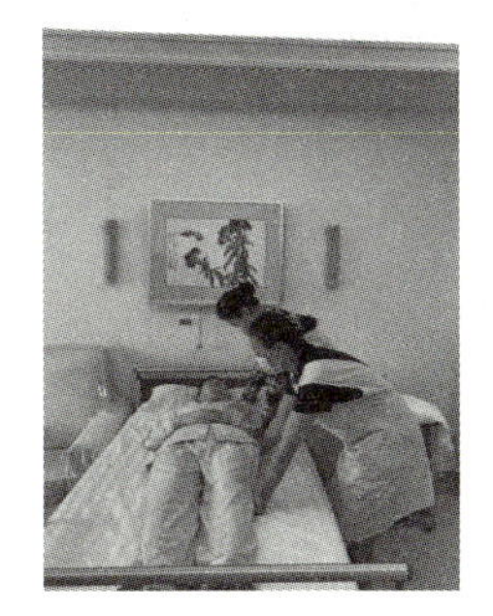

图3–2 双人协助失智老年人床上体位转移

（四）效果评价

照护员能够应用体位转移技术，为冯爷爷安全地进行了床上更换体位，无压疮发生，使老年人保持舒适。

延伸阅读：失智老年人体位与体位转移

延伸阅读：失智老年人功能位与休息位

延伸阅读：失智老年人压力性损伤及其评估分期

任务二　协助失智老年人床上四肢被动活动

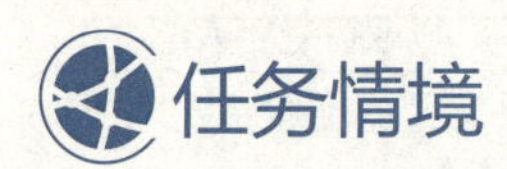

任务情境

李爷爷，79岁，于5年前开始出现记忆力下降，反应迟钝，说话不清楚。近半年来，症状日渐加重，已不认识自己的子女。不知道今天的日期，不能回答家庭住址，经常答非所问，不能叫出常用物品的名字，写不出一个完整的句子，MMSE评估4分。近1月来，李爷爷活动能力严重下降，卧床不起，四肢不能自主活动，为防止关节挛缩，照护员需为李爷爷进行床上四肢被动活动。

任务实施

一、任务流程

任务分析——工作准备——照护实施——效果评价

二、实施步骤

（一）任务分析

1. 主要健康问题

序号	主要健康问题
1	记忆下降：近半年来，症状日渐加重，已不认识自己的子女
2	认知能力下降：答非所问，不能叫出常用物品的名字
3	有关节僵硬的风险：卧床不起，四肢不能自主活动
4	MMSE 评估 4 分，属重度失智

2. 主要照护目标

主要照护目标	目标依据
协助卧床老年人进行床上四肢被动活动	李爷爷卧床不起，四肢不能完全伸直，为预防关节挛缩的发生

（二）工作准备

1. 物品准备

序号	名称	单位	数量	备注
1	床	张	1	床性能良好，确定床处于固定状态
2	洗手液	瓶	1	
3	记录单	张	1	
4	笔	支	1	

2. 环境与人员准备

序号	人员	准备
1	环境	安静、宽敞，避开老年人进餐、休息时间
2	照护员	（1）着装整洁、用七步洗手法洗净双手 （2）了解四肢被动活动的适应证，熟练掌握床上四肢被动活动的操作方法 （3）提前与老年人及家属沟通，取得理解与配合
3	失智老年人	评估老年人的身心状态，意识清楚、情绪稳定、能够配合操作

（三）照护实施

步骤	流程	协助卧床失智老年人进行四肢被动活动的技能操作要求
步骤1	评估与沟通	（1）评估：失智老年人的认知功能、身体状况、肢体活动能力、关节活动度等 （2）沟通：告诉爷爷及家人四肢被动活动的目的、方法，使爷爷能配合做被动活动
步骤2	操作流程	（1）肩关节被动活动 肩关节前屈：老年人仰卧位，照护员一手握住一侧肢体腕关节处，另一手握住肘关节稍上方，然后慢慢把上肢向前、向上高举过头（图3-3） 肩关节后伸：老年人侧卧位，照护员一手握住肘关节稍上方，另一手固定肩胛骨，然后慢慢把上肢向上、向后伸展（图3-4） 肩关节外展：老年人仰卧位，肘关节屈曲，照护员一手握住一侧上肢的上臂或肘部，另一手握住手部，缓慢地将老年人上肢向外侧伸展至与其躯干垂直，然后缓慢地回到原始部位（图3-5） 肩关节水平外展和内收：老年人仰卧位，肩关节外展90°，照护员一手握住一侧上肢的上臂或肘部，另一手握住手部，使肘关节、腕关节同时处于伸展位，缓慢地将患侧上肢由外侧运动至胸前，然后缓慢收回（图3-6）。 肩关节内旋和外旋：老年人仰卧位，肩外展90°、屈肘90°，照护员一手握住腕关节，另一手固定肘关节，以肘关节为轴，将老年人前臂向足的方向（内旋）（图3-7）、向头的方向（外旋）运动（图3-8） （2）肘关节被动活动 肘关节屈曲和伸展训练：老年人仰卧位，照护员一手握住腕关节处，另一手固定肘关节稍上方，做屈肘（图3-9）和伸肘（图3-10）运动 前臂旋转：老年人仰卧位，屈肘90°，照护员一手托住老年人肘后部，一手握住前臂远端，做向内转动前臂（图3-11）和向后转动前臂（图3-12）运动 （3）腕关节被动活动 照护员一手握持老年人前臂，另一手握持手指，做腕关节屈、伸、尺侧偏、桡侧偏运动，屈、伸手指运动，注意拇指各方向的被动运动 （4）髋关节被动活动 屈髋屈膝：老年人取仰卧位，照护员一手托住腘窝部，一手托住足跟，双手同时将下肢抬起，然后，托住腘窝的手放在膝关节外侧，做屈髋屈膝运动（图3-13） 髋外展：老年人仰卧位，下肢中立位，照护员一手放在腘窝处托住大腿，一手放在踝关节后方托住小腿，使髋关节外展（图3-14） 髋旋转：老年人仰卧位，照护员将老年人下肢托起至屈膝90°，一手放在膝关节外侧，防止大腿外展，一手托起小腿做向外（髋外旋，图3-15）或向内（髋内旋，图3-16）运动 （5）膝关节被动活动 老年人仰卧位，做膝关节屈、伸运动，照护员一手扶持老年人膝部后方，另一手握持踝部上方做内旋、外旋运动 （6）踝关节被动活动 踝背伸：老年人仰卧位，踝中立，照护员一手握住小腿远端，一手托住足跟，并用前臂掌侧抵住老年人足跟，将足压向头端，同时手将足跟稍向远端牵引 踝跖屈：老年人仰卧位，脚踝保持中立，照护员一手握住老年人小腿远端，一手按住足背，将足背稍向下牵引

续表

步骤	流程	协助卧床失智老年人进行四肢被动活动的技能操作要求
步骤2	操作流程	踝关节外翻 - 内翻：老年人仰卧位，一手握住踝关节的上端，并向下轻按以固定下肢，另一手握住老年人同侧足的中上部，并向外侧移动踝关节，恢复起始位，向内侧移动踝关节 （7）“爷爷，关节活动结束了，您现在感觉怎么样？”老人答很舒服，“我现在扶您躺好，这样躺着舒服吗？您还有其他需要吗？”
步骤3	整理记录	（1）活动结束后协助老年人摆放舒适体位 （2）记录四肢被动活动的时间、内容、次数、关节的活动变化、老年人的反应
注意事项		（1）活动顺序依次是肩、肘、腕、手指、髋、膝、踝和足趾关节 （2）操作应缓慢，力量适度，以老年人不痛为度，出现疼痛、疲劳、痉挛时及时停止操作 （3）活动前，选择放松舒适的体位 （4）活动时，照护员一手保护关节近端，另一手支持关节远端，动作缓慢柔和，有力度，关节活动度逐渐增大，活动到最大时做短暂维持。先做健侧、后做患侧，在无痛状态下完成全关节活动范围的运动，每种运动以 3~5 次为宜

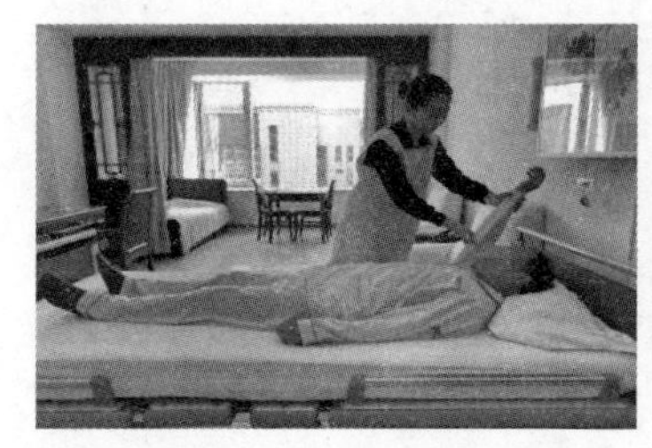

图3-3　肩关节前屈

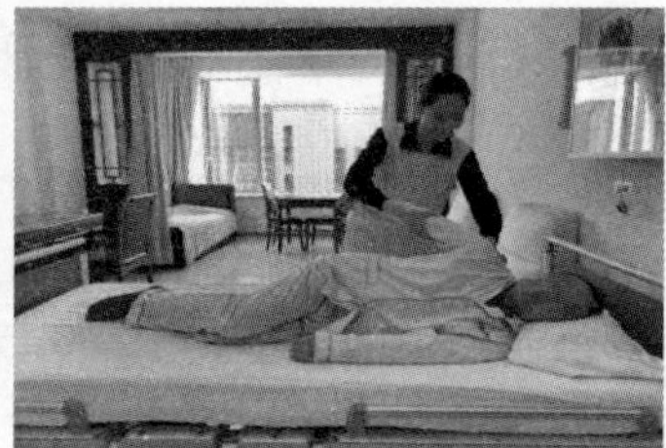

图3-4　肩关节后伸

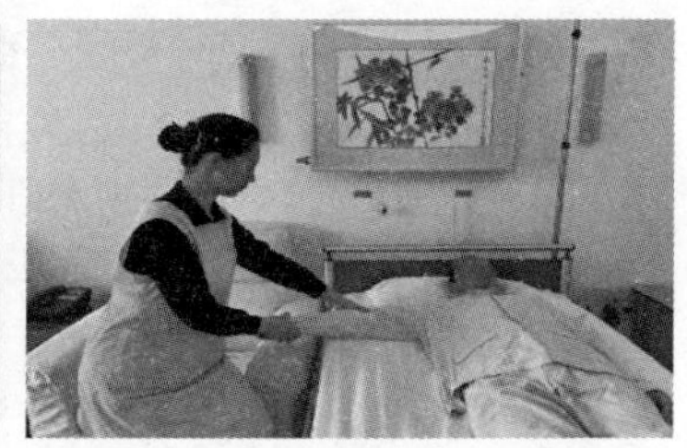

图3-5　肩关节外展

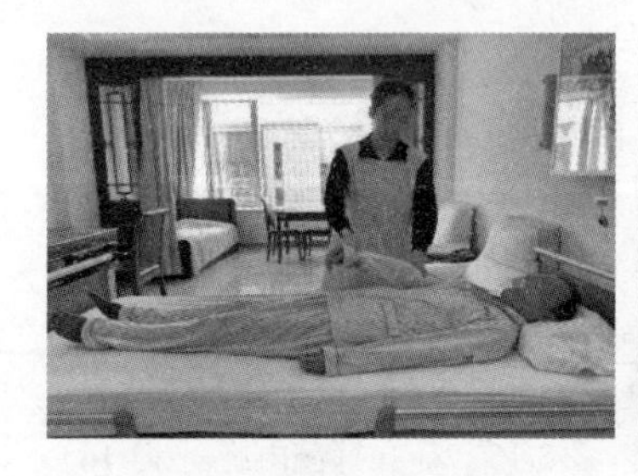

图3-6　肩关节内收

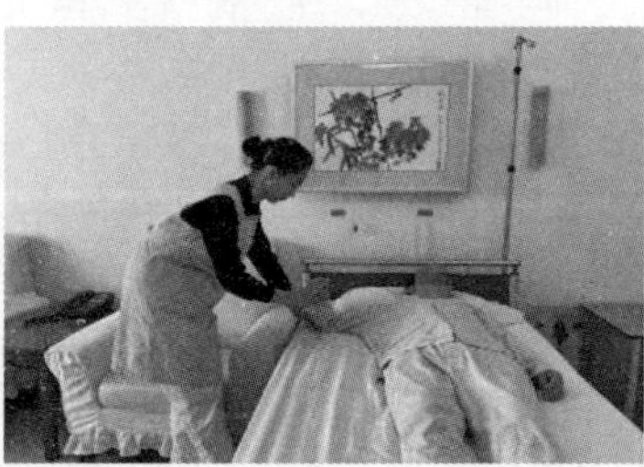

图3-7　肩关节内旋

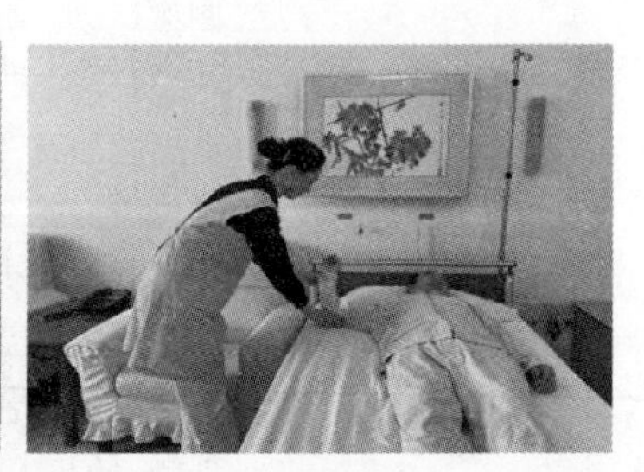

图3-8　肩关节外旋

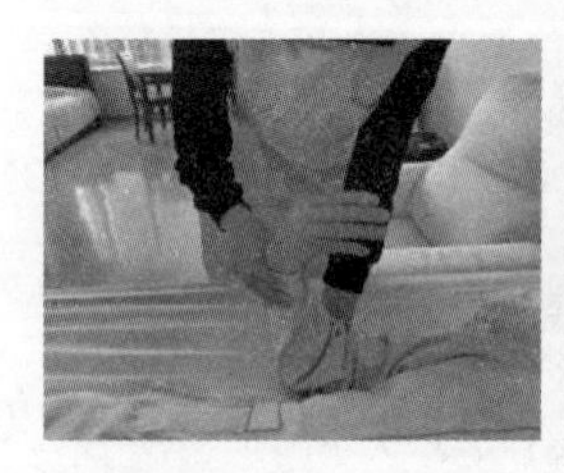

图3-9　肘关节屈曲

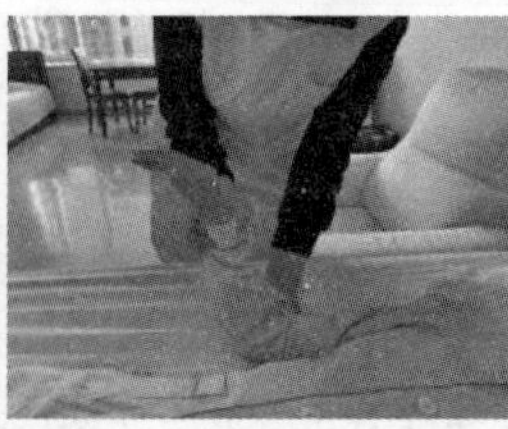

图3-10　肘关节伸展

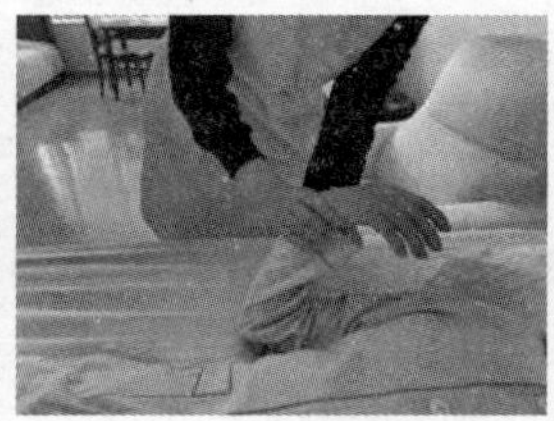

图3-11　前臂旋前

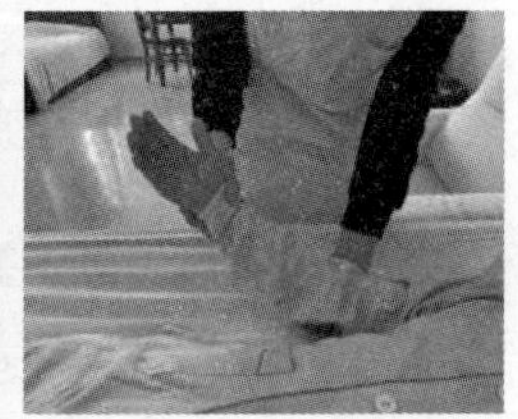

图3-12　前臂旋后

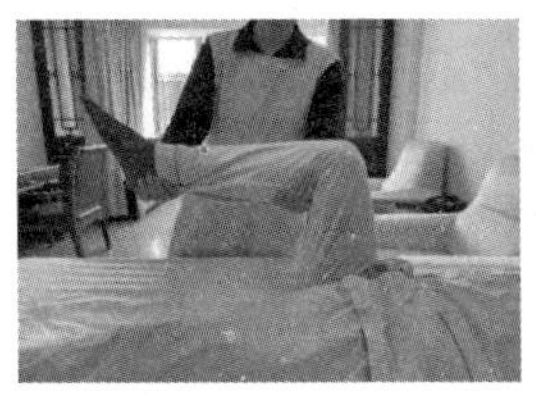
图3-13　屈髋屈膝

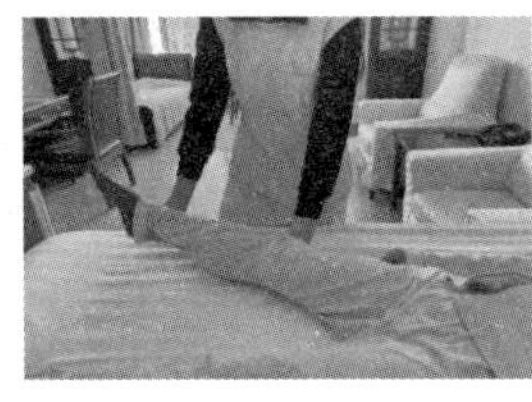
图3-14　髋外展

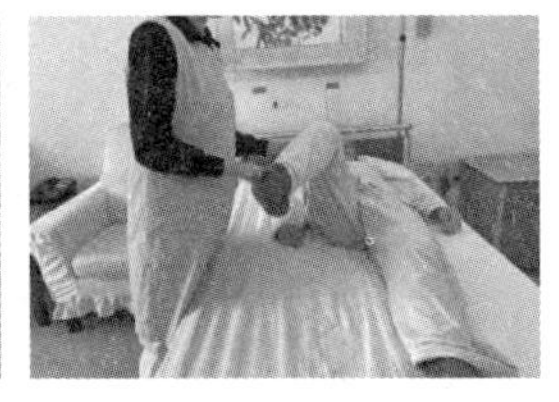
图3-15　髋外旋

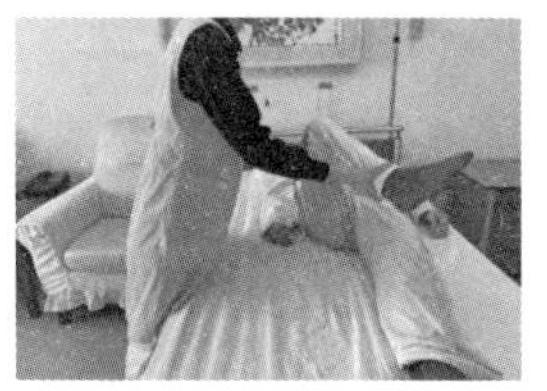
图3-16　髋内旋

（四）效果评价

照护员熟练协助李爷爷进行了床上四肢被动活动，预防了关节挛缩的发生。

延伸阅读：失智老年人肢体被动运动

任务三　协助失智老年人床上四肢主动活动

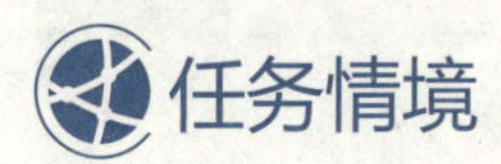

任务情境

王奶奶，79岁，患有高血压病十余年，于5年前开始出现记忆力下降、反应迟钝、说话不清楚，诊断为阿尔茨海默病。2个月前突发脑卒中，右侧肢体肌力、肌张力降低，腱反射减弱，意识清楚。近日，肢体活动力量增强，右上肢可以抬起，右侧下肢可以沿床面做平移动作。为了更好地促进王奶奶肢体功能康复，医生建议王奶奶进行床上肢体主动活动。作为照护员，请指导协助王奶奶进行床上四肢主动活动训练。

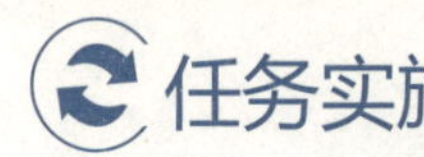

任务实施

一、任务流程

任务分析——工作准备——照护实施——效果评价

二、实施步骤

（一）任务分析

1. 主要健康问题

序号	主要健康问题
1	生活自理能力下降：右侧肢体瘫软无力，卧床不起
2	肢体活动能力下降：肌力、肌张力下降
3	有发生压疮的危险：脑卒中后长期卧床

2. 主要照护目标及依据

主要照护目标	目标依据
协助王奶奶进行床上四肢主动活动	脑卒中后右侧肢体肌力、肌张力降低

（二）工作准备

1. 物品准备

序号	名称	单位	数量
1	床	张	1
2	洗手液	瓶	1
3	肌力评估表	张	1
4	记录单	张	1
5	笔	支	1

2. 环境与人员准备

序号	人员	准备
1	环境	安静、宽敞，避开老年人进餐、休息时间
2	照护员	（1）着装整齐，用七步洗手法洗净双手 （2）了解老年人所患疾病的相关知识，能够正确评估老年人的身体状况及肌力，掌握床上四肢主动活动的操作方法

续表

序号	人员	准备
2	照护员	（3）提前与老年人及家属沟通，取得理解与配合
3	失智老年人	意识清楚、情绪稳定、能够理解和配合操作

（三）照护实施

步骤	流程	协助卧床失智老年人进行四肢主动活动的技能操作要求
步骤1	评估与沟通	（1）评估：失智老年人的认知功能、疾病相关的症状、肢体活动情况及肌力等 （2）沟通：告诉奶奶为什么要进行肢体的主动活动，示范并教奶奶主动活动的方法，以使其配合
步骤2	操作流程	（1）双手手指叉握的自我运动 嘱老年人双手交叉握住，患侧手拇指置于健侧手拇指之上（Bobath握手动作），用健侧上肢带动患侧上肢进行运动，双侧肘关节伸展，使双上肢充分前伸，尽可能抬起上肢，上举至头顶上方（图3-17） 通过此运动可以防止或减轻患侧上肢出现失用性肌萎缩，维持肩、肘关节活动度，防止上肢挛缩 （2）桥式运动 向老年人解释，取得老年人同意及配合。嘱老年人仰卧位躺好，上肢放在身体两侧，双腿屈曲，脚踏床，然后将臀部主动抬起，并保持骨盆呈水平位，维持一段时间后慢慢地放下。照护员可帮助老年人抬臀 桥式运动可训练腰背肌群、伸髋的臀大肌和屈膝的股二头肌，可有效防止立位时因髋不能充分伸展而出现的臀部后突等异常姿势，因患侧屈膝困难使患肢过长而“画圈”等异常步态，以及因膝关节不稳出现膝打软、跌倒等现象。根据老年人的能力，可以将桥式运动分为双侧桥式运动和单侧桥式运动（图3-18） （3）主动向健侧翻身训练 征得老年人同意，以取得老年人配合。老年人仰卧，做Bobath握手动作，肘关节伸直，头转向健侧。由健侧上肢、躯干带动患侧上肢及躯干翻向健侧，同时，健侧屈膝，健腿插入患腿下方，钩住患侧小腿，在健侧下肢的带动下，使骨盆和患侧下肢转向健侧 照护员在旁适当给予患侧肩部支持，使双上肢和躯干一起翻向健侧（图3-19） （4）主动向患侧翻身训练 征得老年人同意，以取得老年人配合。老年人仰卧位，做Bobath握手动作，肘关节伸直，头转向患侧。健侧下肢屈曲，足蹬踏床面，着力点在外侧，向患侧用力。两上肢左右侧向摆动，当摆向患侧时，顺势将身体翻向患侧（图3-20） （5）抱膝运动 征得老年人同意，以取得老年人配合。嘱老年人仰卧，双腿屈膝，双手手指交叉握住，将头抬起，轻轻前后摆动，使下肢更加屈曲，照护员帮助固定老年人患侧手，防止滑脱
步骤3	整理 记录	（1）摆放老年人肢体至舒适体位、盖好盖被，拉起床档，避免坠床 （2）照护员洗手，记录老年人活动的时间及身体状态
注意事项		（1）老年人四肢主动运动训练前，消除老年人的紧张情绪，以配合转移 （2）老年人四肢主动运动训练前，对失智老年人进行全面评估，以确定转换的方式和力度大小 （3）在老年人四肢主动运动训练过程中，照护员应随时询问老年人的感受，注意观察老年人的面色、表情，一旦出现异常应立即停止操作，恢复先前的体位

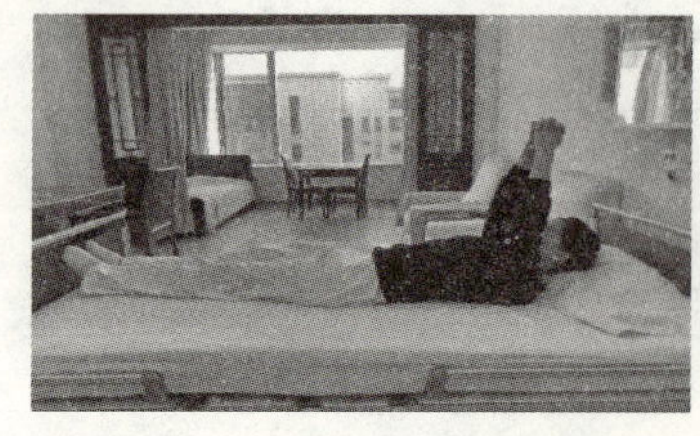

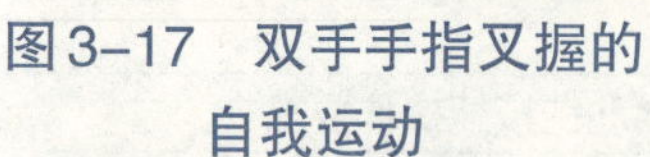
图3-17　双手手指叉握的自我运动

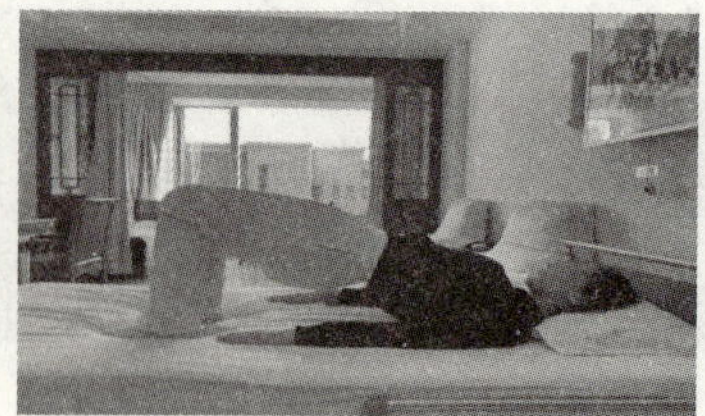
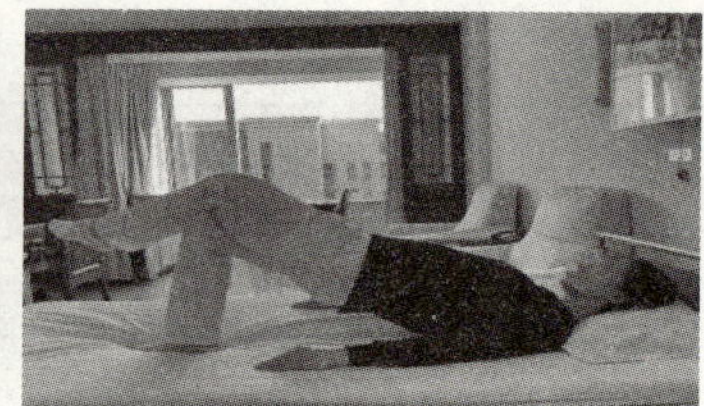

图3-18　双侧桥式运动和单侧桥式运动

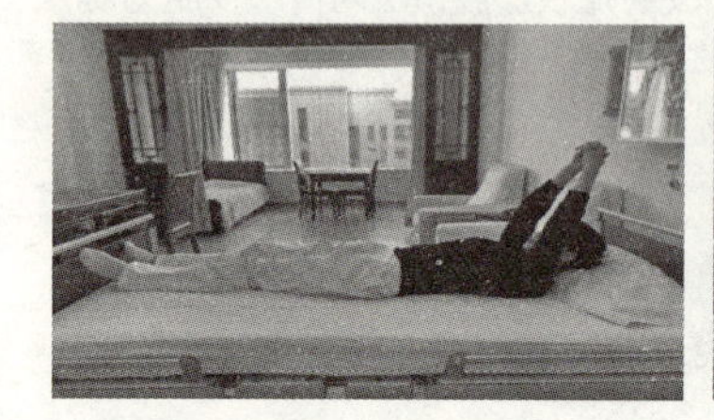
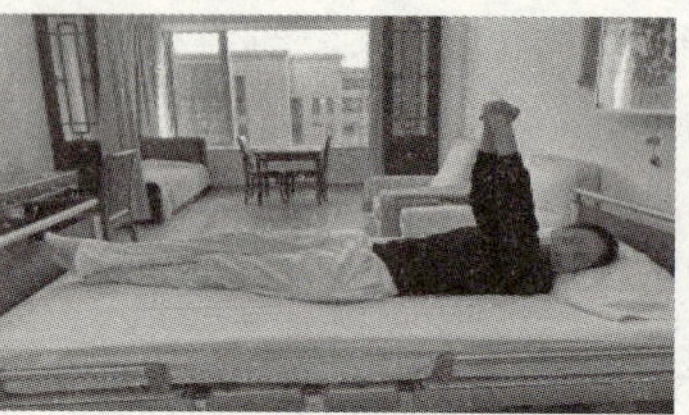
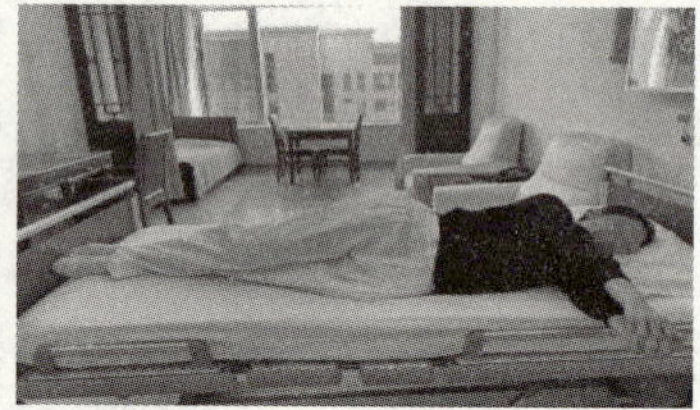

图3-19　主动向健侧翻身训练

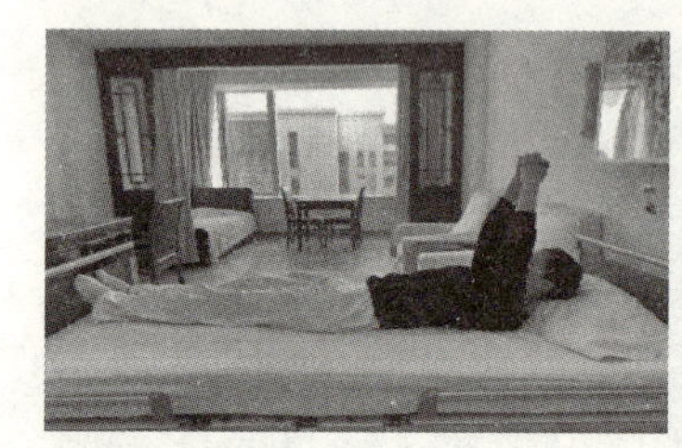
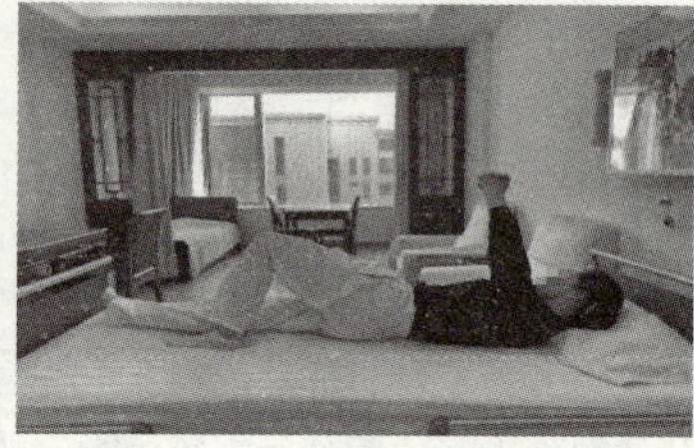
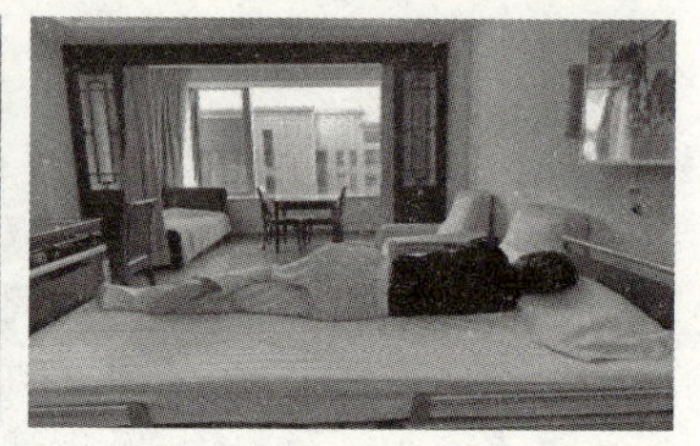

图3-20　主动向患侧翻身训练

延伸阅读：失智老年人肢体主动运动

（四）效果评价

王奶奶配合照护员顺利完成了床上四肢主动运动训练。

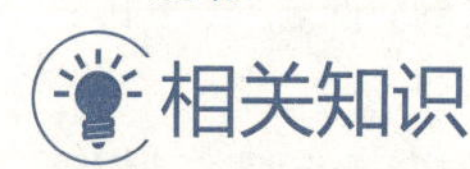

相关知识

徒手法肌力检查分级评估标准表

分级	评级标准	正常肌力/%	受试者的肌力
0	没有肌肉收缩	0	
1	肌肉有收缩，但无关节运动	10	
2	关节在减重力状态下关节全范围运动	25	
3	关节在抗重力状态下全范围运动	50	
4	关节在抗部分阻力下全范围运动	75	
5	关节在抗充分阻力下全范围运动	100	

注意：①先向受试者说明检查的目的、步骤和方法等，消除其紧张心理，取得充分理解和合作。②采取正确的测试姿势，近端肢体固定于适当体位，防止出现替代动作。③每次测试都要做左右对比，检查时应先测试健侧同名肌。一般认为两侧差异大于10%才有临床意义。④肌力在3级以上时，检查所加阻力必须连续施加，并保持与运动方向相反，同时阻力应施加于被测关节肢体的远端，必须保持同一强度。给予阻力的大小要根据受试者的个体情况来决定。⑤肌力检查不适用于因中枢神经系统疾病致痉挛性瘫痪的老年人。

任务四　协助失智老年人床椅转移和轮椅转运

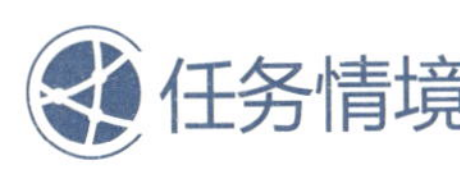

任务情境

赵爷爷，85岁，3年前诊断为阿尔茨海默病，半年前出现兴奋、轻度躁狂，医生给予丙戊酸镁缓释片药物治疗，现病情稳定。近期爷爷出现腰部及双下肢疼痛，活动受限，诊断为退行性骨关节炎。爷爷有一女两儿，女儿在外地工作，儿子在本地工作，爷爷和老伴居住。目前爷爷病情平稳，行走受限，肌力4级，日常生活活动能力下降，爷爷外出需借助轮椅。今天，赵爷爷需去医院接受检查，老伴预约社区日间照料中心养老护理员上门使用轮椅带爷爷到医院检查。经评估，赵爷爷MMSE得分为23分，记忆力减退，理解能力尚可，情绪稳定。

任务实施

一、任务流程

任务分析——工作准备——照护实施——效果评价

二、实施步骤

（一）任务分析

1.主要健康问题

序号	主要健康问题
1	赵爷爷出现腰部及双下肢疼痛，活动受限
2	MMSE 评估 23 分，属轻度失智

2.主要照护目标及依据

序号	主要护理目标	目标依据
1	能够协助失智老年人进行床椅转移	腰部及双下肢疼痛，活动受限
2	能够协助失智老年人进行轮椅转运	需用轮椅将赵爷爷转运至医院就诊

（二）工作准备

1.物品准备

序号	名称	单位	数量
1	轮椅	辆	1
2	电动轮椅	辆	1
3	床	张	1
4	小毛毯	件	1
5	软枕	件	2～3
6	水杯	个	1
7	餐巾纸	包	1
8	笔	支	1
9	记录单	张	1
10	洗手液	瓶	1

2. 环境与人员准备

序号	人员	准备
1	环境	安静、宽敞、移开障碍物
2	照护员	（1）着装整齐，按七步洗手法洗净双手 （2）掌握轮椅转运、床椅转移的目的、操作方法 （3）选择适合老人的电动轮椅，电动轮椅性能完好 （4）提前与老人沟通，取得理解与配合
3	失智老年人	意识清楚、情绪稳定、不抗拒操作

（三）照护实施

步骤	流程	协助卧床失智老年人进行床椅转移的技能操作要求
步骤1	评估与沟通	（1）评估：失智老年人的身体状况、所患疾病相关的症状、活动能力、理解和配合程度等 （2）沟通：给老年人解释目的、方法和注意事项，以使其配合，并询问老年人有无需求
步骤2	操作流程	（1）检查与核对。检查轮椅性能，确保轮椅完好，将轮椅推至老年人床旁，核对老年人姓名、床号和腕带信息 （2）放置轮椅。轮椅放置位置适当，与床呈30°～45°夹角，扳制动闸，固定轮椅，向上抬起脚踏板 （3）失智老年人上轮椅前的准备。照护员站在床的右侧，放下床档，掀开盖被，扶老年人坐起，协助老年人穿上衣、裤子和袜子，嘱老年人以手掌撑在床面上，双脚垂于床边，保持坐姿，协助老年人穿好鞋子 （4）协助老年人移至轮椅。嘱老年人将双手放于照护员肩上或两手在照护员颈后交叉相握。照护员双膝抵住老年人双膝，两手臂环抱老年人腰部夹紧，两人身体靠近，老年人身体前倾靠于照护员肩部，照护员以自己的身体为轴转动，将老年人移至轮椅上。叮嘱老年人扶好轮椅扶手，照护员绕到轮椅后方，两臂从老年人背后两肋下伸入，将老年人身体向椅背后移动，使身体坐满轮椅座位，系好安全带，放下脚踏板，协助老年人将双脚放于脚踏板上，整理床铺，并观察老年人，确定无不适，放松制动闸，推老年人至目的地 （5）协助老年人下轮椅。将轮椅推至床尾，使椅背与床尾平齐，老年人面向床头，扳制动闸使轮椅止动，向上抬起脚踏板，协助老年人站起、转身、坐于床边，脱去老年人鞋子和外衣，取舒适卧位，盖好被子
步骤3	整理记录	（1）整理床单元，推轮椅至原处放置 （2）照护员洗手，记录老年人使用轮椅的时间及老年人的身体状态
注意事项		（1）协助老年人摆体位之前，提前评估其活动情况 （2）使用前要检查轮椅的车轮、椅背、脚踏板、制动闸等，以确保各部件性能完好、安全 （3）合理使用轮椅上的架腿布，以下两种情况不可使用：一是当照护员帮助老年人转移时，因照护员的腿要踏入轮椅的空隙处，架腿布影响操作；二是能坐轮椅自由移动的老年人，为了使用轮椅的安全，应撤掉架腿布

步骤	流程	协助失智老年人进行轮椅转运的技能操作要求
步骤1	评估与沟通	（1）评估：失智老年人的身体状况、所患疾病相关的症状、活动能力、理解和配合程度等 （2）沟通：给老年人解释目的、方法和注意事项，以使其配合，并询问老年人有无需求

续表

步骤	流程	协助失智老年人进行轮椅转运的技能操作要求
步骤2	操作流程	（1）检查核对。检查轮椅的车轮、座椅、椅背、脚踏板、制动闸等各部件性能，确保轮椅功能完好；核对老年人姓名等基本信息 （2）推送老年人外出。上坡时，照护员稍弯腰，用力稳推轮椅向前；下坡时，照护员采用倒车推行方法使轮椅跟着照护员慢慢下行；上台阶时，先翘起前轮，再抬起后轮，把脚轮抬到台阶上再向前推。遇到障碍物或拐弯时，照护员要提醒老年人 （3）随时询问老年人的感受。转运过程中照护员应边与老年人聊天边观察其表情，也可询问老年人的感受，有无不适，掌握其健康状况
步骤3	整理记录	（1）转运结束后，将老年人送回房间，协助老年人上床取舒适体位 （2）洗手，记录老年人外出、返回时间及老年人的感受
注意事项		（1）轮椅转运过程中，如观察到老年人身体不适，应就近休息，通知医护人员 （2）轮椅坐垫要舒适。每隔30分钟，照护员协助老年人适当变换体位，避免臀部长期受压造成压疮 （3）天气寒冷时可用毛毯盖在老年人腿上保暖。使用毛毯时将上端围在老人颈部，用别针固定；两侧裹住老年人双臂，用别针固定；剩余部分裹住老人上身、下肢和双足，避免老年人受凉 （4）过门槛时，跷起前轮，避免产生过大震动；下坡时嘱老年人抓紧扶手，保障老年人安全

步骤	流程	指导轻度失智老年人使用电动轮椅的技能操作要求
步骤1	评估与沟通	（1）评估：失智老年人的生理、心理状况、理解和配合程度等 （2）沟通 ①通过医护人员了解失智老年人肢体运动功能障碍的程度、是否可以使用电动轮椅 ②与老年人沟通，询问老年人是否有使用电动轮椅的意愿，给老年人讲使用的目的、方法和注意事项以使其配合
步骤2	操作流程	（1）协助老年人坐在活动场地椅子上 （2）检查电动轮椅性能，确保其功能完好 （3）放置电动轮椅、刹车（关闭电源开关）。向老年人解释使用电动轮椅的目的，介绍电动轮椅的构造和操作方法，教老年人使用前先检查电动轮椅是否安全 （4）讲解并演示电动轮椅的使用方法。 ①上轮椅：刹车（关闭电源开关），收起脚踏板，手扶稳轮椅扶手，缓慢坐下，调整坐姿，坐稳，患侧手放在轮椅扶手内，展开脚踏板，双脚放在脚踏板上，系好安全带，检查手扶稳操控杆后再行驶 ②使用电动轮椅：打开电源开关，缓慢启动轮椅，平稳加速，转向前观察场地情况，缓慢操控转向杆转向，平稳停车 ③下轮椅：刹车（关闭电源开关），收起脚踏板，双脚踩地，双手扶稳轮椅扶手，缓慢起身离开电动轮椅 （5）协助失智老年人在电动轮椅上坐好，系好安全带，训练使用电动轮椅 （6）随时询问老年人的感受。照护员向老年人询问使用电动轮椅的感受，有无不适，掌握其健康状况，如有异常情况及时报告处理

续表

步骤	流程	指导轻度失智老年人使用电动轮椅的技能操作要求
步骤3	整理记录	（1）练习结束后，将老年人送回房间，协助老年人上床，取舒适体位 （2）洗手，记录电动轮椅使用情况、老年人使用的感受等
注意事项		（1）全面评估失智老年人的情况，根据实际情况选择电动轮椅 （2）上、下电动轮椅时必须先关闭电源开关，以免衣服挂住电动轮椅操控杆致电动轮椅移动时将老年人撞倒 （3）电动轮椅启动、停止时要缓慢，加速应平稳 （4）转弯时注意观察，确认场地宽敞可以转向后，缓慢操控转向，不可急转 （5）有下坡、台阶时，应停下来请求他人帮助，不可盲目操作 （6）上下轮椅、行进时，注意保护老年人患侧肢体 （7）训练过程中注意保护老年人安全，如老年人出现身体不适，应就近休息，通知医护人员

（四）效果评价

（1）照护员能够安全有效地将老人从床上转移到轮椅上，进行轮椅转运，保证了外出就医。

（2）照护员能够对轻度失智老年人有效指导使用电动轮椅。

（3）轻度失智老年人能够安全使用电动轮椅。

延伸阅读：失智老年人床椅转移和轮椅转运

任务五　协助失智老年人持手杖行走活动

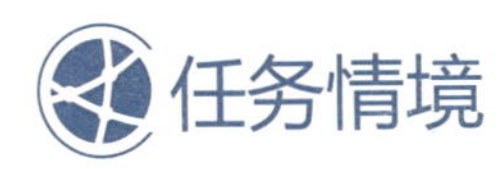

任务情境

许奶奶，84岁，2年前出现记忆力下降，诊断为阿尔茨海默病。近1年许奶奶和人聊天时总是不停地重复问同样的问题。渐渐地，许奶奶开始出现记忆力严重衰退，每天唠唠叨叨、说话颠三倒四，记忆力极差，每天都要把家里的地扫很多遍，衣服洗完晾出去，一会儿忘了又拿去再洗再晾。不久前，许奶奶不小心跌倒致右下肢骨折，无法行走，上厕所、下床只能依靠家人搀扶。MMSE评估为13分。经过一段时间的治疗恢复，医生建议许奶奶使用手杖行走，以促进机体恢复。目前，许奶奶与女儿生活在一起，女儿打电话预约社区日间照料中心的照护员上门协助许奶奶正确使用手杖进行行走活动。

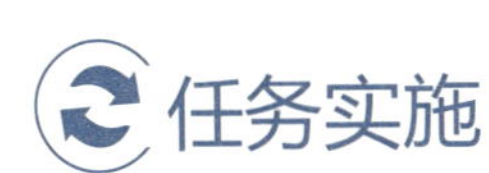

任务实施

一、任务流程

任务分析——工作准备——照护实施——效果评价

二、实施步骤

（一）任务分析

1.主要健康问题

序号	主要健康问题
1	记忆下降：许奶奶和人聊天时总是不停地重复同样的问题。每天唠唠叨叨、说话颠三倒四，记忆力极差，每天都要把家里的地扫很多遍
2	跌倒：不久前，许奶奶不小心跌倒导致其无法行走
3	有再次跌倒的风险
4	MMSE 评估 13 分，属中度失智

2.主要照护目标及依据

主要照护目标	目标依据
协助许奶奶使用手杖行走	许奶奶发生跌倒，病情稳定后，医生建议其借助手杖行走，重建行走功能

（二）工作准备

1.物品准备

序号	名称	单位	数量
1	手杖	个	1
2	安全腰带	个	1
3	洗手液	瓶	1
4	笔	支	1
5	记录单	本	1

2. 环境与人员准备

序号	人员	准备
1	环境	宽敞，地面整洁，平坦，无积水
2	照护员	（1）着装整洁，按七步洗手法洗净双手 （2）掌握手杖行走训练的目的及操作技能 （3）提前与失智老年人沟通，取得其理解与配合
3	失智老年人	意识清楚、情绪稳定、着装合体，鞋子防滑，有医生允许使用手杖行走证明，基本能够理解，不抗拒操作

（三）照护实施

步骤	流程	协助失智老年人使用手杖行走的技能操作要求
步骤1	评估与沟通	（1）评估：失智老年人的神志、身体状况、身高、体重、活动能力、配合程度等 （2）沟通：和老年人沟通，核对老年人的信息并做自我介绍，并向老年人及家属解释使用手杖行走的操作目的、方法和注意事项，使其配合
步骤2	操作流程	（1）检查手杖。检查手杖的把手、橡胶垫，调节高度和方向的按钮，确保其功能完好 （2）照护员给失智老年人系好保护腰带，嘱老年人用健侧手（左手）握住手杖的把手，将手杖放置于健肢外侧15厘米，目视前方，身体直立 （3）三点式：嘱失智老年人先伸出手杖，再迈出患肢、健肢，慢慢地朝前走。照护员在失智老年人的患侧保护 （4）两点式：嘱失智老年人先手杖和患肢、后健肢。照护员在失智老年人的患侧保护 （5）上楼梯：嘱失智老年人健肢先上，再上拐杖，最后上患肢行走，照护员在失智老年人的后侧保护 （6）下楼梯：嘱失智老年人先下拐杖，再下患肢，最后下健肢。照护员在前侧保护失智老年人 （7）对失智老年人的表现及时给予表扬，维护失智老年人使用手杖行走的兴趣
步骤3	整理记录	（1）将手杖收好，放在老年人易取处 （2）照护员洗手，记录失智老年人使用手杖行走的表现
注意事项		（1）操作前评估失智老年人身体情况、肢体活动情况、情绪和意愿，如无意愿不可强迫。确保老年人的手臂、肩部或背部无伤痛，活动无限制，以免影响手臂的支撑力 （2）操作前要提前设计交流沟通方式以取得失智老年人配合。操作过程中要耐心、细致、注意安全，体现对老年人的尊重和人文关怀，尽力安抚失智老年人的孤独、脆弱等情感问题，努力培养失智老年人建立学习使用手杖行走的信心 （3）手杖长度的选择应符合以下原则：①肘部在负重时能够稍微弯曲；②手柄适于抓握，弯曲部与髋部同高，手握手柄时感觉舒适 （4）行走过程中，有障碍物应及时清理

延伸阅读：失智老年人拐杖、助行器的使用

（四）效果评价

在照护员的指导下，许奶奶能够借助手杖开始行走，逐步恢复了行走功能。

任务六　对失智老年人进行肢体按摩

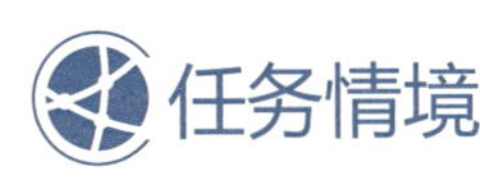

任务情境

夏爷爷，85岁。患有糖尿病15年，高血压病史20年，曾出现2次脑梗死，于8年前出现记忆力下降，反应迟钝，说话不清楚，就医后诊断为阿尔茨海默病。老年人无子女，患病以来一直由老伴照顾，2年前老伴去世，社区工作人员将其送到养老院。近半年来，老年人症状日渐加重，身体极度衰弱，不能下床活动，进食减少，体重下降，经常自言自语，记不清时间日期，不能正确回答家庭住址，经常答非所问，MMSE评估评分为6分。近1个月来，爷爷意识清楚，精神状况较差，卧床不起，肌力下降呈2级，并出现肌肉萎缩。为防止和延缓老年人因长期卧床导致肌肉萎缩、关节变形挛缩、压疮等健康问题的出现，照护员计划对其进行肢体按摩。

任务实施

一、任务流程

任务分析——工作准备——照护实施——效果评价

二、实施步骤

（一）任务分析

1. 主要健康问题

序号	主要健康问题
1	认知功能减退：夏爷爷不知道时间日期，不能回答家庭住址，经常答非所问
2	肌肉萎缩：卧床不起，肌力下降呈 2 级
3	MMSE 评分为 6 分，为重度失智

2. 主要照护目标

主要照护目标	目标依据
对夏爷爷实施肢体按摩，延缓肢体肌肉进一步萎缩，预防关节变形挛缩	夏爷爷卧床不起，肌力下降呈 2 级，并出现肌肉萎缩

（二）工作准备

1. 物品准备

序号	名称	单位	数量
1	床	张	1
2	软枕	个	2～3
3	肌力评估表	张	1
4	红花油	瓶	1

续表

序号	名称	单位	数量
5	洗手液	瓶	1
6	笔	支	1
7	记录单	本	1

2. 环境与人员准备

序号	人员	准备
1	环境	安静、宽敞，避开老年人进餐、休息时间
2	照护员	（1）着装整洁，按七步洗手法洗净双手 （2）掌握肢体按摩的操作方法 （3）提前与老年人及家属沟通，取得理解与配合
3	失智老年人	意识清楚、情绪稳定、能够理解和配合操作

（三）照护实施

步骤	流程	对失智老年人进行肢体按摩的技术操作要求
步骤1	评估与沟通	（1）评估失智老年人的意识状态、身体状况、肌张力、肌力、关节活动度、理解和配合程度等 （2）沟通：和老年人沟通，核对老年人的信息并做自我介绍，并向老年人及家属解释操作的目的、方法和注意事项，以使其配合
步骤2	操作流程	（1）取舒适体位：放下近侧床档，协助失智老年人取半坐卧位，在其腰部垫一个软枕，以增加舒适度 （2）四肢按摩 按摩上肢：照护员两手蘸取少许红花油，嘱老年人伸开手臂，用手掌掌跟或大小鱼际进行揉捏，按摩顺序为从老年人手腕至手臂，再至肩膀 按摩下肢：先协助老年人取俯卧位，按摩下肢后面。照护员先从一侧小腿开始由下至上双手揉捏至大腿，再按摩另一侧，两侧交替进行。随后，协助老年人翻身，取仰卧位，按摩下肢前面。从一侧小腿开始双手揉捏至大腿，同法按摩另一侧，两侧交替进行。最后，协助老年人活动踝关节，顺时针、逆时针各旋转两圈。以上内容为一组，每次按摩做两组 （3）背部按摩：协助老年人取半坐卧位，腰部垫一软枕，以增加稳定性。照护员站在老年人一侧，暴露背部，一手扶住老年人的肩部，另一手掌蘸取少量红花油，用大、小鱼际环形揉按背部脊柱两旁的肌肉，由上到下、再由下到上，持续3～5分钟。如果老年人不可坐起，也可采取侧卧体位采用同样手法按摩 （4）骶尾部按摩：协助老年人取俯卧或侧卧体位，暴露骶尾部。照护员将红花油涂抹于骶尾部，用拇指的指腹以环形动作由内向外按摩，力度应轻柔，按摩3～5分钟/次，按摩2～3次/日 （5）足底部按摩：协助老年人取半坐或仰卧体位，照护员蘸取少许红花油于手掌，用食指关节，以每个脚趾为起始，向足跟处点按，按摩5个脚趾为一次，按摩3次/日
步骤3	整理记录	（1）按摩结束后，协助老年人摆放舒适体位 （2）将床单铺平整，抚平衣服的皱褶以免发生压疮，并保持床单清洁、干燥 （3）洗手，记录按摩时间、老年人的反应

续表

步骤	流程	对失智老年人进行肢体按摩的技术操作要求
注意事项		（1）操作前洗手，修剪指甲，以防损伤老年人的皮肤 （2）老年人肌肉放松，取适当体位便于操作 （3）沿静脉血流和淋巴回流的方向按摩（向心） （4）按摩强度由轻到重再到轻，循环交替 （5）可用粉剂、油剂、酒剂等作为介质，以减少摩擦力，促进血液循环 （6）出现发热、出血，或患皮肤病、骨折、肿瘤者禁忌按摩 （7）照护员操作时，应遵循人体力学原理，注意节时省力

（四）效果评价

通过照护员对失智老年人肢体的按摩，老年人肢体肌肉放松，防止了肌肉萎缩的进一步发展。

延伸阅读：失智老年人按摩的基本手法

附录：简易精神状态评价量表(MMSE量表)及操作说明

后记

《失智老年人照护职业技能教材》（初级）于2019年11月由化学工业出版社出版发行，现已被广泛使用。2021年根据实际情况进行了第一次修订。现根据《失智老年人照护职业技能标准》（2.0版）（2022年1月1日起试行）进行第二次修订。

本册为《失智老年人照护职业技能教材》（初级）中的第三分册《认知与活动功能维护》。本次修订以第一、第二版教材的《认知功能促进》与《活动功能维护》为基础，对应新的标准，对部分内容进行了比较大的修订，其中项目一为新增内容，项目二修订较大（占80%左右），项目三修订约30%。

本册主要包括3个项目（17个任务）：项目一，情绪、环境与安全照护（4个任务，包括认知障碍老年人不良情绪安抚、认知障碍老年人感知觉训练、指导认知障碍老年人注意日常基本生活安全、异常行为失智老年人进行预防坠床安全事件发生）；项目二，认知功能促进（7个任务，包括认知障碍老年人理解力训练、认知障碍老年人判断力训练、认知障碍老年人注意力训练、认知障碍老年人记忆力训练、认知障碍老年人计算力训练、认知障碍老年人思维能力训练、认知障碍老年人定向力训练）；项目三，活动功能维护（6个任务，包括协助失智老年人床上体位转移、协助失智老年人床上四肢被动活动、协助失智老年人床上四肢主动活动、协助失智老年人床椅转移和轮椅转运、协助失智老年人持手杖行走活动、对失智老年人进行肢体按摩）。

本册建议学时数为30学时，其中理论教学15～20学时。

学习方法建议在授课教师指导下，充分利用本教材，以本专业相关课程为依托，借助和利用教育部智慧职教在线学习平台——中民福祉企业资源库或智慧职教云课堂等在线网络资源。

本教材编写工作贯彻产教融合、校企合作的职教理念，采用“校企双主编制”。本册由侯惠如、屠其雷担任主编并负责统稿，李惠菊、迟玉芳、康丰娟、王港担任副主编。具体编写分工如下：

项目一：侯惠如（中国人民解放军总医院主任护师、解放军医学院硕士生导师、中国老年医学学会副会长），李惠菊（兰州大学护理学院教授、硕士生导师）；任务一至任务四，康丰娟（中国人民解放军总医院主管护师）。

项目二：屠其雷［北京社会管理职业学院（民政部培训中心）老年福祉学院院长、副研究员］、迟玉芳［北京社会管理职业学院（民政部培训中心）老年福祉学院校企合作中心主任、讲师］；任务一，徐晴岩［北京社会管理职业学院（民政部培训中心）副教授］；任务二，朱小棠［北京社会管理职业学院（民政部培训中心）副教授］、王婷（北京劳动保障职业学院民生福祉学院副院长、副教授］；任务三，迟玉芳；任务四，周素娟（燕达金色年华健康养护中心副主任护师）、刘惠霞（燕达金色年华健康养护中心主管护师）；任务五，付健（天津城市职业学院社会事业系主任、副教授）；任务六，宋艳苹（菏泽医学专科学校教授）；任务七，王港（江苏经贸职业技术学院健康学院副院长、副教授）；张姗姗（重庆护理职业学院讲师）协助校稿。

项目三：侯惠如，李惠菊；任务一至任务三，康丰娟；任务四至任务六，卜小丽（兰州大学护理学院讲师）。

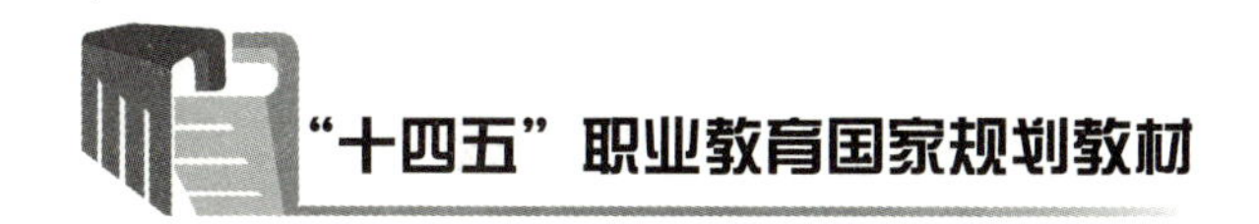

教育部第二批1+X证书制度试点
失智老年人照护职业技能教材系列丛书

失智老年人照护
职业技能教材（初级）第三版

失智与身体综合照护

北京中民福祉教育科技有限责任公司 组织编写
谭美青 田素斋 主 编

化学工业出版社
·北京·

图书在版编目（CIP）数据

失智老年人照护职业技能教材：初级.失智与身体综合照护/北京中民福祉教育科技有限责任公司组织编写；邹文开，赵红岗，杨根来主编.—3版.—北京：化学工业出版社，2022.8（2024.2重印）
“十三五”职业教育国家规划教材
ISBN 978-7-122-41608-7

I.①失… II.①北…②邹…③赵…④杨… III.①阿尔茨海默病-护理-职业培训-教材 IV.①R473.74

中国版本图书馆CIP数据核字（2022）第097738号

目录

项目一
日常生活照护

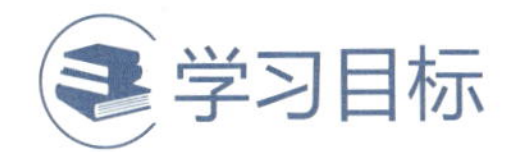

学习目标

一、知识目标

1. 熟悉帮助轻度失智老年人维持穿、脱衣服能力的相关知识。
2. 熟悉帮助轻度失智老年人进餐或指导维持进餐能力的相关知识。
3. 熟悉帮助轻度失智老年人如厕或指导维持如厕能力的相关知识。
4. 熟悉帮助轻度失智老年人睡眠或指导改善睡眠的相关知识。

二、技能目标

1. 掌握帮助和指导轻度失智老年人维持穿、脱衣服能力的技能。
2. 掌握帮助轻度失智老年人进餐或指导维持进餐能力的技能。
3. 掌握帮助轻度失智老年人如厕或指导维持如厕能力的技能。
4. 掌握帮助轻度失智老年人睡眠或指导改善睡眠能力的技能。

三、思政与职业素养目标

1. 关注轻度失智老年人的日常生活照护问题，树立正确的照护理念。

2. 具备分析轻度失智老年人日常生活照护问题和解决问题的能力，培养对轻度失智老年人早期发现、早期干预的专业照护理念和技能。

任务一　帮助指导轻度失智老年人穿脱衣服

子任务1　帮助和指导老年人维持穿、脱开衫衣生活能力与记忆力

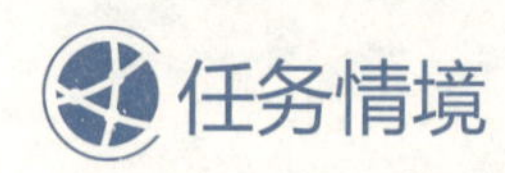

赵奶奶，80岁，1年前患脑梗死。目前神志清楚，能交流。左上肢肘关节略向腹前屈曲，手指屈曲内收，尚能做轻微活动；左下肢和右侧肢体活动良好，能进行户外活动。近期记忆力下降，经常出门忘记穿外衣，MMSE评估得24分。考虑为轻度失智，请失智老年人照护员帮助并指导赵奶奶维持穿、脱开衫上衣的生活能力和记忆力。

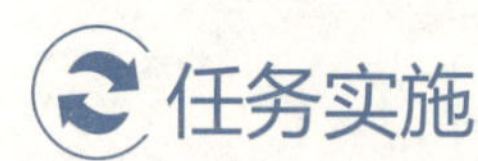

一、任务流程

任务分析——工作准备——照护实施——效果评价

二、实施步骤

（一）任务分析

1.主要健康问题

序号	主要健康问题
1	1年前曾患脑梗死
2	左上肢活动欠灵活，左下肢和右侧肢体活动良好
3	近期记忆力下降，经常出门忘记穿外衣，MMSE评估得24分

2.主要照护目标及依据

序号	主要照护目标	目标依据
1	维持穿、脱开衫上衣能力	左上肢活动欠灵活
2	维持出门穿外衣的记忆力	有出门忘记穿外衣的问题

（二）工作准备

1. 物品准备

序号	名称	规格	单位	数量	备注
1	秋季长袖开衫上衣	普通	件	1	根据老年人意愿选择
2	开衫图片	20厘米×20厘米	张	1	为老年人熟悉的外衣图片
3	A4纸	白色	张	1	也可选择彩纸
4	签字笔	常规	支	1	

2. 环境与人员准备

序号	环境与人员	准备
1	环境	整洁、安全。室温冬季不低于18℃，夏季不高于30℃，以避免受凉和中暑
2	照护员	（1）着装整齐，洗净双手 （2）具备维持穿、脱开衫上衣能力和记忆力技能
3	失智老年人	（1）身着居家衣服坐在右侧床边休息 （2）神志清楚，能交流。能进行户外活动，能配合操作

（三）照护实施

帮助和指导老年人维持穿、脱开衫衣生活能力与记忆力		
步骤	流程	技能操作与要求
步骤1	沟通交流	（1）备好物品来到老年人右侧床边，站在老年人面前 （2）态度和蔼，语言亲切。解释目的，取得配合。“奶奶好！您要出去，我帮您换一件干净外衣好不好？”应用封闭式提问方式。选择老年人喜欢的外衣
步骤2	实施照护	（1）脱下开衫上衣 ① 先脱健侧：指导老年人用健侧手解开上衣纽扣，从右领口处向下拉，脱出右肩部，脱出右手 ② 再脱患侧：指导老年人用健侧手将衣领拉向左侧，向左下拉衣服，按左侧肩部、上臂、肘关节、前臂、左手屈曲位置依次脱下左侧衣袖。将衣服暂时放在床上 （2）穿上开衫上衣 ① 先穿患侧：取清洁开襟上衣，抖开，让老年人分清左、右侧，将衣领向上、衣襟向下、衣服前面朝后，平铺于老年人双大腿及胸腹部，指导老年人用右手握住左手，从左侧衣领袖口处，伸入衣袖，再用右手向上拉拽衣袖，露出左手，再顺应左上肢屈曲位置，按左前臂、左肘部、左上臂依次穿上左侧衣袖，再拽住左侧衣领，自下而上拉平，穿好左侧衣袖 ② 再穿健侧：指导老年人用右手将右侧衣袖拉向右侧，将右手通过衣领处向下或者向上伸入右侧衣袖，将右侧衣袖穿好 ③ 指导老年人用右手带动左手将衣领对齐，再带动左手系好扣子，将衣服自上而下，整理平整 （3）指导复述：在帮助、指导老年人穿脱开衫上衣时，同时与老年人交流，对老年人讲解如何穿脱，并要求老年人复述，以维持穿、脱开衫上衣的生活活动能力和记忆力 （4）维持穿脱开衫上衣的记忆力 ① 书写穿脱套头上衣步骤 脱开衫上衣：脱衣袖，先脱健侧→再脱患侧 穿开衫上衣：穿衣袖，先穿患侧→再穿健侧 ② 粘贴穿脱开衫上衣步骤 与老年人一起将穿脱开衫上衣的步骤粘贴在醒目处 请老年人复述，以维持老年人穿脱开衫上衣的记忆力 （5）维持出门穿外衣的记忆力 ① 出示外衣图片请老年人识别：“奶奶，这是您常穿的外衣图片。我们把它贴在门上，用它提醒您出门穿外衣，好不好？” ② 与老年人一起，将图片粘贴在老年人出门时能看到的位置

续表

帮助和指导老年人维持穿、脱开衫衣生活能力与记忆力		
步骤	流程	技能操作与要求
步骤3	整理记录	（1）操作后观察老年人有无异常 （2）按照老年人意愿，协助老年人取舒适体位 （3）将脱下衣服送洗，用七步洗手法洗净双手。记录更衣时间、粘贴图片的位置和老年人反应
注意事项		（1）进行指导时，注意讲解步骤与流程，并要求老年人尽量复述，以维持记忆力 （2）操作全过程注意老年人反应，帮助穿脱患侧上肢时，要顺应屈曲的功能位置进行穿脱，禁止拉、拽，以避免造成疼痛或损伤，发现异常要及时调整操作手法 （3）张贴的衣服图片要醒目，以维持老年人出门穿外衣的记忆力 （4）对老年人的良好表现，及时给予鼓励，以增强自己穿脱的兴趣 （5）操作全过程体现尊重和人文关怀

（四）效果评价

（1）通过帮助与指导，老年人能够穿脱开衫上衣，实现了发挥残余功能的理念。

（2）通过帮助与指导，能够维持老年人出门穿外衣的记忆力。

子任务2　帮助和指导老年人维持穿、脱套头上衣生活能力与记忆力

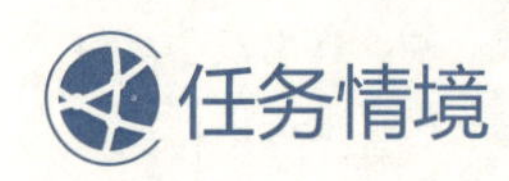

钱奶奶，78岁，2年前患脑梗死，目前神志清楚，能交流，左上肢肩关节内旋，前臂旋前，屈曲于腹前，手指屈曲内收，尚能做轻微活动。左下肢和右侧肢体活动良好，能进行坐立、站立、行走等活动，伴记忆力下降，MMSE评估得分24分，考虑“轻度失智”。现在，老年人忘记如何更换套头衣，请失智老年人照护员帮助并指导维持穿、脱套头上衣生活能力和记忆力。

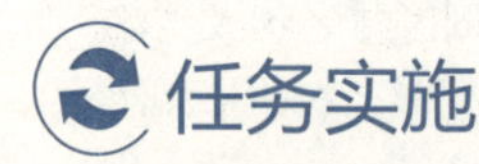

一、任务流程

任务分析——工作准备——照护实施——效果评价

二、实施步骤

（一）任务分析

1. 主要健康问题

序号	主要健康问题
1	2年前曾患脑梗死
2	左上肢活动欠灵活；左下肢和右侧肢体活动良好，能进行活动
3	近期记忆力下降，忘记如何更换套头上衣，MMSE评估得24分

2. 主要照护目标及依据

序号	主要照护目标	目标依据
1	指导穿、脱套头上衣	穿、脱套头上衣能力下降
2	维持穿、脱套头上衣记忆力	穿、脱套头上衣记忆力下降

（二）工作准备

1. 物品准备

序号	名称	规格	单位	数量	备注
1	长袖套头上衣	普通	件	1	选择棉质套头上衣
2	浴巾	普通	条	2	为老年人遮盖身体
3	A4 纸	白色	张	1	或选择老年人喜欢的彩纸
4	签字笔	常规	支	1	

2. 环境与人员准备

序号	环境与人员	准 备
1	环境	整洁、安全。根据不同季节，室温冬季不低于 18℃、夏季不高于 30℃，以避免受凉和中暑
2	照护员	（1）着装整齐，用七步洗手法洗净双手 （2）具备维持穿、脱套头上衣生活能力和记忆力技能
3	失智老年人	神志清楚，能交流，能坐立，轻度失智，能配合操作

（三）照护实施

帮助和指导老年人维持穿、脱套头上衣生活能力与记忆力		
步骤	流程	技能操作与要求
步骤 1	沟通交流	（1）备好物品来到老年人右侧床边，站在老年人面前 （2）态度和蔼，语言亲切。解释目的，取得配合 照护员：“奶奶好！我来帮您换衣服，好不好？” 应用封闭式提问方式，说明目的，取得配合
步骤 2	实施照护	（1）脱套头上衣 ① 脱头部：帮助并指导老年人用右手将原套头上衣的前下端向上拉至胸部，后下端拉至后侧颈部，嘱老年人低头，用右手从背后向前，从头部脱下领口 ② 脱衣袖：先脱健侧再脱患侧。帮助并指导老年人，用右手拉住右侧后衣襟部分，脱下右侧衣袖。再用右手顺应左上肢屈曲位置，按肩部、上臂、肘部、前臂和手部功能位置，依次脱下左侧衣袖 ③ 覆盖身体：照护员同时取浴巾，覆盖于老年人暴露的身体上 （2）穿套头上衣 ① 帮助并指导老年人取清洁套头上衣，辨别正反面

续表

帮助和指导老年人维持穿、脱套头上衣生活能力与记忆力		
步骤	流程	技能操作与要求
步骤2	实施照护	② 穿衣袖：先穿患侧再穿健侧。帮助并指导老年人把套头上衣前面向下、背面向上，领口处向下、下襟处向上，摆放在双大腿和前胸腹部。用右手帮助左手，从套头上衣下襟处伸入到左侧肩部袖口处，再按前臂、肘部、上臂、肩部顺序依次向上拉，穿好左侧衣袖；再帮助并指导老年人将右手从套头上衣下襟处，通过肩部袖口，伸入到右侧袖口处。同时上举右手，将右手露出 ③ 穿头部：帮助并指导老年人低头，用右手握住衣身背部的下开口至后领口部分，从前面套入老年人头部，再向下左右拉平套头上衣 ④ 指导老年人用右手带动左手将衣领整理整齐，再将衣服自上而下，整理平整 （3）指导复述：在帮助、指导老年人穿脱套头上衣时，同时与老年人交流，对老年人讲解如何穿脱，并要求老年人复述，以延缓记忆力快速下降并保持穿、脱套头上衣能力 （4）维持穿、脱套头上衣记忆力 ① 书写穿、脱套头上衣步骤 脱套头上衣：脱头部、脱衣袖（先脱健侧、再脱患侧） 穿套头上衣：穿衣袖（先穿患侧、再穿健侧）、穿头部 ② 粘贴穿、脱套头上衣步骤 与老年人一起将穿、脱套头上衣的步骤粘贴在醒目处 请老年人复述，以维持老年人穿、脱套头上衣的记忆力
步骤3	整理记录	（1）更衣后观察老年人有无异常 （2）根据老年人意愿，协助老年人取舒适体位 （3）用七步洗手法洗净双手。记录更衣时间、过程和老年人反应
注意事项		（1）指导时注意讲解步骤与流程，并要求老年人尽量复述，以维持记忆力 （2）操作全过程注意老年人反应。帮助穿、脱患侧上肢时，要顺应屈曲的功能位置进行穿、脱，禁止拉、拽，以避免造成疼痛或损伤，发现异常要及时调整操作手法 （3）张贴的穿脱套头上衣的步骤要醒目，以提醒老年人维持记忆力 （4）对于老年人的良好表现，及时给予鼓励，增强老年人自行穿脱的兴趣。操作全过程体现尊重和人文关怀

（四）效果评价

（1）通过帮助，老年人能够穿、脱套头上衣，实现发挥残余功能。

（2）通过指导，能够维持老年人穿、脱套头上衣的记忆力。

子任务3　帮助和指导老年人维持穿、脱裤子生活能力与记忆力

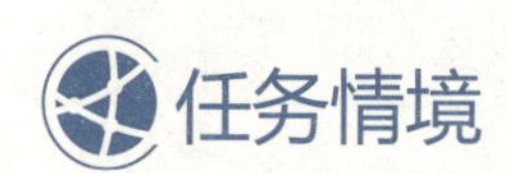

孙爷爷，81岁，2年前患脑梗死，目前神志清楚，能交流，左上肢向腹前屈曲，左下肢膝关节轻度屈曲，左踝关节趾屈，尚能轻微活动。右侧肢体活动良好，能进行翻身、坐立等。近期记忆力下降，

MMSE评估得24分，考虑“轻度失智”。现在，老年人忘记如何更换裤子，请失智老年人照护员帮助并指导维持穿、脱裤子生活活动能力和记忆力。

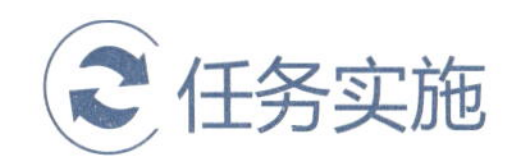

任务实施

一、任务流程

任务分析——工作准备——照护实施——效果评价

二、实施步骤

（一）任务分析

1. 主要健康问题

序号	主要健康问题
1	2年前曾患脑梗死
2	左侧肢体活动欠灵活伴记忆力下降，MMSE评估得24分
3	不知如何更换裤子

2. 主要照护目标及依据

序号	主要照护目标	目标依据
1	维持穿、脱裤子生活能力	有穿脱裤子困难的问题
2	维持穿、脱裤子记忆能力	有忘记如何更换裤子的问题

（二）工作准备

1. 物品准备

序号	名称	规格	单位	数量	备注
1	裤子	普通	条	1	按季节选择裤子
2	浴巾	普通	条	1	为老年人遮盖下肢
3	A4纸	白色	张	1	也可选择老年人喜欢的彩纸
4	签字笔	常规	支	1	

2. 环境与人员准备

序号	环境与人员	准　备
1	环境	（1）清洁、整齐、安全 （2）目前是夏季，调节室温在26℃左右 （3）更换裤子时，关闭门窗，必要时屏风遮挡
2	照护员	（1）着装整齐，用七步洗手法洗净双手 （2）具备维持穿、脱裤子生活能力和记忆力技能 （3）提前与老年人家属沟通照护计划，取得理解与配合
3	失智老年人	（1）穿短袖上衣和裤子，在床中间取坐位，面前摆着一条裤子 （2）神志清楚，能交流，能进行翻身、坐立，能配合操作

（三）照护实施

帮助和指导老年人维持穿、脱裤子生活能力与记忆力		
步骤	流程	技能操作与要求
步骤1	沟通交流	（1）备好物品来到老年人右侧床边，站在老年人面前 （2）态度和蔼，语言亲切；解释目的，取得配合 照护员：“爷爷好！我来帮助您更换裤子好不好？”应用封闭式提问方式
步骤2	实施照护	（1）维持脱裤子能力 ① 帮助并指导老年人取平卧体位 ② 帮助并指导老年人臀部左倾，用右手将右侧松紧带裤腰向下拉至臀下，再协助老年人臀部右倾，将左侧松紧带裤腰向下拉至臀下 ③ 帮助并指导老年人坐立，用右手将两侧裤腰部分向下褪至膝部，屈右膝，脱去右侧裤腿，再脱下左侧裤腿，将脱下的裤子放在床尾处 ④ 覆盖身体：照护员取浴巾，覆盖于老年人暴露的双下肢上 （2）维持穿裤子能力 ① 帮助并指导老年人取清洁裤子辨别正反面。取走覆盖在双下肢上的浴巾 ② 帮助并指导老年人用右手带动左手，两手配合，将左脚从左侧裤腰开口处套入至左侧脚踝部。再将右脚穿入右侧裤管，向自己双膝部、大腿方向提拉裤管 ③ 帮助并指导老年人先向右侧倾斜臀部，用右手将左侧裤腰部分向上提拉至臀部以上 ④ 帮助并指导老年人再向左侧倾斜臀部，用右手将右侧裤腰部分向上提拉至臀部以上 ⑤ 帮助并指导老年人躺平，用右手带动左手，两手配合，将裤腰部分拉至腰部合适位置 （3）指导复述：在帮助、指导老年人穿脱裤子时，同时与老年人交流，对老年人讲解如何穿脱，并要求老年人复述，以维持穿、脱裤子生活能力 （4）维持穿脱裤子记忆力 ① 书写穿脱裤子步骤 脱裤子：平卧位脱右侧裤腰→脱左侧裤腰→坐位脱右侧裤腿→脱左侧裤腿 穿裤子：坐位穿左侧裤腿→穿右侧裤腿→平卧位穿左侧裤腰→穿右侧裤腰 ② 粘贴穿脱裤子步骤：与老年人一起将穿脱裤子的步骤粘贴在醒目处。请老年人复述，维持老年人穿脱裤子记忆力
步骤3	整理记录	（1）更换裤子后观察有无异常 （2）根据意愿，协助老年人取舒适体位 （3）洗净双手。记录更换裤子时间、过程和老年人反应
注意事项		（1）指导时注意讲解步骤与流程，要求尽量复述以维持记忆力 （2）操作中注意老年人反应。发现异常要及时调整操作手法 （3）张贴的“步骤图”要醒目，以维持老年人穿脱裤子的记忆力 （4）对于良好表现要及时给予鼓励，以增强自行穿脱裤子的兴趣。操作全过程体现尊重和人文关怀

延伸阅读：如何为失智老年人选择合适衣服

（四）效果评价

（1）通过帮助，老年人能够进行裤子穿脱，发挥残余功能。

（2）通过指导，能够维持老年人自主穿脱裤子记忆力。

任务二　帮助指导轻度失智老年人进餐

子任务1　指导轻度失智老年人维持进餐记忆力

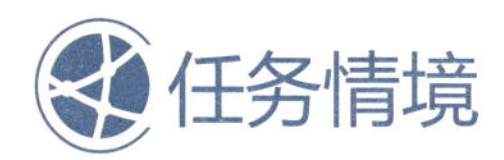

任务情境

李爷爷，77岁，轻度认知障碍2年，目前神志清楚，能交流，能活动，MMSE评估得23分，诊断为轻度失智。女儿上班前将午餐放在保温桶内供老年人食用。最近1个月，出现忘记吃饭表现，询问原因，说找不到保温桶。女儿很委屈，觉得保温桶就放在餐桌上，怎么就找不到呢？受到责备后，老年人很沮丧，对女儿产生敌意。家属请失智老年人照护员采取措施指导老年人维持进餐记忆力。

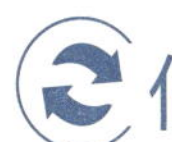

任务实施

一、任务流程

任务分析——工作准备——照护实施——效果评价

二、实施步骤

（一）任务分析

1.主要健康问题

序号	主要健康问题
1	MMSE 评估得分 23 分，诊断轻度失智
2	近来忘记保温桶位置，不能进食午餐，受到责备后对家人产生敌意

2.主要照护目标及依据

序号	主要照护目标	目标依据
1	评估活动、吞咽和认知功能	近期有不吃饭的表现
2	维持进餐能力和记忆力	找不到盛有午餐的保温桶的位置

（二）工作准备

1.物品准备

序号	物品	规格	单位	数量	备注
1	马克笔	常用	支	1	
2	笔记本	常用	本	1	
3	保温桶	常用	盒	1	根据老年人喜好备餐
4	彩色图片	常规	张	适量	保温桶、食物图片
5	双面胶带	常用	卷	1	
6	一次性鞋套	常用	双	1	

续表

序号	物品	规格	单位	数量	备注
7	含酒精湿巾	常用	包	1	
8	塑料袋	常用	个	1	装生活垃圾
9	水杯	常规	个	1	内盛温水
10	餐碟	常规	个	1	内盛点心

2.环境和人员准备

序号	环境与人员	准备
1	环境	（1）房间安静、温馨、明亮、空气清新、温湿度适宜 （2）餐桌1张，椅子4把。沙发、茶几1套
2	照护员	（1）着装整齐、用七步洗手法洗净双手 （2）掌握老年人活动能力评估方法和维持老年人进餐记忆方法 （3）提前与老年人及家属沟通，取得理解与配合
3	失智老年人	（1）按季节着装整齐，在客厅茶几后的沙发上坐好，体位稳定 （2）神志清楚，能交流、能活动，情绪稳定，能配合操作

（三）照护实施

指导轻度失智老年人维持进餐记忆力		
步骤	流程	技能操作与要求
步骤1	沟通交流	（1）照护员进入房间 ① 戴好工作牌，携带物品核对楼座及单元号、楼层与房间号，敲门进入，与老年人及其家属打招呼，穿好一次性鞋套，进入客厅 ② 取自带含酒精湿巾，擦净双手后自然晾干，将湿巾放入自带的塑料袋内，与老年人并排坐在沙发上 （2）沟通与交流 ① 照护人员：“爷爷好！我今天过来陪您聊天好不好？” ② 态度和蔼，言语亲切，使用闭合式提问方式
步骤2	实施照护	（1）观察老年人活动能力：“爷爷，请您站一下。”“爷爷，请您走一下。” （2）观察老年人吞咽能力 ① 将右手食指和中指并拢，横放于老人喉结上，嘱老年人空吞咽，感觉喉结有无上下活动 ②“爷爷您请喝口水。”将内盛38～40℃温水的水杯递给老年人。观察有无呛咳 ③“爷爷，请您吃点心。”观察能否咀嚼和吞咽 （3）评估老年人的记忆力 ① 询问老年人不吃饭的原因 “爷爷，您怎么吃午饭啊？”老年人：“吃保温桶里的饭。” “那您为什么不吃呢？” 老年人：“找不到保温桶。” ②“爷爷，您家餐桌在哪里？”老年人看了客厅一周，指了一下餐桌：“那里。”“保温桶呢？”见老年人有些茫然，引导老年人到餐桌前，指着餐桌上的保温桶说：“爷爷，这就是保温桶。”打开让老年人看：“里面有饭菜。”

续表

<table>
<tr><th colspan="3">指导轻度失智老年人维持进餐记忆力</th></tr>
<tr><th>步骤</th><th>流程</th><th>技能操作与要求</th></tr>
<tr><td>步骤2</td><td>实施照护</td><td>③ 评估结果：经观察，老年人活动能力、吞咽能力尚好，近日不吃午饭与忘记保温桶存放位置有关。
（4）帮助和指导老年人维持进餐记忆力
① 帮助老年人识别食物及餐具图片：“爷爷，我们来看图片好不好？”取出食物及餐具图片，放在桌子上。指导老年人找出经常进食的食品图片，如“米饭”“花卷”“肉丸”“炒青菜”等，让老年人反复识别。再指导找出“保温桶”“汤勺”“筷子”等图片，让老年人进行反复识别。
② 将图片张贴在醒目处：“爷爷，我们把这些图片粘贴在餐桌上面的墙上好不好？”征得老年人同意，分别将“保温桶”“米饭”“花卷”“炒青菜”“肉丸”等图片排列成图案，粘贴在保温桶上面的墙上
③ 指导老年人判断保温桶位置
a. 指导老年人找图片：陪同老年人回沙发上坐好，指导寻找粘贴在墙上的图片。“爷爷，您看一下刚才粘贴的图片在哪里？”
b. 指导老年人找保温桶：“我们过去看一下保温桶在哪里？”让老年人根据图片位置，找到保温桶，取出里面的食物并进食
④ 为老年人书写进餐步骤
a. 书写进餐步骤：感觉到饿→找墙上图片→在图片位置找到保温桶→打开保温桶→取出食物→进行午餐
b. 与老年人一起将进餐步骤粘贴在易于观看的墙上，指导复述，强化记忆
⑤ 对老年人家属进行健康教育：让家属理解，失智老年人丧失的记忆不可能恢复。唯一的做法就是帮助维持以前的记忆，延缓记忆力下降的速度。在老年人忘记一些事情时，不要责备、训斥，避免诱发异常精神和行为，如沮丧、自我防御、敌意等。经采取以上措施还难以奏效时，就需要家属或照护员陪伴进餐了</td></tr>
<tr><td>步骤3</td><td>整理记录</td><td>（1）操作完毕，根据老年人意愿安排老年人休息
（2）整理桌椅，将垃圾分类处理
（3）照护员洗手，记录操作时间、内容和老年人反应</td></tr>
<tr><td colspan="2">注意事项</td><td>（1）操作之前要对老年人的活动、吞咽、记忆能力进行评估，以排除不能按时进餐的其他原因
（2）操作中注意老年人反应，让老年人自己选择餐具和食品图片并张贴，图片要醒目，以方便看到并维持动手能力和记忆力
（3）对于老年人的良好表现及时给予鼓励，以增强其寻找保温桶的兴趣
（4）要求家属不要变更保温桶形状、颜色和位置，避免影响判断
（5）操作全过程体现耐心、尊重和人文关怀</td></tr>
</table>

（四）效果评价

（1）通过评估，排除老年人咀嚼和吞咽功能下降。

（2）通过帮助和指导，能够维持老年人自主进食午餐的能力。

延伸阅读：记忆力下降对早期失智老年人的影响与照护

子任务2　帮助并指导轻度失智老年人制订食谱

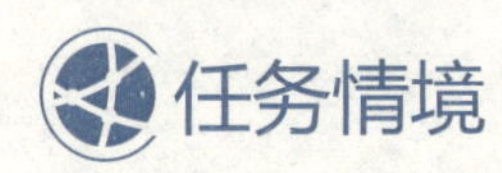

任务情境

周奶奶，74岁，轻度认知障碍1年。近1个月，记忆力较前下降，有时忘记买菜、做饭。神志清楚，能交流，生活基本自理，MMSE评估得24分，诊断轻度失智。家属请失智照护员帮助延缓病情进展。考虑老年人具备做饭能力，照护员选择将指导老年人制订食谱作为训练项目，以维持和延缓认知功能和生活能力下降。

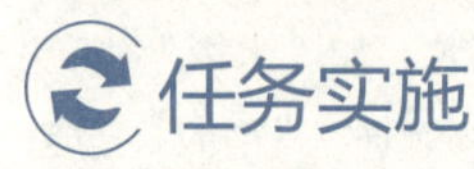

任务实施

一、任务流程

任务分析——工作准备——照护实施——效果评价

二、实施步骤

（一）任务分析

1. 主要健康问题

序号	主要健康问题
1	轻度认知障碍 1 年，目前记忆力较前下降，MMSE 评估得分 24 分，诊断为轻度失智
2	存在忘记买菜和做饭的表现，但是仍然具备做饭能力

2. 主要照护目标及依据

序号	主要照护目标	目标依据
1	帮助并指导老年人制订食谱	有忘记买菜和做饭的表现
2	维持认知功能和基本生活能力	具备买菜和做饭的能力

（二）工作准备

1. 物品准备

序号	名称	规格	单位	数量	备注
1	日历	普通	本	1	当年日历
2	食谱单	普通	张	1	
3	购物本	普通	本	1	
4	签字笔	普通	支	1	

2. 环境与人员准备

序号	环境与人员	准　备
1	环境	（1）房间整洁、安静、明亮、安全，根据季节调节温湿度适宜 （2）桌子 1 张，椅子 2 把
2	照护员	（1）着装整齐，洗净双手，按计划时间到达老年人家 （2）熟悉食谱制订知识，掌握鼓励或指导失智老年人制订食谱的技能 （3）提前与家属沟通，取得家属的理解与配合
3	失智老年人	按季节着装整齐，坐在客厅沙发上休息

（三）照护实施

帮助并指导轻度失智老年人制订食谱		
步骤	流程	技能操作与要求
步骤1	沟通交流	（1）照护员进入房间 ① 戴好工作牌，携带物品核对楼座及单元号、楼层与房间号，敲门进入，与老年人及其家属打招呼，穿一次性鞋套，进入客厅 ② 取自带含酒精湿巾，擦净双手，自然晾干，将湿巾放入自带的塑料袋内，与老年人并排坐在沙发上 （2）沟通与交流："奶奶好！现在我们一起制订明天的食谱好不好？"态度和蔼，言语亲切，使用闭合式提问方式
步骤2	实施照护	（1）制订食谱 ① 帮助或指导老年人思考食谱内容 照护人员："明天早餐吃什么呢？""中餐吃什么？""晚餐吃什么？"注意问完一句再问下一句，避免老年人因记不住而回答困难 ② 三餐食谱内容不要一次完成，完成一餐内容以后，再引导思考下一餐的内容。避免老年人因为近期记忆减退而难以完成食谱制订 ③ 记录食谱内容：帮助指导老年人将制订的食谱内容记录在食谱单上 （2）记录购菜单 ① 帮助或指导老年人对照食谱，查看家中已有的食材。"奶奶，先看看家里有什么菜？""明天需要买什么菜？" ② 将缺乏的食材记在购物本上。"把明天要买的食材记在购物本上，明天买菜时带上，根据购菜单买菜就不会忘记了。"
步骤3	整理记录	（1）将制订好的食谱摆放于醒目的地方，或者张贴于老年人常看的墙或者房门上 （2）将购物本放在老年人随手能取到的地方，叮嘱其经常观看，加强记忆 （3）照护员洗手。记录老年人制订食谱表现和需要购买的食材
注意事项		（1）提前与家属签订照护协议，以保障双方合法权益 （2）熟悉日常食品，能根据老年人经济状况和生活习惯制订食谱 （3）操作前要评估老年人意愿、情绪及活动能力，必要时陪同老年人一起去菜市场 （4）当老年人忘记食谱内容时不要责备，应继续进行帮助和指导 （5）对于良好表现，及时给予鼓励与表扬，以维持制订食谱的兴趣和信心。对不良情绪要及时疏导安抚，避免诱发异常行为 （6）操作全过程体现耐心、安全、尊重和人文关怀

（四）效果评价

（1）指导老年人参与食谱制订，增强了老年人判断和思考能力。

（2）帮助老年人制订食谱，不仅维持了对食品的记忆能力，还维持了书写能力。

延伸阅读：指导失智老年人制订食谱的注意事项

子任务3　为轻度失智老年人送餐并陪伴进餐

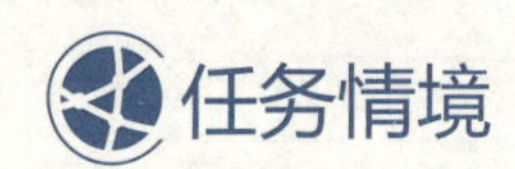

任务情境

吴爷爷，76岁，轻度认知障碍2年。目前神志清楚，有焦虑情绪，肢体活动良好，能交流，不能自己做饭，能进食。儿子早晨上班前为老人准备好加餐和午餐。近1个月，儿子发现老人经常忘记吃饭。老人进行MMSE评估得分24分，诊断为轻度失智。请失智老年人照护员给予帮助。照护员与家属达成协议，决定采取送餐并陪伴进餐的方式解决老人忘记吃午餐的问题。

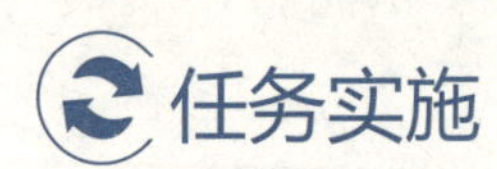

任务实施

一、任务流程

任务分析——工作准备——照护实施——效果评价

二、实施步骤

（一）任务分析

1.主要健康问题

序号	主要健康问题
1	MMSE评估得分24分，诊断为轻度失智
2	经常忘记家人为其准备的午餐

2.主要照护目标及依据

序号	主要照护目标	目标依据
1	为老人送餐	老人不能自己做饭
2	陪伴老人进餐	老人经常忘记吃饭

（二）工作准备

1. 物品准备

序号	名称	规格	单位	数量	备注
1	带盖餐盒	普通	个	2	（1）老人预定饮食 （2）照护员自己食品
2	预定饮食	常规	份	1	按照老人需要选择
3	送餐袋	普通	个	1	干净、卫生、送餐专用
4	塑料鞋套	一次性	双	1	用后按可回收垃圾处理
5	含酒精湿巾	常规	包	1	用后按其他垃圾处理
6	水杯	普通	个	1	不锈钢水杯，老年人专用
7	筷子、汤勺	普通	套	2	老年人专用、照护员自备各1套
8	保温杯	普通	个	1	照护员自备
9	餐巾纸	普通	包	1	用后按其他垃圾处理
10	记录本	普通	本	1	
11	签字笔	普通	支	1	

2. 环境与人员准备

序号	环境与人员	准　备
1	环境	房间干净整齐、安静、明亮、安全，根据季节调节温湿度适宜。冬季不低于 18℃、夏季不高于 30℃
2	照护员	（1）佩戴工作牌，着装整齐，洗净双手，按时间计划到达吴爷爷家 （2）了解老人饮食习惯和爱好，熟悉周围社区食堂的环境、卫生、食物品种、质量及价格等情况 （3）提前与家属沟通，能取得家属的理解与配合；能签订送餐协议；能按照送餐协议及时送餐与陪伴进餐
3	失智老年人	（1）按季节着装整齐，在客厅沙发上等待进餐 （2）神志清楚，情绪稳定，能交流，无吞咽困难，无忌口，无食物过敏，肢体活动良好。愿意接受送餐与陪伴进餐，能配合操作

（三）照护实施

帮助轻度失智老年人送餐并陪伴进餐		
步骤	流程	技能操作与要求
步骤1	沟通交流	（1）照护员进入房间 ① 携带必备物品，核对楼座及单元号、楼层与房间号，敲门进入，与老人及其家属打招呼，穿好一次性鞋套，进入客厅 ② 取自带含酒精湿巾擦净双手，自然晾干，将湿巾放入自带的塑料袋内，与老人并排坐在沙发上 （2）沟通与交流：“爷爷好，我给您送饭来了。”说明目的，取得配合
步骤2	实施照护	（1）向老人介绍午餐 ① 与老人并排坐在餐桌前，将送餐袋开口处由内向外翻卷，取出餐盒摆放于老人面前，并帮助老人取筷子和汤勺 ②“爷爷好！我给您带了花卷、肉丝炒莴笋丝、红烧茄子、清炒鱼片、冬瓜蛋花汤，比较清淡和软烂，希望您喜欢。”向老人介绍饭菜种类 （2）向老人介绍自己的午餐：照护员从专用送餐袋中取出自己的盒饭、保温杯和自带筷子和汤勺。“爷爷，这是我的饭。”打开盖子，“爷爷，我陪您一起吃饭好不好？”使用闭合式提问方式 （3）陪伴老人就餐 ① 为老人准备水杯和温开水：为老人取水杯，在水杯中倒入温水，测试温度在 38 ～ 40℃之间：“爷爷，您饭前先喝口水。”以润滑口腔和食管，便于顺利进餐 ② 对老人说明进餐注意事项：指导老人吃饭时不要讲话，也不要看电视，要专心吃饭；如果想讲话，在咽下一口之后、停止吃饭的时候讲话，以避免呛咳或噎食 ③ 询问食物情况：在老人停止吃饭时询问，“爷爷，您觉得味道好不好？”“能不能吃饱？”等等。使用闭合式提问方式 （4）对家属进行健康教育并征求老人用餐意见 ① 对家属说明，为了老人的健康，在送餐时，选择以植物性食品为主的食品，如五谷杂粮、时令蔬菜、少量鸡蛋、瘦猪肉、鱼虾、鸡鸭肉等。让家属明白这样的饮食结构会降低罹患心脑血管病的风险、保护脑细胞，对延缓老人认知功能下降有益 ② 对家属说明选择饮食结构意义的同时，也要征得老人同意，如果老人提出其他需求，在不违背合理营养的原则下，要尽量满足，以维持老人进餐兴趣

续表

帮助轻度失智老年人送餐并陪伴进餐		
步骤	流程	技能操作与要求
步骤3	整理记录	（1）餐后，叮嘱老人喝水漱口、洗手。帮助擦净餐桌，清洁老人专用筷子、汤勺，放在固定位置备用 （2）整理餐盒，放于专用送餐袋内，回社区食堂统一清洗、消毒、备用。如有剩菜、剩饭按厨余垃圾处理 （3）一手提起专用送餐袋，一手取酒精湿巾，消毒后放置在专用送餐袋下餐桌位置。用过的餐巾纸和湿巾按生活垃圾处理 （4）陪伴老人至餐后30分钟，观察无异常，向老人道别。在门口取下一次性鞋套放入自带垃圾袋带回按垃圾分类处理 （5）照护员回到社区食堂，洗手，记录送餐时间、陪伴老人进餐时间、老人反应及建议和下次预约的时间等
注意事项		（1）送餐和陪伴进餐以前要提前与家属签订照护协议，以保障双方合法权益 （2）熟悉老年人饮食习惯和经济状况，按照实际情况选择合适食品 （3）进餐前评估老年人神志、情绪、吞咽功能、意愿及活动能力。当有吞咽困难或无意进餐时，要及时报告家属，不可强迫进行 （4）老年人短时记忆减退，在陪伴进餐时，面对老年人的健忘，不要考验他的记忆力，不要纠正或推理，避免影响食欲 （5）当出现不良情绪时，暂时停止进餐并及时疏导。对于良好表现，要及时给予鼓励与表扬，以维持进餐兴趣 （6）做好送餐过程中的食品保温，避免食物变凉引起老年人不适。操作全过程体现耐心、尊重和人文关怀

（四）效果评价

（1）为老年人送餐，解决了老年人不能自己做午餐的问题。

（2）陪伴老年人进餐，不仅保证了老年人合理营养，还维持了老年人自主进餐的基本生活能力。

延伸阅读：为老年人送餐要做好安全管理工作

任务三　帮助指导轻度失智老年人如厕和使用坐便椅

子任务1　帮助与指导轻度失智老年人如厕

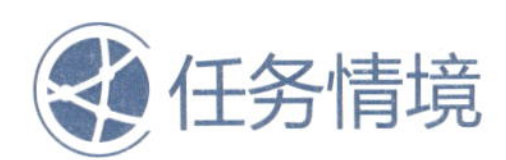

郑奶奶，79岁，轻度认知障碍2年，神志清楚、能交流、活动能力良好，MMSE评分24分。最近3个月，有找不到卫生间、大便后忘记冲水、忘记清洁局部的现象。家属要求失智老年人照护员指导老人如厕以维持如厕能力。

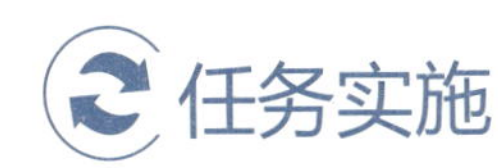

一、任务流程

任务分析——工作准备——照护实施——效果评价

二、实施步骤

（一）任务分析

1. 主要健康问题

序号	主要健康问题
1	轻度认知障碍 2 年
2	最近出现如厕能力下降，MMSE 评分 24 分，诊断为轻度失智
3	家属要求照护员指导老年人如厕，以维持如厕能力

2. 主要照护目标及依据

序号	主要照护目标	目标依据
1	指导老年人如厕	老年人存在如厕能力下降的问题
2	维持老年人如厕能力	家属要求照护员指导老年人维持如厕能力

（二）工作准备

1. 物品准备

序号	名称	规格	单位	数量	备注
1	坐便器	家用	个	1	周围设置扶手
2	卫生纸	家用	卷	1	
3	洗手盆	家用	个	1	
4	毛巾	家用	条	1	
5	马桶图片	彩图	张	1	色彩醒目
6	一次性鞋套	常规	双	1	

续表

序号	名称	规格	单位	数量	备注
7	含酒精湿巾	常规	包	1	
8	塑料袋	小号	个	1	
9	记录本	普通	本	1	
10	签字笔	常用	支	1	

2.环境和人员准备

序号	环境与人员	准备
1	环境	（1）卫生间通风，干燥、清洁、安全，洗手盆洁净，根据季节调节温湿度适宜 （2）坐便器清洁，安装高度比正常增高 2 ～ 3 厘米，设置扶手
2	照护员	（1）着装整齐，用七步洗手法洗净双手 （2）掌握老年人的排便习惯 （3）掌握帮助与指导轻度失智老年人如厕的技能 （4）提前与老年人及家属沟通，取得理解与配合
3	失智老年人	（1）按季节穿好衣服，用过早餐，坐在茶几后的沙发上休息 （2）神志清楚、能交流、活动能力良好，能配合操作

（三）照护实施

帮助与指导轻度失智老年人如厕		
步骤	流程	技能操作与要求
步骤1	沟通交流	（1）照护员进入房间 ① 携带必备物品，核对楼座号、单元号、楼层与房间号，敲门进入，与老年人及其家属打招呼，穿好一次性鞋套，进入客厅 ② 取自带含酒精湿巾，擦净双手后自然晾干，将湿巾放入自带的塑料袋内，与老年人并排坐在沙发上 （2）沟通与交流：“奶奶好！吃过早饭了？我来陪您好不好？”“我带来今年的新茶，泡给您尝尝好不好？”鼓励老年人自己取杯子、喝水，保持情绪稳定。“奶奶，我照顾您如厕好不好？”使用闭合式提问方式
步骤2	实施照护	（1）指导老年人进入卫生间 ① 指导站立行走，找到卫生间，并打开卫生间门 ② 指导观察马桶、洗手盆、地面、卫生纸和擦手毛巾位置，例如：“奶奶，您看这是马桶、这是洗手盆、这是卫生纸、这是毛巾”等。如果发现老年人记不住，不要考验老年人记忆力，例如不要问她“您还记得这是什么吗？”以避免老年人因此而沮丧，产生抵抗照护的情绪 （2）指导老年人如厕：站在老年人前面，轻推老年人后退至马桶前，指导褪下裤子，轻按肩部示意其坐在马桶上，再将老年人的手放在扶手上，坐稳。“奶奶，褪下裤子，坐下，把住扶手。”以动作记忆法形成习惯，维持如厕记忆。“奶奶，我先出去，您安心如厕，我在门口等您，有事您喊我。”照护员退出门外等候 （3）指导老年人便后清洁：便后，照护员指导老年人取卫生纸清洁肛门。如果用卫生纸清洁，要折叠多层放到老年人手中，男性从后往前揩拭；女性从前往后揩拭。指导老年人扶住扶手站立，整理衣裤，按水箱按钮冲水。打开水龙头浸湿双手，涂擦香皂，洗净双手，取毛巾擦干

续表

帮助与指导轻度失智老年人如厕		
步骤	流程	技能操作与要求
步骤2	实施照护	（4）指导回到客厅：指导走出卫生间，询问需求。例如“我们回客厅好不好？”“我们去喝茶好不好？”“我们去看画报好不好？”使用闭合式提问方式。回到客厅，在沙发或椅子上坐稳休息 （5）采取维持记忆措施 ① 制订如厕流程：如，找到卫生间→转身靠近马桶→褪下裤子→坐下→排便→取卫生纸→擦净局部→站立→穿好裤子→冲水→洗手→走回客厅休息 ② 粘贴如厕流程：将如厕流程图粘贴在醒目处，指导老年人观看，以维护记忆力下降速度 ③ 指导识别马桶图片：与老年人一起将马桶图片粘贴在卫生间门上，以备家中无人帮助时也能根据图片找到卫生间 （6）向家属交代注意事项 ① 随着病情进展，老年人不仅短时记忆力下降，远期记忆也会下降，直至忘记以前的事情，可能需要家属或照护员陪伴如厕 ② 建议家属在有条件时可安装适老智能马桶盖，以方便清洁
步骤3	整理记录	（1）帮助清洁卫生间，整理物品 （2）照护员洗手，记录老年人如厕的时间、表现和照护措施
注意事项		（1）提前与家属签订照护协议，以保障双方合法权益 （2）操作前要评估老年人认知功能、沟通和活动能力及如厕习惯。排便时间最好安排在每日早餐后 （3）老年人判断力下降，不要轻易改变卫生间设施的位置和颜色 （4）与老年人交流，一次只能问一个问题，然后耐心等待回答。发现不良情绪，要及时使用转移法进行疏导，不要指责，避免诱发抵抗照护的行为 （5）操作全过程要体现耐心、安全、尊重和人文关怀

（四）效果评价

（1）通过帮助老年人如厕，改善了老年人寻找卫生间困难的状况。

（2）通过指导维持如厕记忆，暂时改善了老年人自主如厕的能力。

延伸阅读：早期失智老年人的如厕问题和处理措施

子任务2　帮助与指导轻度失智老年人使用坐便椅

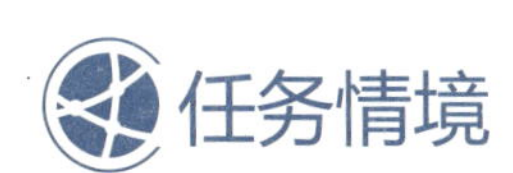

王奶奶，80岁，神志清楚、能交流、活动能力良好，MMSE评分24分，诊断为轻度失智。最近有找不到卫生间、夜间在卧室随地大小便的现象。为了改变这种状态，家属买来坐便椅，请失智老年人照护员指导老年人在床边使用坐便椅。

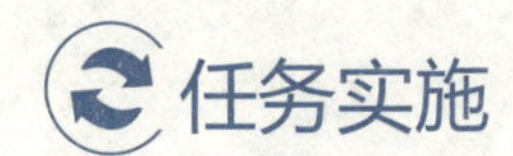

任务实施

一、任务流程

任务分析——工作准备——照护实施——效果评价

二、实施步骤

（一）任务分析

1. 主要健康问题

序号	主要健康问题
1	MMSE 评分 24 分，诊断为轻度失智
2	有找不到卫生间、夜间在卧室随地大小便现象

2. 主要照护目标及依据

序号	主要照护目标	目标依据
1	指导使用坐便椅	老年人有找卫生间困难、随地大小便问题
2	维持床边使用坐便椅能力	家属请照护员指导老年人在床边使用坐便椅

（二）工作准备

1. 物品准备

序号	名称	规格	单位	数量	备注
1	坐便椅	普通	把	1	
2	卫生纸	家用	卷	1	
3	湿巾	家用	包	1	供老年人排便后应用
4	鞋套	常规	双	1	一次性
5	酒精湿巾	常规	包	1	照护员自用
6	塑料袋	常用	个	1	装生活垃圾
7	A4 纸	常规	张	1	可选择老年人喜欢的彩纸
8	记录本	普通	本	1	
9	签字笔	常用	支	1	

2. 环境和人员准备

序号	环境与人员	准备
1	环境	（1）清洁、无障碍、安全，根据季节调节温湿度适宜 （2）坐便椅清洁、稳定、安全
2	照护员	（1）着装整齐，用七步洗手法洗净双手 （2）了解老年人夜间如厕能力下降情况 （3）掌握帮助与指导失智老年人使用和维持床边坐便椅能力的技能 （4）提前与老年人及家属沟通，取得理解与配合
3	失智老年人	（1）午睡醒来，按季节穿好衣服，坐在客厅沙发上看电视 （2）神志清楚、能交流、活动能力良好，情绪稳定，能配合操作

（三）照护实施

<table>
<tr><th colspan="3">帮助与指导轻度失智老年人使用坐便椅</th></tr>
<tr><th>步骤</th><th>流程</th><th>技能操作与要求</th></tr>
<tr><td>步骤1</td><td>沟通交流</td><td>（1）照护员进入房间
① 携带必备物品，核对楼座号、单元号、楼层与房间号，敲门进入，与老年人及其家属打招呼，穿好一次性鞋套，进入客厅
② 取自带含酒精湿巾，擦净双手后自然晾干，将湿巾放入自带的塑料袋内，与老年人并排坐在沙发上
（2）沟通与交流
① “奶奶好！听说您刚刚买来坐便椅，我看看好不好？”
② 征得同意，与老年人一起进入卧室。“奶奶，我教您在床边使用坐便椅好不好？”使用闭合式提问方式</td></tr>
<tr><td>步骤2</td><td>实施照护</td><td>（1）介绍坐厕椅结构：给老年人依次介绍坐便椅结构，“这是扶手，这是靠背，这是坐垫，坐垫下是便盆，便盆上有盖子、有提手。打开提手，坐下来，就可以使用了。”
（2）对老年人进行应用示范
① 取出准备的卫生纸和湿厕纸，摆放在坐便椅旁边，对老年人进行使用坐便椅示范
② 将坐垫取下，放在坐便椅旁边不妨碍老年人活动的地方
③ 打开便盆盖子，放在坐便椅边上，模拟褪下裤子，转身坐在坐便椅上
④ 模拟排便完毕，取卫生纸擦干局部，站立、转身、模拟穿上裤子、盖好便盆盖子、再盖上坐垫，将坐便椅恢复原样
⑤ 取湿巾清洁双手，转身坐到床上，再取卧位休息
（3）指导老年人使用坐便椅
① 指导将坐垫取下，放在坐便椅边上不妨碍活动的地方
② 指导打开便盆盖子，放在坐便椅边上，褪下裤子，转身坐在坐便椅上
③ 指导排尿完毕，取卫生纸清洁局部后站立，穿好裤子，整理衣服，盖好便盆盖子
④ 指导老年人取湿巾清洁双手后，转身坐到床上，再躺下睡觉
⑤ 指导早上起床以后，提起便盆提手，到卫生间后取下便盆盖子，将便盆内小便倒入马桶内、冲水，再冲洗便盆，放回原处备用。一边指导一边与老年人交流。“奶奶，坐便椅很好用是不是？”使用闭合式提问方式，以便于老年人回答
（4）鼓励老年人反复练习。
① 照护员为老年人反复示范，指导反复练习，直到学会为止
② 嘱咐老年人夜间排尿可以使用坐便椅。“奶奶您夜间不要去卫生间了，就在坐便椅上排尿。”
（5）粘贴坐便椅使用步骤
① 在彩纸上写下坐厕椅使用步骤：有便意时→下床→取下坐厕椅坐垫→打开便盆盖子→褪下睡裤→坐在坐便椅上→排尿→取卫生纸清洁局部→站起→穿好睡裤→盖好便盆盖子→回到床上睡觉
② 与老年人一起将步骤粘贴在醒目处，以提醒使用坐便椅
（6）向家属交代注意事项：期望以动作记忆法让老年人形成习惯动作以维持如厕记忆。轻度失智老年人短时记忆力下降，很难记住新知识，帮助使用坐便椅要反复进行，必要时需要家属陪伴使用</td></tr>
<tr><td>步骤3</td><td>整理</td><td>（1）指导完毕，将坐便椅摆放于方便老年人使用的床边位置并固定，以保证使用安全。所产生的垃圾按分类处理
（2）照护员洗手，记录指导学习时间和老年人及家属表现</td></tr>
</table>

续表

帮助与指导轻度失智老年人使用坐便椅		
步骤	流程	技能操作与要求
注意事项		（1）操作前要与家属签订照护协议，以保障双方合法权益 （2）操作前对老年人神志、情绪、学习能力、活动能力和意愿进行评估，并按评估结果设计交流方式，以引起老年人兴趣，取得信任与配合 （3）老年人短时记忆下降，操作时不要考验老年人的记忆能力。当老年人记不住时，不要问她“您还记得吗？”“我刚才怎么教您的？”避免老年人因记忆困难而产生抵抗情绪 （4）对良好表现及时给予鼓励和表扬，以维持使用坐便椅的兴趣 （5）坐便椅摆放位置要固定、合适、平稳，保证老年人安全 （6）操作全过程要耐心、保护隐私，体现尊重和人文关怀

（四）效果评价

（1）通过指导老年人在床边使用坐便椅，改善了老年人夜间随地大小便现象。

（2）通过帮助老年人在床边使用坐便椅，维持了老年人使用坐便椅的生活能力。

延伸阅读：指导早期失智老年人使用坐便椅

任务四　帮助指导失智老年人改善睡眠

子任务1　帮助幻听老年人缓解入睡困难

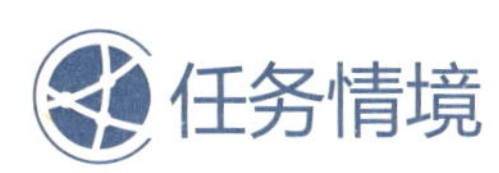

任务情境

冯爷爷，80岁，小学文化，患阿尔茨海默病3年，目前神志清楚、活动能力尚好，能交流，夜间焦虑明显，有时幻听、幻视，MMSE评估得分20分，诊断中度失智。现在是晚上10点，老年人说外面有流水声，担心发水，庄稼被淹，躺在床上辗转反侧，难以入睡。请失智老年人照护员帮助幻听失智老年人缓解入睡困难。

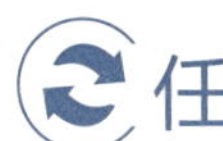

任务实施

一、任务流程

任务分析——工作准备——照护实施——效果评价

二、实施步骤

（一）任务分析

1.主要健康问题

序号	主要健康问题
1	MMSE 评估得分 20 分，诊断为中度失智
2	现在因为幻听而焦虑，引起入睡困难

2主要照护目标及依据

序号	主要照护目标	目标依据
1	安抚焦虑情绪	因为幻听而焦虑
2	帮助幻听失智老年人入睡	因为焦虑而入睡困难

（二）工作准备

1. 物品准备

序号	名称	规格	单位	数量
1	护理床	常规	床	1
2	床上用品	常规	套	1
3	椅子	普通	把	2
4	签字笔	常用	支	1
5	记录本	常用	本	1

2. 环境与人员准备

序号	环境与人员	准　备
1	环境	晚上 9 点，居室整洁、安静、安全，温湿度适宜
2	照护员	（1）着装整齐，用七步洗手法洗净双手 （2）具备分析老年人入睡困难原因和帮助老年人睡眠的能力
3	失智老年人	（1）躺在床上辗转不安，说有流水声，怀疑外面发大水把庄稼淹了，新来照护员纠正说是汽车路过的声音，老年人情绪激动，坚持说是流水声 （2）活动能力尚好，能交流，因幻听、焦虑而引起入睡困难

（三）照护实施

指导幻听失智老年人缓解入睡困难		
步骤	流程	技能操作与要求
步骤1	沟通交流	（1）照护员发现老年人没有睡觉，进入居室，见新来照护员正在与老年人交流 （2）老年人："外面发水了。"照护员："爷爷，那不是流水声，是汽车路过的声音。"老年人："不对，就是流水声。"照护员："爷爷，您听错了，就是跑汽车的声音。"老年人听后，表情激动
步骤2	实施照护	（1）安抚老年人情绪 ① 照护员轻声规劝新来的照护员先退出 ② 询问老年人："爷爷，外面有什么声音啊？"老年人："流水声。" ③ 照护员在窗户前听了一会儿："对，爷爷，是有流水声。" ④ 老年人情绪平和了一些："我听到的就是流水声。" ⑤ 照护员："爷爷喜欢流水声是不是？"老年人："不，发水了，庄稼淹了，快去排水啊！"照护员："好的，我去排水，爷爷您别着急，我们再好好听一听。"引导老年人聆听 ⑥ 窗外传来汽车路过的声音。照护员："爷爷，您记得楼下有个小假山是不是？"老年人："是。""您听是不是假山瀑布的水声。" ⑦ 引导老年人倾听："爷爷您听，哗、哗。""哗、哗。"反复对老年人讲"哗、哗。"直到老年人当真 ⑧ 照护员："爷爷，这水声好美啊！""我们躺下来听好吗？"引导老年人取卧位。 （2）帮助老年人睡眠 ① 协助老年人躺下，根据意愿摆放舒适体位，盖好盖被，支起床档。照护员坐在床边椅上，轻轻拍打老年人肩部，附在老年人耳边，小声说："哗、哗。"以转移注意力，促进入睡 ② 待到老年人慢慢有睡意时，照护员悄悄离开床边 ③ 关闭大灯，开启地灯，轻轻退出房门，关闭房门，在门外通过可视窗口观察老年人是否入睡
步骤3	整理	（1）照护员洗手，记录入睡困难原因、处理措施和入睡时间 （2）与新来照护员交流应对老年人因幻听而影响睡眠的经验
注意事项		（1）当老年人出现幻听时，要给他时间让他描述他觉得存在的事情，做到认真聆听，不要打断他的话 （2）做到与老年人共情，让他觉得被理解和认同 （3）对于老年人坚持认为存在的，其实是虚幻的事物，就当它真实存在，不要予以纠正或争论，用让老年人觉得被认同来缓解激动情绪，促进睡眠 （4）操作全过程语言亲切，体现耐心、尊重、安全和人文关怀

延伸阅读：如何应对失智老年人幻听

（四）效果评价

（1）通过与老年人共情安抚了老年人情绪，改善了不良情绪。

（2）通过让老年人觉得自己被理解和认同，缓解了因幻听而引起的入睡困难。

子任务2　帮助妄想老年人改善睡眠障碍

任务情境

陈奶奶，79岁，患阿尔茨海默病2年，目前神志清楚、活动能力尚好，能交流，MMSE评估得分20分，诊断为中度失智。今天凌晨1点醒来，下床翻弄枕头和床褥，伴烦躁。询问原因，自述放在枕头和被褥里的200元钱找不到了。经过调查，老年人身边没有带钱，说钱找不到了是被窃妄想。请照护员帮助妄想失智老年人改善睡眠障碍。

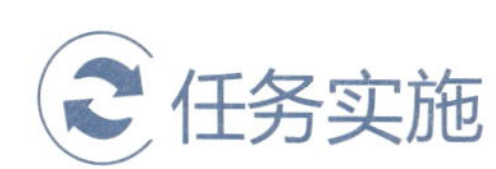

任务实施

一、任务流程

任务分析——工作准备——照护实施——效果评价

二、实施步骤

（一）任务分析

1.主要健康问题

序号	主要健康问题
1	MMSE 评估得分 20 分，诊断为中度失智
2	凌晨醒来下床翻弄东西伴烦躁，妄想钱被偷了

2.主要照护目标及依据

序号	主要照护目标	目标依据
1	安抚情绪	老年人凌晨醒来翻东西伴烦躁
2	帮助老年人改善睡眠	妄想钱被偷而影响睡眠

（二）工作准备

1. 物品准备

序号	名称	规格	单位	数量
1	护理床	常规	床	1
2	床上用品	常规	套	1
3	椅子	普通	把	2
4	人民币	面值 100 元	张	2
5	签字笔	常用	支	1
6	记录本	常用	本	1

2.环境与人员准备

序号	环境与人员	准　备
1	环境	居室整洁、安静、安全，温湿度适宜
2	照护员	（1）着装整齐，用七步洗手法洗净双手 （2）具备应对老年人妄想和帮助改善睡眠的能力

续表

序号	环境与人员	准　备
3	失智老年人	（1）站在右侧床边，翻弄枕头和被褥，自述放在枕头和被褥里的200元钱找不到了 （2）能交流，烦躁，妄想自己的钱被偷而影响睡眠

（三）照护实施

帮助妄想老年人改善睡眠障碍		
步骤	流程	技能操作与要求
步骤1	沟通交流	（1）照护员巡视发现老年人站在右侧床边，翻弄枕头和被褥 （2）进入老年人居室，询问原因，老年人说放在枕头和被褥里的200元钱找不到了。打电话询问家属，确认老年人身边没带钱
步骤2	实施照护	（1）安抚老年人情绪 ①照护员："奶奶，我帮您找找好不好？"老年人："不要！就是你们偷走的。" ②照护员："奶奶，您不要生气，我查查是谁偷的好不好？" ③待老年人烦躁情绪稍微缓和时，帮助坐在床边椅子上。"奶奶，我给你披件衣服，免得受凉好不好？"在为老年人取衣服时，趁机给其他照护员打电话，要求将备用的200元送过来，并且避免被老年人看见 （2）帮助老年人找钱 ① 照护员："奶奶，您坐好啊，我先帮您整理一下床铺，整理好了我就去给您找钱好不好？"老年人："好。" ② 照护员将被子和枕头整理平整，用手在被尾处拍了拍，对老年人讲："奶奶，我觉得这里有东西，您过来摸一下好吗？" ③ 帮助老年人走到床边，将手伸进被罩，取出2张100元。"奶奶，您数数。"照护员帮助老年人数钱："奶奶，看好啊，1张、2张，对吗？"老年人："对。" ④照护员："奶奶，钱找到了，睡觉好不好？"让老年人将钱折好，放在睡衣的口袋里 （3）帮助老年人睡眠 ①协助老年人躺在床上，根据意愿摆放舒适体位，盖好盖被，支起床档 ②将椅子搬到床头位置，坐下，轻轻拍打老年人肩部促进睡眠。"奶奶，好好睡觉，今晚睡好觉，明天才会有精神。" ③ 待到老年人有了睡意，照护员轻轻站起，离开床边；关闭大灯，开启地灯，轻轻退出房门，关闭房门，在门外通过可视窗口观察老年人已经入睡
步骤3	整理记录	（1）照护员用七步洗手法洗净双手 （2）记录老年人睡眠障碍的时间、原因、处理措施、再次入睡时间；到备物间登记所取物品名称、数量和时间
注意事项		（1）失智老年人常因情绪紧张和身体不适而引起妄想，照护员要注意观察原因、安抚情绪，必要时报告医生和家属 （2）妄想是心理疾病，单纯服药难以治愈，作为照护员，要给予足够的关心和帮助 （3）失智老年人缺乏自制力，性格敏感多疑，一旦产生妄想，不会认为自己的行为是一种病态，照护员在日常照护时要落落大方，避免引起猜疑 （4）操作全过程体现亲切、耐心、尊重、安全和人文关怀

延伸阅读：如何应对失智老年人妄想

（四）效果评价

（1）通过安抚，改善了老年人的焦虑情绪。

（2）通过利用道具，让老年人以为钱被找到，缓解了妄想，改善了睡眠障碍。

项目二
家庭与社会生活照护

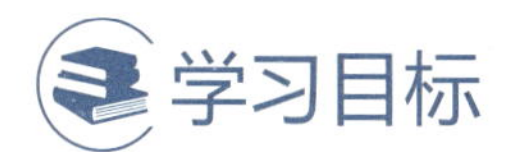

学习目标

一、知识目标

1. 熟悉指导轻度认知障碍老年人进行简单家务劳动的相关知识。
2. 熟悉指导轻度认知障碍老年人使用常用生活工具的相关知识。
3. 熟悉指导轻度失智老年人识别危险物品及危险地点的相关知识。
4. 熟悉对轻度失智老年人提供有效防走失措施的相关知识。
5. 熟悉对轻度失智老年人家属进行基本照护指导的相关知识。

二、技能目标

1. 掌握指导轻度认知障碍老年人进行简单家务劳动的技能。
2. 掌握指导轻度认知障碍老年人使用常用生活工具的技能。
3. 掌握指导轻度失智老年人识别危险物品及危险地点的技能。
4. 掌握对轻度失智老年人提供有效防走失措施的相关技能。
5. 掌握对轻度失智老年人家属进行基本照护指导的技能。

三、思政与职业素养目标

1. 关注轻度认知障碍和轻度失智老年人的家庭与社会生活照护，树立正确的照护理念。

2. 具备分析轻度认知障碍和轻度失智老年人家庭与社会生活照护问题的能力和解决问题的能力，培养早期发现、早期干预的专业照护理念和技能。

任务一　指导轻度认知障碍老年人进行简单家务劳动

子任务1　为认知障碍老年人制订简单家务劳动清单

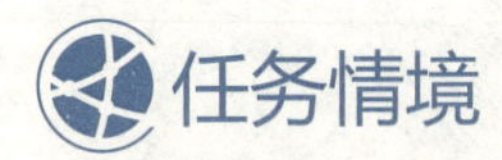

任务情境

褚奶奶，70岁，与老伴同住。最近半年，记忆力下降，一个问题反复提问，做最熟悉的红烧肉，不是忘记放调料就是放了很多盐。回忆过去记忆犹新。老伴对褚奶奶的问题进行指正，老年人能够意识到自己的错误也能暂时改正。到社区服务中心咨询，MMSE评估得分27分，考虑轻度认知障碍。老伴向失智老年人照护员请教延缓病情进展的措施。考虑老年人目前尚有独自做家务的能力，照护员指导家属为褚奶奶制订简单家务清单，以通过清单进行简单家务劳动来改善认知功能下降。

任务实施

一、任务流程

任务分析——工作准备——照护实施——效果评价

二、实施步骤

（一）任务分析

1.主要健康问题

序号	主要健康问题
1	近期记忆力下降，远期记忆力增强
2	MMSE 评估，得分 27 分，考虑轻度认知障碍

2.主要照护目标及依据

序号	主要照护目标	目标依据
1	帮助制订简单家务劳动清单	有短时记忆下降问题
2	通过进行简单家务劳动延缓认知功能下降	尚有独自做简单家务劳动的能力

（二）工作准备

1. 物品准备

序号	名称	规格	单位	数量
1	办公桌	常规	张	1
2	茶具	常规	套	1
3	椅子	常规	把	4
4	A4 纸	常规	张	适量
5	记录本	普通	本	1
6	签字笔	常用	支	1

2. 环境和人员准备

序号	环境与人员	准备
1	环境	清洁、整齐、安全，温湿度适宜
2	照护员	（1）着装整齐，用七步洗手法洗净双手 （2）掌握指导家属为老年人制订简单家务劳动清单的能力
3	失智老年人家属	着装整齐，在办公室坐好，有学习如何延缓老年人病情的愿望，能配合操作

（三）照护实施

为认知障碍老年人制订简单家务劳动清单		
步骤	流程	技能操作与要求
步骤1	沟通交流	（1）到咨询室接待家属 ①携带必要物品到咨询室等待家属 ②家属进入咨询室后，请家属入座、喝茶 （2）沟通与交流："爷爷好！褚奶奶的问题我了解了一些，希望能帮助到您。"态度和蔼、自信，取得家属信任和理解
步骤2	实施照护	（1）指导家属了解失智症基本知识 ①失智症是一种因脑部伤害或疾病所导致的渐进性认知功能退化性表现 ②失智分为七个阶段：无损伤、极轻微的认知能力衰退、轻微认知能力衰退、中度认知能力衰退、稍严重的认知能力衰退、严重认知能力衰退、极严重的认知能力衰退 ③失智症起病隐匿，不容易被发现，等到症状加重时，往往到了中晚期 （2）指导家属了解老年人目前状态 ①老年人目前虽然有记忆力受损，但是处于极轻微的认知能力衰退阶段 ②仍然有学习能力，并且不影响基本日常生活活动能力 （3）指导家属考虑延缓认知功能下降措施 ①了解老年人目前最关心和最重要的事情 ②得知老年人与老伴同住，做家务是老年人认为很重要的事情 （4）指导家属制订简单家务劳动清单 ①早上时间段：制订老年人熟悉的早餐食谱和操作方法 ②上午时间段：制订整理房间卫生、使用洗衣机清洗衣服和晾晒操作方法 ③中午时间段：制订老年人熟悉的午餐食谱和操作方法 ④下午时间段：制订叠衣服，按分类放进衣柜的操作方法 ⑤傍晚时间段：制订老年人熟悉的晚餐食谱和操作方法 ⑥将按全天时间分配制订的家务劳动清单记录在A4纸上，张贴在便于老年人查看的、醒目的位置 ⑦操作方法包括吸尘器、洗衣机的使用方法，食物制作方法，电饭煲、微波炉、煤气灶等使用方法、垃圾分类等 ⑧指导家属在老年人做家务劳动时，尽量在一边陪伴，以便于老年人不能独立完成时及时给予纠正，避免发生危险
步骤3	整理记录	（1）咨询完毕，保持咨询室整齐 （2）询问家属还有哪些不明白的问题，并尽力给予解答 （3）照护员洗手，记录指导时间、内容和家属反应

续表

为认知障碍老年人制订简单家务劳动清单		
步骤	流程	技能操作与要求
注意事项		（1）指导家属了解失智症基本知识时，尽量使用通俗易懂的语言，同时关注家属的理解程度 （2）提醒家属理解老年人的状态是由疾病引起的，要给予理解，避免指责，尽量提供支持和鼓励 （3）指导全过程要耐心、认真，体现对老年人和家属的尊重及人文关怀

延伸阅读：生活垃圾分类

（四）效果评价

（1）帮助家属制订简单家务劳动清单可协助老年人按清单有计划地进行家务劳动。

（2）老年人通过简单家务劳动，能有效延缓认知功能下降。

子任务2　指导轻度失智老年人清洗小件衣服

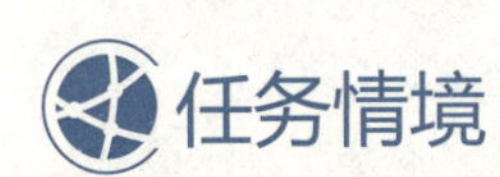

任务情境

卫奶奶，80岁，小学文化，认知障碍1年，目前神志清楚、能交流、活动能力良好，短时记忆力下降，有时忘记做以前熟悉的家务劳动，MMSE评分23分，诊断为轻度失智。家属向失智老年人照护员请教延缓病情进展的措施。经过评估，发现老年人有洗衣服能力，照护员选择将指导老年人进行清洗小件衣服家务劳动作为训练项目，以延缓认知功能下降速度。

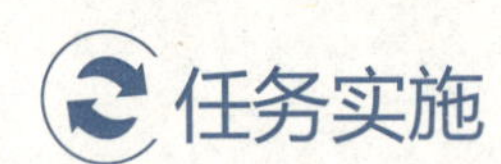

任务实施

一、任务流程

任务分析——工作准备——照护实施——效果评价

二、实施步骤

（一）任务分析

1.主要健康问题

主要健康问题
认知障碍1年，目前MMSE评分23分，诊断为轻度失智

2.主要照护目标及依据

序号	主要照护目标	目标依据
1	指导维持做家务能力	家属请教延缓病情进展的措施
2	进行清洗小件衣服训练	目前活动能力良好，尚有洗衣服能力

（二）工作准备

1. 物品准备

序号	名称	规格	单位	数量	备注
1	小件衣服	棉质	件	数件	
2	水盆	家用	个	1	
3	肥皂	常规	块	1	
4	挂衣架	常规	个	1	
5	一次性鞋套	常规	双	1	
6	湿巾	常规	包	1	
7	塑料袋	常用	个	1	盛装生活垃圾
8	记录本	常规	本	1	
9	签字笔	常规	支	1	

2. 环境和人员准备

序号	环境与人员	准备
1	环境	房间清洁整齐、明亮，安全，温湿度适宜
2	照护员	（1）着装整齐，用七步洗手法洗净双手 （2）掌握清洗小件衣服家务劳动技能 （3）掌握指导老年人清洗小件衣服家务劳动的能力 （4）提前与老年人及家属沟通，取得理解与配合
3	失智老年人	（1）按季节穿好衣服，坐在沙发上休息 （2）神志清楚、能交流、活动能力良好，情绪稳定，能配合操作

（三）照护实施

指导轻度失智老年人清洗小件衣服		
步骤	流程	技能操作与要求
步骤1	沟通交流	（1）照护员进入房间 ① 携带必备物品，核对楼座号、单元号、楼层与房间号，敲门进入，与老年人及其家属打招呼，穿好一次性鞋套，进入客厅 ② 取自带含酒精湿巾，擦净双手后自然晾干，将湿巾放入自带的塑料袋内，与老年人并排坐在沙发上 （2）沟通与交流：“奶奶好！”与老年人交流以保持情绪稳定。“奶奶，我看到卫生间脸盆里有些小衣服，我们一起洗干净好不好？”用闭合式提问方式，态度和蔼，语言亲切，说明目的，取得配合
步骤2	实施照护	（1）指导老年人进入卫生间 ① 引导老年人站立、行走、找到洗手间、打开门进入 ② 指导观察洗手间环境。引导老年人观察洗手间地面是否安全，观察衣服在哪里存放，观察肥皂在哪里？水龙头在哪里？如“奶奶，这是衣服，这是肥皂，这是水龙头”等。不要考验老年人记忆力，不要问她“您还记得这是什么吗？”避免老年人因为记不得而沮丧，产生对抗指导的心理 （2）指导老年人洗涤小件衣服 ① 指导端脸盆放到洗手盆旁边，分拣脸盆内衣服，如背心、内裤、袜子

续表

指导轻度失智老年人清洗小件衣服		
步骤	流程	技能操作与要求
步骤2	实施照护	② 指导老年人洗涤背心 a. 站在老年人旁边进行指导：关闭洗手盆防漏阀→打开水龙头→将背心浸湿→涂肥皂→用双手揉搓出泡沫→打开水龙头放水→清洗背心→拧干→打开防漏阀→放污水→打开水龙头冲净水盆 b. 关闭防漏阀→打开水龙头放水→清洗→拧干→打开防漏阀→放污水→打开水龙头冲净水盆 c. 再次清洗一遍，直至干净 ③ 指导老年人按照以上顺序洗涤内裤 ④ 指导按照以上顺序清洗袜子。对老年人说明，袜子不要和背心及内裤放在一起洗涤，因为袜子容易滋生霉菌，单独洗涤不易造成霉菌传播 （3）指导老年人晾晒衣服 ① 指导取挂衣架将洗干净的衣服挂好，放在阳台晒衣杆上晾晒 ② 失智老年人判断力下降，危险概念降低，注意不要让老年人进入未封闭阳台，避免向阳台外探身晒衣服时，发生意外 （4）指导老年人整理物品 ① 洗涤完毕，指导整理物品，将脸盆和肥皂放回原处备用 ② 指导洗净双手并取毛巾擦干 （5）指导老年人回到客厅 ① 请老年人在沙发上坐稳 ② 为老年人准备温开水：一手端水杯，在另一手腕内侧测水温，感觉不凉、不烫，大约 38 ～ 40℃，请老年人喝水、休息 （6）采取加强记忆措施 ① 将洗涤小件衣服步骤和注意事项记录于 A4 纸上 ② 征得老年人同意，粘贴于醒目处，指导观看、复述
步骤3	整理记录	（1）帮助整理洗手间，保持清洁、干燥 （2）照护员洗手，记录指导老年人洗涤小件衣服时间、内容、老年人表现和下次预约时间
注意事项		（1）提前与家属签订照护协议，以保障双方合法权益 （2）确诊为失智症后很难独立完成洗涤小件衣服操作，需要照护员或家属陪伴进行，作为训练项目要持之以恒方能奏效 （3）失智老年人分辨物品位置、颜色能力均下降，对存放洗涤用具的位置和颜色不要轻易改变，对肥皂的颜色和形状也不要轻易更换 （4）指导老年人洗涤小件衣服，一次量不可过多，时间不宜过长，避免因劳累引起焦虑。出现不良情绪时，要及时使用转移法进行疏导，不要指责和试图说服，避免诱发抗拒指导的行为 （5）对于良好表现，及时给予鼓励，以保持洗涤衣服的兴趣 （6）操作全过程要体现耐心、安全、尊重和人文关怀

（四）效果评价

（1）通过指导老年人清洗小件衣服，维持了进行简单家务劳动的能力。

（2）将清洗小件衣服作为认知功能训练项目，并且持之以恒，促进了老年人用脑和动手的能力，达到延缓认知功能快速下降的目的。

子任务3　指导轻度失智老年人进行居室清洁整理

任务情境

蒋奶奶，76岁，高中文化，认知障碍1年多，目前神志清楚、能交流、活动能力良好，短时记忆力下降，有时忘记做以前熟悉的家务劳动，MMSE评分24分，诊断为轻度失智。家属向失智老年人照护员请教延缓病情进展的措施。经过评估，发现老年人有整理房间能力，选择将指导老年人进行整理房间家务劳动作为训练项目，以延缓认知功能下降。

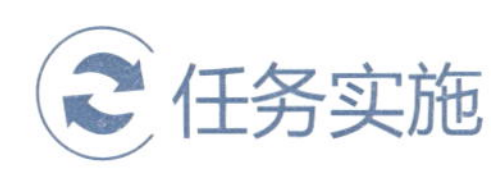

任务实施

一、任务流程

任务分析——工作准备——照护实施——效果评价

二、实施步骤

（一）任务分析

1. 主要健康问题

序号	主要健康问题
1	认知障碍1年多，目前MMSE评分24分，诊断为轻度失智
2	能交流、活动能力良好，记忆力下降，有整理居室能力但不熟练

2. 主要照护目标及依据

序号	主要照护目标	目标依据
1	指导进行客厅清洁整理	目前活动能力尚好
2	以客厅整理作为认知功能训练项目	家属要求采取延缓病情发展的措施

（二）工作准备

1. 物品准备

序号	名称	规格	单位	数量	备注
1	水盆	家用	个	1	卫生间设施
2	抹布	常用	块	2	分别用于擦桌椅、茶几和窗台
3	拖布	常用	把	1	
4	水桶	塑料	个	1	卫生间设施，清洗拖布用
5	一次性鞋套	常规	双	1	
6	湿巾	常规	包	1	
7	塑料袋	常用	个	1	盛装生活垃圾
8	记录本	常规	本	1	
9	签字笔	常规	支	1	

2. 环境和人员准备

序号	环境与人员	准备
1	环境	房间明亮、安全、温湿度适宜，桌椅地面可见灰尘
2	照护员	（1）着装整齐，用七步洗手法洗净双手 （2）掌握进行居室清洁整理家务的劳动技能 （3）掌握指导老年人居室清洁整理家务劳动的能力 （4）提前与老年人及家属沟通，取得理解与配合
3	失智老年人	（1）按季节穿好衣服，用过早餐，坐在沙发上休息 （2）神志清楚、能交流、活动能力良好，情绪稳定，能配合操作

（三）照护实施

指导轻度失智老年人进行居室清洁整理		
步骤	流程	技能操作与要求
步骤1	沟通交流	（1）照护员进入房间 ① 携带必备物品，核对楼座号、单元号、楼层与房间号，敲门进入房间，与老年人及其家属打招呼，穿好一次性鞋套，进入客厅 ② 取自带含酒精湿巾，擦净双手后自然晾干，将湿巾放入自带的塑料袋内，与老年人并排坐在沙发上 （2）沟通与交流：“奶奶好！”与老年人交流以保持情绪稳定。“奶奶，我看见客厅的茶几、窗台上和地上落了些灰尘，我们今天打扫卫生好不好？”用闭合式提问方式，态度和蔼，语言亲切，说明目的，取得配合
步骤2	实施照护	（1）指导老年人取抹布 ① 引导老年人站立、行走，找到卫生间并打开门、进入 ② 指导取专用抹布2块，打开水龙头、浸湿、洗净、拧干 ③ 指导将专用抹布带入客厅，放在茶几边上 （2）指导清洁茶几和窗台 ① 站在老年人旁边，指导将茶几上的水杯放入茶盘中，摆放于茶几一边的位置 ② 指导取其中一块抹布将茶几擦拭干净，将茶盘移至茶几中间位置，擦净原摆放茶几的位置，用过的抹布放在合适位置 ③ 指导老年人取另一块抹布，将窗台擦拭干净 ④ 指导将2块抹布拿到卫生间清洗干净，放回固定位置备用 （3）指导清洁客厅地面 ① 指导从卫生间取拖把进入客厅，从内向外拖擦客厅地面 ② 指导将拖把送回卫生间，在水桶中清洗干净，放回固定位置备用
步骤3	整理记录	（1）指导完毕，帮助老年人将客厅和卫生间整理整齐 （2）照护员洗手，记录指导客厅清洁整理时间、内容、老年人表现和下次预约时间
注意事项		（1）提前与家属签订照护协议，以保障双方合法权益 （2）确诊为轻度失智症后，很难独立完成居室清洁整理的操作，需要照护员或家属陪伴进行，并且持之以恒方能奏效 （3）轻度失智老年人分辨物品位置和颜色的能力均已下降，对存放抹布、拖把的位置和颜色不要轻易改变 （4）指导老年人进行居室整理，每次仅清洁一个房间，并且项目不宜过多，尽可能简单，避免老年人因力不从心遭受打击，失去兴趣与信心。当出现不良情绪时，要及时使用转移法进行疏导，不要指责和说服，避免诱发抗拒指导的行为 （5）对于良好表现要及时给予鼓励，以保持进行清洁整理的兴趣 （6）操作全过程要体现耐心、认真、尊重和人文关怀

（四）效果评价

（1）通过指导老年人进行居室清洁整理，维持了进行简单家务劳动的能力。

（2）将进行居室清洁整理作为认知功能训练项目并持之以恒，促进了老年人的用脑和动手能力，达到延缓认知功能快速下降的目的。

子任务4　指导轻度失智老年人更换床上用品

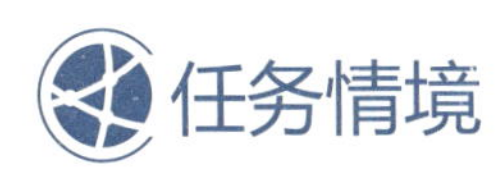

沈奶奶，初中文化，78岁，认知障碍一年多，目前神志清楚、能交流、活动能力良好，短时记忆力下降，独立更换床单、被罩、枕套有困难，伴烦躁。MMSE评分24分，诊断为轻度失智。家属向失智老年人照护员请教延缓病情进展的措施。经过评估，选择将指导老年人进行更换床上用品家务劳动作为训练项目，以延缓认知功能下降。

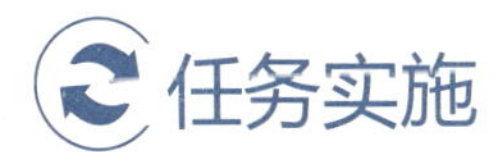

一、任务流程

任务分析——工作准备——照护实施——效果评价

二、实施步骤

（一）任务分析

1. 主要健康问题

序号	主要健康问题
1	MMSE 评分 24 分，诊断为轻度失智
2	更换床单、被罩、枕套有困难，伴有烦躁

2. 主要照护目标及依据

序号	主要照护目标	目标依据
1	指导更换被罩、枕套	帮助下尚有更换被罩、枕套能力
2	以更换被罩、枕套作为认知功能训练项目	家属要求采取延缓病情发展的措施

（二）工作准备

1. 物品准备

序号	名称	规格	单位	数量	备注
1	双人床	家用	床	1	
2	椅子	家用	把	1	放在床尾处
3	枕套	家用	个	2	
4	被罩	家用	个	1	
5	一次性鞋套	常规	双	1	

续表

序号	名称	规格	单位	数量	备注
6	湿巾	常规	包	1	
7	塑料袋	常用	个	1	盛装生活垃圾
8	记录本	普通	本	1	
9	签字笔	常用	支	1	

2.环境和人员准备

序号	环境与人员	准备
1	环境	客厅、卧室明亮、安全、温湿度适宜；卧室床上有摊开的被子和枕头
2	照护员	（1）着装整齐，用七步洗手法洗净双手 （2）掌握更换床上用品整理家务的劳动技能 （3）掌握指导老年人更换床上用品家务劳动的能力 （4）提前与老年人及家属沟通，取得理解与配合
3	失智老年人	（1）按季节穿好衣服，用过早餐，坐在沙发上休息 （2）神志清楚、能交流、活动能力良好，情绪稳定，能配合操作

（三）照护实施

指导轻度失智老年人更换床上用品		
步骤	流程	技能操作与要求
步骤1	沟通交流	（1）照护员进入房间 ① 携带必备物品，核对楼座号、单元号、楼层与房间号，敲门进入，与老年人及其家属打招呼，穿好一次性鞋套，进入客厅 ② 取自带含酒精湿巾，擦净双手后自然晾干，将湿巾放入自带的塑料袋内，与老年人并排坐在沙发上 （2）沟通与交流："奶奶好！我来陪您整理床铺好不好？""奶奶，我们到卧室去好不好？"用闭合式提问，态度和蔼，语言亲切，说明目的，取得配合
步骤2	实施照护	（1）指导老年人进入卧室 ① 引导老年人站立、行走，找到卧室并打开门进入 ② "奶奶，我帮您更换被罩和枕套好不好？"征得老年人同意，指导老年人从衣柜内找出干净的被罩和枕套 （2）指导老年人更换被罩 ① 站在老年人旁边，一起将被子纵向铺平并打开被尾系带 ② 与老年人分别站在床铺左右两边，将用过的被罩从床尾处向床头方向卷起，再按三等份向床中心处折叠，交给老年人，让老年人放在床尾椅子上 ③ 与老年人分别站在床铺左右两边，将干净被罩翻转，开口处朝向床头平铺于被胎上，与老年人一起将被罩和被胎同时从床头向床尾翻卷，将被罩套在被胎上，使开口处置于床尾位置，系好被尾系带，将更换好被罩的被子铺平，先按三等份纵向向中心折叠，再按四等份横向折叠成方块状，放在床头位置 （3）指导老年人更换枕套 ① 指导打开枕头上用过枕套的系带，从开口处由内向外翻转，将枕芯取出，放在床面上。将用过的枕套对折，放在床尾椅子上 ② 指导老年人将干净枕套翻转，再将双手从开口处伸入，隔着枕套握住枕芯纵向的两角，照护员双手抓住枕套开口处两端向枕芯另一方向拉平，放在床面系好系带，放在折叠成方块状的被子上 （4）指导老年人铺平床单：与老年人分别站在床铺左右两边，将床单铺平

续表

指导轻度失智老年人更换床上用品		
步骤	流程	技能操作与要求
步骤3	整理记录	（1）指导结束，帮助老年人整理卧室整齐 （2）照护员洗手，记录指导老年人更换床上用品时间、内容、老年人表现和下次预约时间
注意事项		（1）提前与家属签订照护协议，以保障双方合法权益 （2）确诊为失智症后很难独立完成更换床上用品操作，需要照护员或家属陪伴进行，作为训练项目要持之以恒方能奏效 （3）轻度失智老年人分辨物品位置和颜色的能力均已下降，对常用的被罩和枕套的样式和颜色不要轻易改变，以免引起不理解 （4）指导进行床上用品更换，项目不宜过多，操作尽可能简单，避免老年人因为力不从心而遭受打击，失去兴趣与信心。出现不良情绪时，要及时使用转移法进行疏导，不要指责和说服，避免诱发抗拒指导的行为 （5）对于良好表现，要及时给予鼓励，以保持进行床上用品更换的兴趣，使认知训练顺利进行 （6）更换床上用品是比较复杂的操作。早期失智老年人短时记忆降低，指导过程中不要考验老年人记忆力。如提问："奶奶您记住了吗？被罩是怎么更换的？枕套是怎么更换的？"以避免因为不能记忆而诱发不良情绪 （7）操作全过程要耐心、认真，体现尊重和人文关怀

（四）效果评价

（1）通过指导老年人进行床上用品更换，维持了进行简单家务劳动的能力。

（2）将进行床上用品更换作为认知功能训练项目并持之以恒，促进了老年人动脑和动手能力，延缓了认知功能下降速度。

延伸阅读：
做家务劳动能
预防和延缓轻度
认知障碍

任务二　指导轻度认知障碍老年人使用常用生活工具

子任务1　指导轻度认知障碍老年人使用智能手机

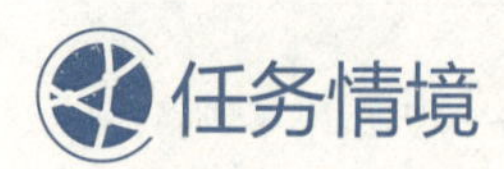

韩奶奶，72岁，日常生活基本自理，可正常交流，视力听力良好，近半年多来频繁忘事，自言自语。本月经MMSE评估，得分27分，考虑轻度认知障碍。老年人独处时间较多，家属希望奶奶学会使用智能手机来丰富生活，避免老年人孤独。

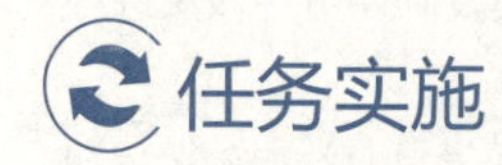

一、任务流程

任务分析——工作准备——照护实施——效果评价

二、实施步骤

（一）任务分析

1.主要健康问题

序号	主要健康问题
1	近半年来频繁忘事、自言自语，日常生活基本自理
2	MMSE 评分 27 分，考虑轻度认知功能障碍

2.主要照护目标及依据

序号	主要照护目标	目标依据
1	指导老年人使用智能手机	老年人有使用手机的愿望
2	维持老年人使用智能手机的学习能力	老年人尚有使用手机的能力

（二）工作准备

1.　物品准备

序号	名称	规格	单位	数量	备注
1	智能手机	老年款	台	1	按键和文字显示均加大，操作界面简洁
2	一次性鞋套	常规	双	1	
3	湿巾	常规	包	1	含酒精
4	塑料袋	常规	个	1	装生活垃圾用
5	签字笔	常规	支	1	
6	笔记本	常规	本	1	

2. 环境和人员准备

序号	环境与人员	准　备
1	环境	环境整洁安静，温湿度适宜，光线明亮，可自动连接网络
2	照护员	（1）着装整齐，用七步洗手法洗净双手 （2）熟练掌握老年智能手机使用方法 （3）掌握指导轻度认知功能障碍老年人使用智能手机的技能 （4）提前与老年人及家属沟通，取得理解与配合
3	失智老年人	（1）按季节穿好衣服，用过早餐，坐在沙发上休息 （2）神志清楚、能交流、活动尚好，能配合操作

（三）照护实施

指导轻度认知功能障碍老年人使用智能手机		
步骤	流程	技能操作与要求
步骤1	沟通交流	（1）照护员进入房间 ① 携带必备物品，核对楼座号、单元号、楼层与房间号，敲门进入，与老年人及其家属打招呼，穿好一次性鞋套，进入客厅 ② 取自带含酒精湿巾，擦净双手后自然晾干，将湿巾放入自带的塑料袋内，与老年人并排坐在沙发上 （2）沟通与交流："奶奶好！吃过早饭了吗？今天我来陪您好吗？""我买了一些新鲜草莓，您尝尝好吗？"鼓励老年人进食草莓，以拉近距离，保持情绪稳定。"奶奶，听说您儿子给您买了一部手机，有了它，您就可以和在外地的孙子见面，也可以随时联系老同学、老朋友了，我来告诉您如何使用好不好？"
步骤2	实施照护	（1）指导老年人认识手机基础操作界面 ① 指导识别智能手机的基本功能键位。包括如何启动和解除智能手机屏幕保护、手机音量键的位置、启动和关闭 APP 小程序等。如："奶奶您看，现在的手机已经不是过去那种按键了，我们用手指直接接触屏幕就可以进行操作，比如我想查看电话簿，只要用手指点这里，就可以进去了。" ② 掌握这个过程，对老年人有一定难度，照护员应保持耐心，多次重复讲解和演示，鼓励老年人保持使用智能手机的兴趣 （2）指导老年人拨打和接听电话 ① 拨打和接听电话是手机的最基本功能，应指导熟练掌握 ② 帮助老年人把常用联系人的电话输入到通讯录，然后开始分步骤指导，包括如何开启通讯录、如何查找常用联系人电话、如何拨打、如何接听来电等 ③ 如果反复指导，老年人依然不会使用通讯录，则应告知手动拨号方法 （3）指导老年人使用微信进行语音信息发送和视频聊天的方法 ① 如果老年人掌握了以上步骤，则可指导老年人学习如何使用微信，进行语音信息发送和视频聊天。如："奶奶，点这里就可以和您在外地的孙子视频了，他一会儿会出现在这个小框里，我们把手机的小圆孔（摄像头）正对着我们的面部，保持40 厘米左右的距离，这样您孙子也可以看到您了。" ② 如果老年人学习能力较强，掌握较快，还可指导老年人学习如何查看和发送朋友圈及如何使用微信搜索信息等 （4）指导老年人检查电量和为手机充电

续表

指导轻度认知功能障碍老年人使用智能手机		
步骤	流程	技能操作与要求
步骤2	实施照护	① 指导观察手机电量。告知老年人如何观察剩余电量。如："奶奶您看，这个电池形状的方框就是手机的电量，全是绿色表示手机电量充足，黄色表示电量已经用了近一半了，如果是红色，就该考虑给手机充电了。"然后请老年人重复手机电量观察的方式方法 ② 指导给手机充电。告知老年人手机充电器的使用方法和注意事项，包括手机充电接口的位置和连接方式；如何判断手机是否正在成功充电；观察手机充电电量；充电完成后拔掉插座 ③ 照护员应反复与老年人强调，手机充电器长期不断电可能引发的危险，并每日检查常用电器的断电情况 （5）采取加强记忆及安全使用措施 ① 制订手机使用流程：打开屏保→点击通讯录→找到照护员电话→拨通照护员电话→挂断电话。写好后粘贴在床头醒目处，指导老年人反复观看、复述，以维持记忆力 ② 指导检查手机是否存在安全隐患的操作，如手机是否过热；充电结束后是否及时切断电源；手机是否自动下载了非法软件等 ③ 指导熟悉智能手机的使用方法，并为老年人留下联系方式，如电话、微信等，指导老年人保持联系并说明有问题时随时咨询，必要时随叫随到
步骤3	整理记录	（1）帮助老年人保持客厅整齐，所产生的垃圾按分类处理 （2）照护员洗手，记录老年人学习时间、内容和老年人反应
注意事项		（1）提前与家属签订照护协议，以保障双方合法权益 （2）指导前评估失智老年人认知功能、交流能力和活动能力 （3）提前查看老年人智能手机，确保功能简捷，便于老年人使用 （4）指导老年人使用智能手机要有耐心，对不良情绪及时疏导，待情绪稳定时再继续进行，鼓励老年人保持信心、维持兴趣 （5）操作全过程要体现尊重和人文关怀

延伸阅读：指导轻度认知障碍老年人使用智能手机

（四）效果评价

（1）通过指导，老年人初步掌握了智能手机的基本功能，可以使用智能手机和家人朋友联系、阅读新闻，及时获取外界信息，维持并拓展了社交圈，丰富了生活。

（2）老年人通过使用智能手机对延缓认知功能的衰退起到了一定的积极作用。

子任务2　指导轻度认知障碍老年人使用洗衣机

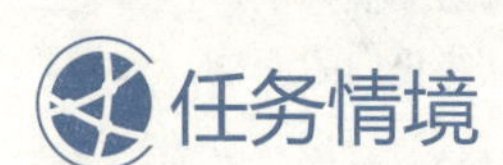

任务情境

杨奶奶，80岁。能正常交流，视力听力良好，日常生活基本自理。近3个月，儿女发现老年人健忘明显，有时洗衣服时忘记使用洗衣粉；有时忘记冲洗，导致洗涤剂在衣服上残留，出现较浓的气味。子女向失智老年人照护员咨询，MMSE量表评估得分27分，考虑轻度认知功能障碍。为了延缓病情进展，家属请照护员指导老年人学习使用全自动滚筒式洗衣机。

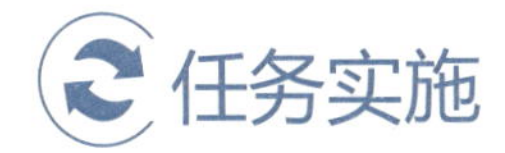

任务实施

一、任务流程

任务分析——工作准备——照护实施——效果评价

二、实施步骤

（一）任务分析

1. 主要健康问题

序号	主要健康问题
1	近 3 个月出现明显健忘，对生活用具使用能力下降
2	MMSE 量表得分 27 分，考虑轻度认知障碍

2. 主要照护目标及依据

序号	主要照护目标	目标依据
1	指导使用自动滚筒式洗衣机	老年人有使用洗衣机的愿望
2	维持使用洗衣机的学习能力	老年人尚有使用洗衣机的能力

（二）工作准备

1. 物品准备

序号	名称	规格	单位	数量	备注
1	洗衣机	家用	台	1	全自动立式滚筒
2	洗涤剂	家用	桶	1	
3	盛衣筐	家用	个	2	分别放置净、污衣物
4	一次性鞋套	常规	双	1	
5	湿巾	常规	包	1	含酒精
6	塑料袋	常规	个	1	装生活垃圾用
7	记录本	常规	本	1	
8	签字笔	常规	支	1	
9	塑料量杯	常规	个	1	备有适合老年人使用的弱碱性洗衣液，带有显著刻度、便于老年人分装适量洗衣液

2. 环境和人员准备

序号	环境与人员	准备
1	环境	（1）洗衣间温度适宜，通风良好，干燥、清洁、无异味，安全 （2）洗衣机安装完毕，摆放在水平地面，上下水管安装完好 （3）备有干净衣物和待洗衣物的分装篮子
2	照护员	（1）着装整洁，用七步洗手法清洗双手 （2）熟练掌握全自动立式滚筒洗衣机的使用方法 （3）掌握指导老年人使用洗衣机的注意事项 （4）提前与老年人与家属沟通，取得理解与配合
3	失智老年人	衣着整齐舒适，情绪稳定，活动良好。坐在客厅沙发上休息

（三）照护实施

指导轻度认知障碍老年人使用洗衣机		
步骤	流程	技能操作与要求
步骤1	沟通交流	（1）照护员进入房间 ① 携带必备物品，核对楼座号、单元号、楼层与房间号，敲门进入，与老年人及其家属打招呼，穿好一次性鞋套，进入客厅 ② 取自带含酒精湿巾，擦净双手后自然晾干，将湿巾放入自带的塑料袋内，与老年人并排坐在沙发上 （2）沟通与交流："奶奶好，听说您新买了洗衣机，今天我来教您使用好不好？"
步骤2	实施照护	（1）指导老年人做好使用洗衣机前的准备工作 ① 查看洗衣机安装情况：指导老年人检查上下排水管道是否连接完好，如上水管道处是否连接牢固、下水管道连接处是否呈水平或低于地面处、排水是否通畅等 ② 指导老年人根据洗衣机容量选择每次待洗衣物的数量和分类，如"奶奶您看，这个洗衣机每次可以洗6公斤的衣物，如果是夏天衣物，一次可洗7～8件，冬天衣物每次可以洗2～3件，超过这个数量，会影响洗衣机工作的。""好，我记住。""这个洗衣机很方便。但是内衣内裤最好是单独清洗，不要跟袜子混洗。" ③ 将每次可洗衣物的数量写在防水卡片上，粘贴在洗衣机附近醒目处，便于老年人洗衣前查看。如夏季衣物每次可洗7～8件，冬季衣物每次可洗2～3件，床单或被罩每次可洗1件。 ④ 指导老年人查看洗涤剂容器刻度。将洗衣液或洗衣粉放入洗涤剂分配盒内 ⑤ 指导老年人对需要清洗的衣服进行检查，排除衣服内的其他杂物 （2）指导老年人使用洗衣机 ① 指导老年人熟悉洗衣机操作面板和操作流程。帮助老年人记忆相关流程及相关按键位置，并将操作流程写在防水卡片上，粘贴在洗衣机附近醒目处，便于老年人在洗衣前查看。例如：查看上下水管道安装是否完好→打开洗衣机→放入待洗衣物→接通电源→打开入水开关→按下开机键→投放洗涤剂→根据衣物特点选择洗涤模式→按下启动键→洗涤完毕→取出衣物放入干净储衣筐→关闭洗衣机→切断电源→擦干洗衣机保持洗衣机干净、干燥→对衣服进行晾晒等 ② 采取加强记忆措施。指导老年人对操作流程反复观看、复述，以维护记忆力 ③ 指导老年人使用洗衣机洗衣。待老年人掌握使用流程以后，让老年人进行洗衣实践 ④ 反复指导老年人使用洗衣机。为老年人留下联系方式，如电话、微信等，指导老年人保持联系，向老年人说明，如有问题随时咨询，必要时随叫随到
步骤3	整理记录	帮助老年人整理洗涤器具，协助老年人晾晒衣物；做好记录
注意事项		（1）提前与家属签订服务协议，以保障双方合法权益 （2）提前熟悉洗衣机使用方式，查看洗衣机安装状况，评估老年人认知功能、交流能力和活动能力 （3）与老年人交流，一次只问一个问题，然后耐心等待回答，因为老年人需要时间组织语言进行回答。当出现不良情绪时，要及时进行疏导，避免引起抗拒指导的行为 （4）在操作过程中发现老年人出现重复洗涤现象，在确保不出现危险的前提下，避免当面劝阻和指正，可在老年人不在场时，代为调整，避免影响老年人的使用兴趣 （5）操作全过程要耐心、体贴，体现尊重和人文关怀

（四）效果评价

（1）通过指导，老年人掌握了洗衣机的使用方法。

（2）通过指导，维持了老年人使用生活工具的能力，起到延缓病情发展的作用。

延伸阅读：指导轻度认知障碍老年人使用滚筒洗衣机

子任务3　指导轻度认知障碍老年人使用电饭煲煮饭

任务情境

朱爷爷，80岁，广东人，入住北方某养老机构。按民政部老年人能力评估，评定为1级（轻度失能），其中二级指标认知能力为1级，考虑为轻度认知障碍。老年人喜欢吃米饭，但养老机构供应的主食常以馒头、花卷、豆沙包和面条为主。为了满足老年人需求，经过机构同意，其女儿购买了电饭煲，请照护员指导老年人使用电饭煲煮饭。

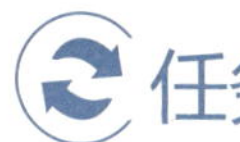

任务实施

一、任务流程

任务分析——工作准备——照护实施——效果评价

二、实施步骤

（一）任务分析

1.主要健康问题

主要健康问题
能力评估1级，其中二级指标认知能力评定为1级，考虑轻度认知障碍

2.主要照护目标及依据

序号	主要照护目标	目标依据
1	指导使用电饭煲	老年人有使用电饭煲的愿望
2	维持使用电饭煲的学习能力	老年人尚有使用电饭煲的能力

（二）工作准备

1. 物品准备

序号	名称	规格	单位	数量	备注
1	智能电饭煲	家用	台	1	已经清洗干净
2	大米	普通	袋	1	每袋分装为2公斤
3	盛米容器	家用	个	1	带刻度
4	盛水容器	家用	个	1	带刻度
5	记录本	普通	本	1	
6	签字笔	常用	支	1	

2.环境和人员准备

序号	环境与人员	准备
1	环境	（1）摆放电饭煲的位置高低适宜、干燥、无阳光直射、周围有电源，方便老年人使用 （2）大米储存地点离墙10厘米以上，离地高度宜1米左右，以方便老年人不必弯腰即可拿取 （3）环境干燥阴凉，米袋密封

续表

序号	环境与人员	准 备
2	照护员	（1）着装整洁，用七步洗手法清洗双手 （2）熟练掌握电饭煲的使用方法 （3）掌握指导老年人使用电饭煲的注意事项 （4）提前与老年人与家属沟通，取得理解与配合
3	失智老年人	按季节穿好衣服，用过早餐，坐在居室椅子上看画报

（三）照护实施

指导轻度认知障碍老年人使用电饭煲蒸饭		
步骤	流程	技能操作与要求
步骤1	沟通交流	（1）进入老年人房间：照护员提前与老年人约定时间，按时到达老年人住处，轻声敲门，进入老年人房间 （2）沟通与交流：与老年人打招呼并了解情况，如“爷爷好，昨晚睡得好不好？”“今天中午吃米饭好不好？”“现在我教您使用电饭煲好不好？”用闭合式提问方式，说明目的，取得配合
步骤2	实施照护	（1）协助老年人盛米、洗米、加水。 ① 协助老年人盛米。把电饭锅内胆拿出，协助老年人使用带刻度的干燥塑料量杯盛取适量的大米，倒入电饭煲内胆内。每次煮的米饭不宜超过2顿。“爷爷您看，这个杯子有刻度，我们每次盛满一杯放到电饭煲里，这些米饭够您吃两顿的。今天中餐和晚餐都够了，我们常做常新，吃新鲜的，不要一次做得太多。”这一过程应重复讲解几次，并且让老年人复述，让老年人记住 ② 协助老年人淘米。“爷爷，这个大米不是免淘的，我们需要用水淘洗两次。”指导老年人端着电饭煲内胆，到自来水龙头前接少许水、淘米，这一过程中应注意观察老年人手指灵活程度，如果老年人难以自行把握米水分离，照护员应予以协助 ③ 协助老年人添水。淘米后，向电饭煲内胆内加水。“爷爷，这个电饭煲内胆有添水的刻度，我们刚才加了一杯米，现在按照刻度，加水到最下面这条线就可以吃米饭。如果您想喝粥，就把水加到这个刻度。”指导老年人看刻度时要提前评估老年人视力情况，如果老年人无法自行看清刻度，照护员可考虑准备大小适宜的量杯，以一量杯水正好对应一量杯米的比例为最佳 （2）指导老年人使用电饭煲蒸饭 ① 擦干内胆周围的水分。指导在内胆加入适量水后，要把内胆周围的水分都擦干净，以免影响电饭煲的使用 ② 将内胆摆放平稳。指导将内胆放入电饭锅的外壳中，把内胆转一转，摆放平稳在锅底中心处 ③ 指导连接电源。放稳后，关上锅盖。连接上电源，调节煮饭指示灯的按钮，一般轻轻下压即可 ④ 指导老年人焖饭。电饭煲内米饭煮好后，指示灯熄灭，提示米饭做好。指导老年人不要急着拔掉电源，等待两三分钟后再拔除电源，使米饭闷透 ⑤ 指导打开电饭煲盖子。指导老年人打开电饭煲盖子的时候，要离开电饭煲远一些，避免被煲内水蒸气烫伤 ⑥ 打开电饭煲盖子以后，用筷子或者米铲将米饭打松，使米饭更加松软可口 （3）电饭锅在煮饭的时候，盖子上方的小孔会不断地冒蒸气，指导老年人不要触摸冒气的地方，以避免烫伤，还要注意不要覆盖冒气孔，以免影响排气，出现不安全事故 （4）将电饭煲使用的步骤与流程写在纸上，张贴在醒目处，一来让老年人复述，加强记忆，二来在老年人使用电饭煲时能起到提醒作用

续表

指导轻度认知障碍老年人使用电饭煲蒸饭		
步骤	流程	技能操作与要求
步骤3	整理	（1）指导老年人使用电饭煲以后，协助老年人洗涤干净，放在固定位置备用 （2）照护员洗手。记录指导时间、内容、老年人记忆力、理解程度及使用电饭煲情况
注意事项		（1）提前与家属签订服务协议，以保障双方合法权益 （2）提前熟悉电饭煲使用方式，检查电饭煲安全性能完好。评估老年人认知功能、交流能力和活动能力 （3）与老年人交流，一次只问一个问题，然后耐心等待回答，因为老年人需要时间来组织语言进行回答。当老年人出现不良情绪时，要及时进行疏导，避免引起老年人抗拒指导的行为 （4）如果在操作过程中，发现老年人忘记如何使用的现象，在确保不出现危险的前提下，尽量避免当面指责和纠正。可在老年人不注意时，代为调整，避免影响老年人的使用兴趣 （5）操作全过程要耐心、体贴，体现尊重和人文关怀

（四）效果评价

（1）通过帮助使老年人掌握了电饭煲的使用方法。

（2）通过指导，维持了老年人使用电饭煲生活工具的能力，起到延缓病情发展的作用。

延伸阅读：指导轻度认知障碍老年人使用电饭煲

子任务4　指导轻度认知障碍老年人使用微波炉做简单饭菜

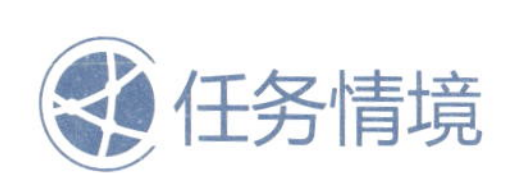

任务情境

秦奶奶，75岁，与女儿同住，神志清楚、交流良好，生活能自理，有健忘现象，MMSE量表评估得分27分，考虑轻度认知障碍。最近有时做好菜忘记关闭天然气，女儿担心安全问题，购买了微波炉，希望失智老年人照护员上门指导老年人使用微波炉做简单饭菜。评估老年人口味偏好和咀嚼能力并咨询营养师意见后，选择指导使用微波炉做“土豆胡萝卜炖猪肉”并加热米饭。

任务实施

一、任务流程

任务分析——工作准备——照护实施——效果评价

二、实施步骤

（一）任务分析

1. 主要健康问题

主要健康问题
健忘，因做菜忘记关闭天然气将锅烧坏或险些引发火灾。MMSE 量表评估得分 27 分，考虑轻度认知障碍

2. 主要照护目标及依据

序号	主要照护目标	目标依据
1	指导使用微波炉	老年人有使用微波炉的愿望
2	帮助维持使用微波炉的学习能力	老年人尚有使用微波炉的能力

（二）工作准备

1. 物品准备

序号	名称	规格	单位	数量	备注
1	微波炉	家用	台	1	操作简单
2	微波炉专用容器	专用	个	若干	
3	土豆、猪肉、胡萝卜	食用	—	适量	确保食材新鲜，准备一次性食用量
4	菜刀	家用	个	1	大小合适
5	菜板	家用	个	1	大小合适
6	调味料	常规	—	若干	依据老年人口味选择
7	米饭	普通	碗	1	早上做的米饭
8	一次性鞋套	常规	双	1	
9	湿巾	常规	包	1	含酒精
10	塑料袋	常规	个	1	装生活垃圾用
11	笔记本	常规	本	1	
12	签字笔	常规	支	1	

2. 环境和人员准备

序号	环境与人员	准备
1	环境	（1）厨房卫生整洁，各类烹饪工具清洗完毕 （2）微波炉放置位置安全，高度适合老年人使用 （3）猪肉等冷冻食材解冻完毕
2	照护员	（1）着装整洁，用七步洗手法清洗双手 （2）熟练掌握微波炉的使用方法 （3）掌握指导老年人使用微波炉的注意事项 （4）提前与老年人及家属沟通，取得理解与配合
3	失智老年人	按季节穿好衣服，坐在沙发上休息。评估能配合操作

（三）照护实施

指导轻度认知障碍老年人使用微波炉制作简单饭菜		
步骤	流程	技能操作与要求
步骤1	沟通交流	（1）照护员进入房间 ① 携带必备物品，核对楼座号、单元号、楼层与房间号，敲门进入。与老年人及其家属打招呼，穿好一次性鞋套，进入客厅 ② 取自带含酒精湿巾，擦净双手后自然晾干，将湿巾放入自带的塑料袋内，与老年人并排坐在沙发上 （2）沟通与交流："奶奶好！今天我来陪您好不好？""我们中午用微波炉做一道你爱吃的土豆胡萝卜炖猪肉好吗？""好的。"对老年人说明目的，取得配合

续表

指导轻度认知障碍老年人使用微波炉制作简单饭菜		
步骤	流程	技能操作与要求
步骤2	实施照护	（1）指导老年人清洗、准备食材 ① 指导老年人清洗食材。指导清洗土豆、胡萝卜并去皮。因老年人有常年做饭的经验，这个过程应以老年人为主。如果有遗漏问题，不宜当面纠正，默默帮助老年人做好即可。注意控制食材量，避免老年人吃剩饭 ② 指导老年人切、配食材。照护人员在旁协助，指导完成切、配，并指导老年人注意按照微波炉烹饪特点，将食材切配成合适大小。例如："奶奶，用微波炉做菜，土豆、胡萝卜和猪肉可以切成2厘米见方的小块，这样既容易入味，也方便做熟。" （2）指导老年人使用微波炉 ① 使用微波炉做菜或热饭必须使用专用容器，严禁使用金属容器 ② 指导将切配好的食材放入微波炉专用容器，按比例放入调味品和适量清水，鼓励老年人独立完成，照护员在旁边协助 ③ 指导接通微波炉电源，认识微波炉操作面板，按面板快捷键设置为"炖肉模式"。这一过程要对老年人反复说明，并鼓励老年人自行按键，以利于动作记忆替代言语记忆 ④ 指导在微波炉烹饪过程中，不要中途打开微波炉门，并注意倾听烹饪完成后的微波炉提示音 ⑤ 指导听到"滴"声响提示后，不要立即打开微波炉门，应先佩戴隔热手套，再取出微波炉专用容器，将做好的"土豆胡萝卜炖猪肉"放在合适位置，避免烫伤 ⑥ 指导将盛入微波炉专用容器的米饭放入微波炉，按"加热"键，听到"滴"声响提示后，戴隔热手套取出。"奶奶好，午餐做好了，味道很好。"对老年人良好表现进行鼓励 ⑦ 指导老年人制订微波炉菜谱 ⑧ 与老年人一起将微波炉菜谱和每次烹饪的菜肴食材、调味料和水的用量，以及微波炉模式和烹饪时间写在卡片上，贴在醒目处，以方便老年人随时查看或者在使用时起到提醒作用以加强记忆
步骤3	整理记录	（1）操作完毕，帮助老年人清洗用物，摆放固定位置备用 （2）照护员洗手。记录指导时间、内容、老年人记忆力、理解程度及使用微波炉情况
注意事项		（1）提前与家属签订服务协议，以保障双方合法权益 （2）提前熟悉微波炉使用方式、检查微波炉安全性能完好，评估老年人认知功能、交流能力和活动能力 （3）与老年人交流，一次只问一个问题，然后耐心等待回答，因为老年人需要时间来组织语言进行回答。发现不良情绪，要及时进行疏导，避免引起老年人抗拒指导的行为 （4）在操作过程中，发现老年人有忘记使用的现象，在确保不出现危险的前提下，避免当面指责和纠正，可在老年人不注意时代为调整，避免影响老年人的使用兴趣 （5）指导老年人制订的微波炉菜谱要简单实用，以便于使用 （6）操作全过程体现耐心、安全、尊重和人文关怀

（四）效果评价

（1）通过指导，使老年人掌握了微波炉的使用方法。

（2）通过帮助，维持了老年人使用微波炉生活工具的学习能力。

延伸阅读：指导轻度认知障碍老年人使用微波炉

子任务5　指导轻度认知障碍老年人乘坐公交车

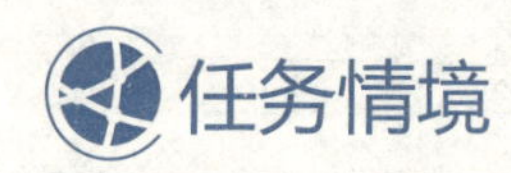

任务情境

杨爷爷，76岁，因老伴住院而暂时独居，生活能自理，最近半年有健忘现象，MMSE量表评估得分27分，考虑轻度认知障碍。老伴入住在离家3千米外的医院。爷爷认为自己腿脚灵活，可以乘车探望。子女不放心爷爷独自前往，因忙于工作不能陪同，请失智老年人照护员指导爷爷乘坐公共车去医院看望老伴。

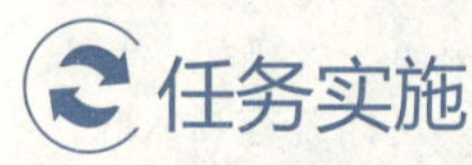

任务实施

一、任务流程

任务分析——工作准备——照护实施——效果评价

二、实施步骤

（一）任务分析

1. 主要健康问题

序号	主要健康问题
1	MMSE 量表评估得分 27 分，考虑轻度认知障碍
2	最近半年有健忘现象，独自乘坐公交车有迷路的潜在风险

2. 主要照护目标及依据

序号	主要照护目标	目标依据
1	指导学习乘坐公交车	老年人有乘坐公交车的愿望
2	维持乘坐公交车的能力	老年人尚有乘坐公交车的能力

（二）工作准备

1. 物品准备

序号	名称	规格	单位	数量	备注
1	交通线路图	普通	张	1	记录老年人常去地点及换乘方式
2	黄手环	专用	个	1	内侧记录老年人姓名、住址、家属联系方式
3	色彩鲜艳的衣服	家用	套	1	老年人穿着色彩鲜艳、特征鲜明的衣服，便于走失后寻找
4	乘车卡、钥匙等	常规	套	1	
5	笔记本	常用	本	1	
6	签字笔	常用	支	1	

2. 环境和人员准备

序号	环境与人员	准 备
1	环境与时间	（1）非雨雪、大风天气，温度适宜 （2）外出时间宜在上午 9:00 至 10:30，下午 2:00 至 15:30，以避开交通高峰期
2	照护员	（1）着装整洁 （2）提前熟悉交通路线 （3）帮助老年人检查钥匙、乘车卡及其他所需用品是否携带齐全

续表

序号	环境与人员	准备
3	失智老年人	（1）着当季服装，鞋子轻便防滑，坐在沙发上等待出门 （2）近期记忆下降，四肢灵活，考虑轻度认知障碍（MCI）

（三）照护实施

指导轻度认知障碍老年人乘坐公交车		
步骤	流程	技能操作与要求
步骤1	沟通交流	（1）照护员进入房间 ① 携带必备物品，核对楼座号、单元号、楼层与房间号，按约定时间到达老年人家门口，敲门进入，与老年人及其家属打招呼，穿好一次性鞋套，进入客厅 ② 取自带含酒精湿巾，擦净双手后自然晾干，将湿巾放入自带的塑料袋内，与老年人并排坐在沙发上 （2）沟通与交流：“爷爷好，昨晚睡得怎样？吃早饭了吗？我们现在去看望奶奶好不好？”使用闭合式提问方式，说明目的，取得配合
步骤2	实施照护	（1）指导老年人做好出发前的准备 ① 查看老年人衣着是否适合今日室外温度 ② 查看老年人鞋子是否舒适、轻便、防滑 ③ 征得同意，为老年人戴防走失黄手环并查看手环信息是否准确 ④ 查看老年人的钥匙、公交卡、钱包、手机等物品是否携带齐全 ⑤ 为老年人测量血压、脉搏，询问感觉，确保健康状态良好 ⑥ 提醒老年人出门注意事项。例如：“爷爷，我们每次出门前都要检查一下衣服是否保暖？鞋子是否舒适？手环是否戴好？钥匙、乘车卡、钱包带没带，好不好？”等 （2）指导老年人乘坐公交车 ① 指导依照预先计划的路线来到车站，让老年人查看乘车站牌，并复述、记住。例如：“爷爷您看，我们现在太湖路公交站，要乘坐15路公交车，坐3站，到鄱阳湖路站下车。” ② 指导在车站排队候车，提醒注意安全：“爷爷，我们就站在这里排队候车，注意不要站到马路上。” （3）指导老年人乘坐公交车到目的地 ① 公交车到站后，指导老年人等车完全停稳后，再走向车门，从前门上车，避免发生碰撞 ② 指导上车后，手握栏杆，避免磕碰、摔跤 ③ 如果车上没有空座，指导老年人先找到合适位置站稳扶好 ④ 如果车上有人让座，指导老年人向让座人表示感谢 ⑤ 指导倾听报站语言，提前走向后门，扶住栏杆准备下车 ⑥ 到站后，指导老年人待车门开启后，先向外左右观察，确认无其他车辆经过后，再手扶栏杆下车 （4）到达目的地后，完成探视老伴活动 （5）指导老年人返回住处 ① 陪同到达返回车站牌下，观察方向，按照返回路线乘车回家 ② 指导到达目的地，下车，按照原路线步行回到住处 ③ 指导开门、进门、换拖鞋、到客厅沙发坐下休息 （6）指导老年人单独外出 ① 如果老年人需要单独外出，指导老年人携带线路图，根据线路图找到公交车站→上车→下车→步行至养老院→离开养老院→找到返回公交车站→上车→下车→步行至住处 ② 照护员应指导老年人在约定时间内出门和返回，并且保持电话联系，以便万一走失时寻找

续表

指导轻度认知障碍老年人乘坐公交车		
步骤	流程	技能操作与要求
步骤3	整理记录	（1）照护员用自带酒精湿巾消毒双手；指导老年人洗净双手 （2）记录指导老年人乘坐公交车时间、过程及老年人反应
注意事项		（1）提前与家属签订服务协议，以保障双方合法权益 （2）提前评估老年人认知功能、交流和活动能力，以此确定陪同老年人还是让老年人独自外出，并将老年人情况告知家属 （3）提前设计便于老年人熟悉的外出路线、公交站点和路线。设计好的路线和站点不要随便更改，防止老年人因记不住而迷路 （4）出发当天要再次确认老年人身体和精神状态，如有异常，应劝阻老年人重新调整外出的时间 （5）与老年人交流，一次只问一个问题，然后耐心等待回答。发现不良情绪要及时进行疏导，避免产生抗拒指导的行为。对于良好表现要及时予以鼓励，维持老年人乘坐公交车的信心 （6）操作全过程体现耐心、安全、尊重和人文关怀

（四）效果评价

（1）通过指导，维持了老年人乘坐公交车的能力。

（2）通过帮助，能维持老年人使用交通工具的学习能力并改善了独自外出的能力。

延伸阅读：何为轻度认知障碍

任务三　指导失智老年人识别危险物品及危险地点

子任务1　为轻度失智老年人创造安全舒适的居家环境

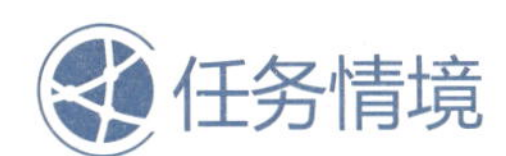

许奶奶，80岁，高血压病二十余年，常规服药，病情稳定。进行性记忆力下降1年。目前神志清楚，能交流和活动，总是反复问一个问题，有时忘记服药，有时找不到换洗衣服，找不到卫生间或电灯开关。找东西时有时碰痛腿部，夜间明显。MMSE评估得分24分，诊断轻度失智。家属请居家照护人员帮助老年人创造安全舒适的居家环境。

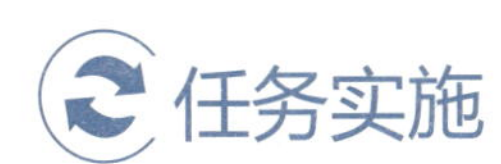

一、任务流程

任务分析——工作准备——照护实施——效果评价

二、实施步骤

（一）任务分析

1.主要健康问题

序号	主要健康问题
1	高血压病多年
2	记忆力下降，诊断为轻度失智
3	存在忘记服药，找不到换洗衣服，找不到卫生间或电灯开关等表现

2.主要照护目标及依据

序号	主要照护目标	目标依据
1	粘贴醒目标识	存在忘记服药，找不到换洗衣服，找不到卫生间或电灯开关等问题。夜间明显
2	创造安全环境	老年人为失智早期，存在部分独立生活能力

（二）工作准备

1. 物品准备

序号	名称	规格	单位	数量	备注
1	小贴纸	彩色	本	1	大小合适
2	彩笔	彩色	支	若干	不同颜色的记号笔
3	家具四角软包材料	常规	份	若干	
4	鞋套	常规	双	1	一次性
5	湿巾	常规	包	1	含有酒精
6	垃圾袋	常规	个	1	
7	记录本	常规	本	1	
8	签字笔	常规	支	1	

2. 环境与人员准备

序号	环境与人员	准备
1	环境	室内光线明亮，温湿度适宜
2	照护员	（1）着装整齐，用七步洗手法洗净双手 （2）必要时戴好口罩
3	失智老年人	按季节穿好衣服，坐在客厅沙发上休息。神志清楚，情绪稳定，能交流，能坐立、站立和行走

（三）照护实施

为轻度失智老年人创造安全舒适的居家环境		
步骤	流程	技能操作与要求
步骤1	沟通交流	（1）备好物品来到老年人门前，轻敲房门进入，穿一次性鞋套。用自带含酒精湿巾清洁双手后放入黑色垃圾袋内，进入客厅 （2）态度和蔼，语言亲切。解释目的，取得配合。“奶奶好！今天我来陪您坐坐好不好？”使用闭合式提问方式，便于老年人回答 （3）“奶奶，我带来好多彩图，您看一下彩图上画了些什么好不好？”打开彩图与老年人一起观看。让老年人识别彩图中的药片、衣服、马桶、电灯开关、盛装着冒热气米饭的碗等图片 （4）“奶奶，您很熟悉这些图片是不是？”“我们把它贴起来，提醒我们找东西和干事情好不好？”征得老年人同意后方可操作
步骤2	实施照护	（1）粘贴醒目标识 ① 将药片图片贴在老年人存放小药箱位置的墙上 ② 将衣服图片贴在老年人的衣柜门上 ③ 将马桶图片贴在卫生间的门上 ④ 将电灯开关图片粘贴在电灯开关上方 ⑤ 将盛装冒着热气米饭碗的图片贴在厨房的门上 ⑥ 还可以在老年人存放刷牙杯、牙膏、牙刷的地方粘贴上刷牙的图片 ⑦ 引导老年人通过图片标识寻找所要去的房间或所用物品 （2）创造安全环境 ① 对老年人熟悉的沙发、茶几、床头柜及其茶几上摆放的水杯、保温壶及其他物品的位置和颜色不要轻易改动 ② 将散落的物品收拾整齐或者另行存放，避免杂物过多让老年人无法选择而心烦 ③ 将房间内老年人不常用的落地灯、落地花瓶、杂物架等移走，腾出更多空间让老年人行走，通行无阻 ④ 确保家中地面使用的是防滑地板和地砖，避免老年人滑倒 ⑤ 将带有棱角的餐桌、茶几等家具的四角使用软包材料保护，避免老年人活动时被碰伤 ⑥ 将镜子放置在不易反光的地方，对失智老年人来说，不论是人影还是物体阴影或叠影，都容易引起他们产生妄想、幻觉，造成情绪失控 ⑦ 在老年人的卧室或厕所门口，客厅安装感应小夜灯，避免老年人夜间起床或去厕所时害怕 ⑧ 在老年人同意的前提下，为老年人书写做简单活动的程序，粘贴在醒目位置，提醒老年人如何操作，以维持基本生活活动能力，延缓病情进展
步骤3	整理记录	（1）操作完毕，将物品整理整齐，放在固定位置备用 （2）与老年人道别，脱鞋套放入自带垃圾袋内带回，按分类处理 （3）照护员洗手，记录房间布置的时间、改动内容和老年人反应

续表

为轻度失智老年人创造安全舒适的居家环境		
步骤	流程	技能操作与要求
注意事项		（1）布置房间前，要获得老年人的同意才能进行操作 （2）张贴的图片要简单、明了、醒目，便于老年人快速识别 （3）在布置过程中每做一点改动，都要向老年人告知，并尝试让老年人知道该如何去使用 （4）布置结束后，应注意观察老年人对布置后的房间的使用情况 （5）整个操作过程体现耐心、安全、尊重及人文关怀

（四）效果评价

（1）通过粘贴醒目标识，老年人能够顺利找到换洗衣服，能够正确如厕和刷牙洗漱，能够正确使用电器开关。

（2）通过创造安全环境，维持了老年人基本生活活动能力并避免危险。

延伸阅读：失智老年人环境安全的基本要点

子任务2　限制轻度失智老年人使用危险生活用具

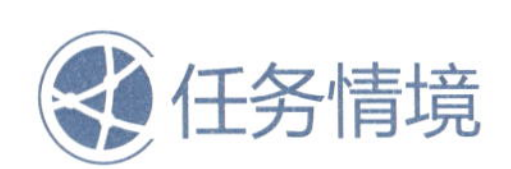

任务情境

何奶奶，80岁，高血压二十余年，常规服药，病情稳定。进行性记忆力下降1年，目前神志清楚，能交流，生活自理能力降低，近两周发生使用剪刀割伤手部、将84消毒液当成洗衣液使用等行为，MMSE评估得分24分，诊断轻度失智。请失智老年人照护员指导家属限制老年人使用危险生活用具。

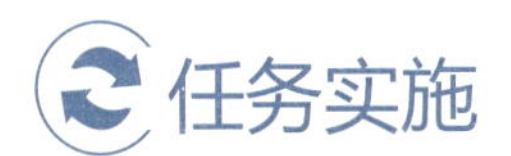

任务实施

一、任务流程

任务分析——工作准备——照护实施——效果评价

二、实施步骤

（一）任务分析

1.主要健康问题

序号	主要健康问题
1	高血压病多年，常规服药，病情稳定
2	MMSE 评估得分 24 分，诊断轻度失智
3	近日发生使用剪刀割伤手部、将 84 消毒液当成洗衣液使用等行为

2.主要照护目标及依据

序号	主要照护目标	目标依据
1	限制危险生活用具	近日发生剪刀割伤手部，将 84 消毒液当成洗衣液等行为
2	创造安全环境	存在环境安全问题

（二）工作准备

1. 物品准备

序号	名称	规格	单位	数量	备注
1	小贴纸	彩色	本	1	大小合适
2	彩笔	彩色	支	若干	不同颜色的记号笔
3	家具四角软包材料	常规	份	若干	
4	鞋套	常规	双	1	一次性
5	湿巾	常规	包	1	含有酒精
6	垃圾袋	常规	个	适量	包括蓝色、黑色、黄色
7	记录本	常规	本	1	
8	签字笔	常规	支	1	

2. 环境与人员准备

序号	环境与人员	准 备
1	环境	室内光线明亮，温湿度适宜
2	照护员	（1）着装整齐，用七步洗手法洗净双手 （2）必要时戴好口罩
3	失智老年人及其家属	按季节穿好衣服，坐在客厅沙发上休息

（三）照护实施

限制轻度失智老年人使用危险生活用具		
步骤	流程	技能操作与要求
步骤1	沟通交流	（1）进入老年人房间：备好物品来到老年人门前，轻敲房门进入，穿一次性鞋套。用自带酒精湿巾清洁、消毒双手后放入黑色垃圾袋内。进入客厅 （2）沟通与交流："奶奶好！我来看您了。""我和阿姨帮您整理一下物品好不好？"使用闭合式提问方式，态度和蔼，语言亲切
步骤2	实施照护	（1）指导家属限制老年人使用危险生活用具 ①陪同家属整理可能会带来危险的生活工具 ②首先让家属明白，虽然轻度失智仍然保留基本生活能力，但是因为记忆力、判断力下降，独立使用危险工具时可能会出现意外 ③将电动工具、刀具、剪子、锯子、电熨斗、搅拌机、消毒液等物品收藏，妥善安置在老年人不能接触到的地方 ④建议使用带有自动关闭功能的小家电。注意将不常用的电器切断电源，如烤箱、微波炉、电热水壶等 ⑤老年人使用微波炉、烤箱、电热水壶时，应在旁边监控，避免伤害 ⑥在老年人使用天然气或煤气做饭时，应在旁陪伴，避免老年人将塑料盆放在煤气灶上或者忘记关火而发生危险 ⑦不要将吹风机之类的电器放在浴室里，以避免触电 ⑧将常用的洗衣液摆放于固定地方，在旁边贴上醒目的标识，便于老年人辨认 ⑨要求家属定期查看药盒，以确认老年人是否按要求服药 ⑩注意观察老年人病情变化，一旦发现使用生活用具能力迅速下降，要避免独立使用，并且当老年人独自在家时，要关闭所有电器电源和煤气总开关 （2）指导家属创造安全环境 ①建议在厨房安装烟雾报警器和便于使用的灭火器 ②将带有棱角的餐桌、茶几等家具的四角使用软包材料保护，避免老年人活动时被碰伤

续表

限制轻度失智老年人使用危险生活用具		
步骤	流程	技能操作与要求
步骤2	实施照护	③ 在电源插座上安装安全罩 ④ 丢弃所有已经失效或过期的药物，避免老年人误服
步骤3	整理记录	（1）操作后，整理物品整齐 （2）脱一次性鞋套放入生活垃圾袋内。将失效或过期的药物放入黄色垃圾袋带回处置室，按医疗垃圾处理 （3）照护员洗手，记录指导家属限制老年人使用危险生活用具的时间、内容和家属反应
注意事项		（1）限制老年人使用危险生活用具时，必须获得家属同意 （2）定时与家属联系，询问限制使用危险生活用具情况，以保安全 （3）张贴的提示图片要简单、明了、醒目，便于老年人快速识别 （4）操作结束后，注意再次观察，预防遗漏危险用具 （5）整个操作过程体现耐心、认真、安全、尊重及人文关怀

（四）效果评价

（1）通过限制危险生活用具，能够避免危险生活用具对老年人造成伤害。

（2）通过创造安全环境，维持了老年人基本生活活动安全。

延伸阅读：如何保证老年人的居家安全

子任务3　限制轻度失智老年人进入危险环境

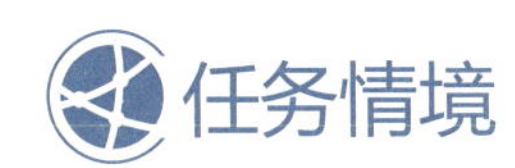

任务情境

吕奶奶，80岁，高血压二十余年，常规服药，病情稳定。进行性记忆力下降1年，目前神志清楚，能交流，能活动，MMSE评估得分24分，诊断为轻度失智。近期出现把自己反锁在卫生间、过马路闯红灯等行为。请失智老年人照护员指导家属限制老年人进入危险环境。

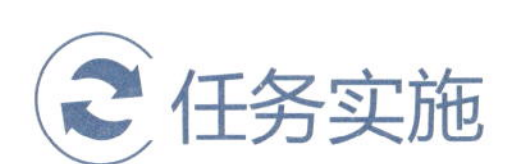

任务实施

一、任务流程

任务分析——工作准备——照护实施——效果评价

二、实施步骤

（一）任务分析

1.主要健康问题

序号	主要健康问题
1	高血压病多年，常规服药，病情稳定
2	MMSE 评估 24 分，诊断轻度失智
3	最近出现把自己反锁在卫生间、过马路闯红灯等危险行为

2. 主要照护目标及依据

序号	主要照护目标	目标依据
1	评估老年人危险环境	老年人有进入危险环境的问题
2	限制老年人进入危险环境	

（二）工作准备

1. 物品准备

序号	名称	规格	单位	数量	备注
1	鞋套	常规	双	1	一次性
2	湿巾	常规	包	1	含有酒精
3	垃圾袋	常规	个	适量	包括蓝色、黑色
4	记录本	常规	本	1	
5	签字笔	常规	支	1	

2. 环境与人员准备

序号	环境与人员	准　备
1	环境	室内光线明亮，温湿度适宜
2	照护员	（1）着装整齐，用七步洗手法洗净双手 （2）必要时戴好口罩
3	失智老年人与家属	按季节穿好衣服，坐在客厅沙发上休息

（三）照护实施

限制轻度失智老年人进入危险环境		
步骤	流程	技能操作与要求
步骤1	沟通交流	（1）进入老年人房间：备好物品来到老年人门前，敲门进入。穿一次性鞋套。用自带含酒精的湿巾消毒双手。用过的湿巾放入黑色垃圾袋内。进入客厅 （2）沟通与交流："阿姨好！听说奶奶最近出现一些问题，我们商议一下如何避免好吗？"态度和蔼，语言亲切，解释目的，取得配合
步骤2	实施照护	（1）评估老年人周围是否有危险环境存在 ① 征得家属同意，与家属一起观察老年人周围是否存在危险环境 ② 观察居室家具摆放是否合理，是否有棱角会碰伤老年人等 ③ 观察厨房刀具是否妥善保管；小家电是否完好；插座电源是否关闭；煤气灶总开关是否关闭；餐具、调料瓶摆放是否方便老年人使用等 ④ 卫生间是否能够反锁，是否有扶手，地面是否防滑，洗澡热水器是否有高温控制等 ⑤ 客厅沙发、茶几、桌椅高度是否方便老年人使用，电插座是否安全 ⑥ 阳台是否封闭；晾衣架是否安置在阳台外面 （2）限制老年人进入危险环境 ① 建议将老年人床具周围杂物取走，对橱柜棱角进行软包，为老年人创造尽量宽敞的空间，以防磕绊 ② 老年人使用厨房时，要进行陪伴。当老年人独自在家时，及时关闭电源、气源总开关，最好关闭厨房门并且上锁，将老年人安置在客厅休息或看电视，并在茶几上准备食品以备老年人食用

续表

限制轻度失智老年人进入危险环境		
步骤	流程	技能操作与要求
步骤2	实施照护	③ 将卫生间改为外锁，避免老年人将自己反锁在内，发生危险。在马桶周围安装扶手，为地面采取防滑措施，以避免跌倒。将热水器进行高温控制，建议在40℃左右 ④ 客厅沙发、茶几、桌椅高度要方便老年人使用，为电插座安装防护罩，避免老年人因为使用不当或拆卸而发生危险 ⑤ 对阳台进行封闭，将晾衣架安置在阳台内，避免老年人进入阳台向外探身，发生坠落意外 ⑥ 当老年人外出不能辨别红绿灯时，要有家属或照护员陪伴，避免意外事故
步骤3	整理记录	（1）操作后整理物品整齐 （2）与家属道别，脱一次性鞋套放入垃圾袋内带走，按分类处理 （3）照护员洗手，记录指导时间、内容和家属反应
注意事项		（1）在操作开始前，获得老年人家属的同意才能进行 （2）指导家属限制老年人进入危险环境，要根据老年人病情和经济条件提出合理建议，避免不切合实际的要求引起家属反感 （3）整个操作过程要耐心、认真，体现尊重及人文关怀

（四）效果评价

（1）通过评估，发现老年人周围有危险环境问题存在，做到及时发现、及时改正。

（2）通过创造安全环境和限制老年人进入危险环境，使老年人能够安全地生活。

延伸阅读：如何限制老年人进入危险环境

任务四　为轻度失智老年人提供有效防走失措施

子任务1　使用特制证卡预防轻度失智老年人走失

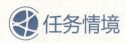

任务情境

帅奶奶，72岁，2年前因健忘、丢三落四、重复提问相同问题而诊断为轻度失智。目前神志清楚，能交流、能活动，生活自理能力有所下降，偶有外出迷路，MMSE评估得分25分，诊断轻度失智。家属请失智老年人照护员帮助采取措施，以预防老年人走失。

任务实施

一、任务流程

任务分析——工作准备——照护实施——效果评价

二、实施步骤

（一）任务分析

1.主要健康问题

序号	主要健康问题
1	轻度失智2年。目前MMSE评估得分25分，诊断为轻度失智
2	目前偶有外出迷路的问题

2.主要照护目标及依据

主要照护目标	目标依据
动员老年人同意使用防走失证卡	老年人偶有外出迷路的问题
缝制和使用防走失证卡	

（二）工作准备

1. 物品准备

序号	名称	规格	单位	数量	备注
1	布艺证卡	特制	个	数个	写有老年人及其家属信息
2	衣服	常规	件	数件	色彩鲜艳
3	鞋垫	常规	双	1	
4	围巾	常用	条	1	老年人喜欢的
5	针线	常用	卷	1	与防走失证卡同色的缝线
6	一次性鞋套	常用	双	1	
7	湿巾	常用	包	1	含酒精
8	塑料袋	常用	个	1	
9	签字笔	常用	支	1	
10	笔记本	常用	本	1	

2. 环境与人员准备

序号	环境与人员	准备
1	环境	房间安静、温馨、明亮，空气清新，温湿度适宜
2	照护员	（1）着装整齐，洗净双手，佩戴工作牌 （2）提前将照护计划与家属进行沟通，取得理解与配合
3	失智老年人及其家属	（1）按季节着装整齐，坐在客厅沙发上看画报 （2）神志清楚，能交流、能活动，MMSE 评估得分 25 分，诊断为轻度失智

（三）照护实施

使用特制饰品预防轻度失智老年人走失		
步骤	流程	技能操作与要求
步骤 1	沟通交流	（1）照护员进入房间 ① 携带必备物品，核对楼座、单元、楼层与房间号，敲门进入，与老年人及家属打招呼，穿好一次性鞋套，进入客厅 ② 取含酒精湿巾，擦净双手后自然晾干，将湿巾放入自带的塑料袋内，与老年人并排坐在沙发上 （2）沟通与交流："奶奶好！阿姨好！看画报呢。""奶奶，我今天带来好多布艺品，您看看喜欢哪一个？" 与老年人交流，使用闭合式提问方式。态度和蔼，语言亲切
步骤 2	实施照护	（1）寻找老年人衣服 ①"阿姨，我们为奶奶准备几件衣服好吗？"与家属来到衣柜前，找出几件老年人最近经常穿的、色彩比较鲜艳的上衣 ②"阿姨，天气渐渐冷了，再找一条围巾好吗？" 找出一条老年人常用的围巾 ③"阿姨，再找一双鞋垫好吗？"家属取出鞋垫 （2）缝制特制证卡 ① 将老年人与家属的重要信息：姓名、性别、年龄、住址、联系电话等写在特制的、不同的、布艺证卡上。如方形的、长方形的和老年人选择的花瓣形等 ② 将方形证卡写有信息的一面向下，缝制在老年人上衣不被老年人注意的位置，例如：缝制在衣领下，类似商标的样子。不要告知老年人，以避免被老年人拆除 ③ 将长方形证卡写有信息的一面向下，缝制在一双鞋垫上，放入老年人常穿的鞋内。为了避免老年人拆除，不要告知老年人 ④ 将与围巾同色的、花瓣形的证卡写有信息的一面向下，绣在老年人围巾下端合适的位置。"奶奶好 , 我把您喜欢的花瓣布艺绣在了您的围巾上，很好看是不是？以后您出门就带这条围巾好不好？" 引起老年人使用绣制了防走失证卡围巾的兴趣 （3）保留照片：指导家属为老年人拍照，保留老年人穿用缝制了防走失证卡衣服的照片，以防老年人万一走失时，可通知有关人员和部门依照特征帮助寻找
步骤 3	整理记录	（1）缝制完毕，整理用物保存备用。所产生垃圾按分类处理 （2）对家属交代注意事项，必要时给予家属特制证卡，让家属自己进行缝制其他衣服 （3）用七步洗手法洗净双手。记录缝制防走失证卡时间、内容和老年人及其家属反应

续表

<table>
<tr><th colspan="3">使用特制饰品预防轻度失智老年人走失</th></tr>
<tr><th>步骤</th><th>流程</th><th>技能操作与要求</th></tr>
<tr><td colspan="2">注意事项</td><td>（1）缝制防走失证卡时不要引起老年人注意，避免因反感而拆除
（2）需要引起老年人注意使用的衣物、围巾等，防走失证卡绣制要美观，要使用老年人喜爱的样式，以引起老年人使用兴趣
（3）防走失证卡要选择布艺材质，缝制防走失证卡的衣服要尽量鲜艳，以引起路人注意，在老年人走失时，便于寻找
（4）指导家属妥善保留老年人穿用缝制了防走失证卡的照片，以备万一走失时寻找急用
（5）操作过程体现尊重和人文关怀</td></tr>
</table>

（四）效果评价

（1）根据老年人喜好，选择了花瓣形布艺证卡，顺利绣制在老年人的围巾上，能引起老年人的使用兴趣。

（2）通过使用特制防走失证卡，有利于老年人万一走失时进行寻找。

子任务2　加强公共场所看护预防轻度失智老年人走失

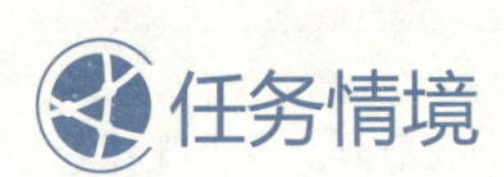

张奶奶，75岁，2年前开始健忘，目前神志清楚，能交流、能活动，生活自理能力下降，偶有外出迷路表现，MMSE评估得分24分，诊断为轻度失智。今天张奶奶希望到超市购物，家属请失智老年人照护员陪伴以预防走失。

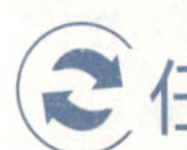
任务实施

一、任务流程

任务分析——工作准备——照护实施——效果评价

二、实施步骤

（一）任务分析

1.主要健康问题

序号	主要健康问题
1	MMSE评估得分24分，诊断轻度失智
2	近来有外出迷路的问题

2.主要照护目标及依据

主要照护目标	目标依据
为老年人穿戴容易辨认的衣物	老年人有外出迷路的表现
避免老年人在公共场所走失	

（二）工作准备

1. 物品准备

序号	名称	规格	单位	数量	备注
1	衣服	常规	件	数件	色彩鲜艳
2	围巾	常用	条	1	老年人喜欢的
3	鞋垫	常用	双	1	适合老年人使用
4	一次性鞋套	常用	双	1	
5	湿巾	常用	包	1	含酒精
6	塑料袋	常用	个	1	
7	签字笔	常用	支	1	
8	笔记本	常用	本	1	

2. 环境与人员准备

序号	环境与人员	准　备
1	环境	房间安静、温馨、明亮，空气清新，温湿度适宜
2	照护员	（1）着装整齐，用七步洗手法洗净双手 （2）提前做好照护计划，并与老年人家属进行沟通，取得家属理解与配合
3	失智老年人及其家属	（1）按季节着装整齐，坐在客厅沙发上看画报 （2）神志清楚，能交流、能活动

（三）照护实施

加强公共场所看护预防轻度失智老年人走失		
步骤	流程	技能操作与要求
步骤1	沟通交流	（1）照护员进入房间 ① 携带必备物品，核对楼座、单元、楼层与房间号，敲门进入，与老年人及家属打招呼，穿好一次性鞋套，进入客厅 ② 取含酒精湿巾，擦净双手后自然晾干，将湿巾放入自带的塑料袋内，到老年人面前 （2）沟通与交流：“奶奶好！阿姨好！”“奶奶，我今天陪您去超市买东西，好不好？”用封闭式提问方式，态度和蔼，语言亲切
步骤2	实施照护	（1）为老年人穿戴容易辨认的衣物 ① “阿姨，我们为奶奶准备外出的衣服好吗？”与家属来到衣柜前，找出老年人经常穿的、色彩比较鲜艳的、带有防走失证卡的上衣 ② “阿姨，天冷，再找一条围巾吧。”找出绣有防走失证卡的老年人常用的围巾 ③ “阿姨，还要为奶奶找出防滑鞋。”找出在鞋里垫上缝有防走失证卡的鞋垫 ④ 帮助老年人穿戴外衣、围巾、防滑鞋 （2）为老年人保留照片：指导家属为老年人拍照，以备万一走失时可通知有关人员和部门依照片特征帮助寻找 （3）带领老年人到达超市 ① 陪同老年人选择最熟悉的路线，行走至最近的超市 ② 陪同老年人熟悉超市门口周围环境，消除对超市的陌生感，以防陌生的环境引起老年人的焦虑不安

续表

加强公共场所看护预防轻度失智老年人走失		
步骤	流程	技能操作与要求
步骤2	实施照护	③进入超市，为了防止拥挤与老年人走散，要与老年人牵行 ④告诉老年人，万一失散，就在原地等待，不要到处乱找 ⑤购买小零食放入老年人口袋中，以备万一走失后因饥饿发生意外 ⑥陪同购物时，让老年人站在自己左前方，照护员用左手护住老年人，用右手帮助老年人选购物品与缴费 ⑦注意不要让老年人离开自己视线 ⑧购物完毕，帮助提拿物品，陪同老年人按原路返回超市门口，再按原路返回居室
步骤3	整理记录	（1）回到居室，提醒老年人洗手、换鞋、取下围巾、脱掉鞋子，放回固定位置备用 （2）对家属交代老年人购买的物品和所花费用，请家属核对，向老年人及家属道别 （3）洗净双手。记录陪同购物时间及内容和老年人及其家属反应
注意事项		（1）陪同老年人到公共场所，要提前设计行走路线，尽量选择最近、最熟悉的路线 （2）老年人外出穿戴的衣物尽量鲜艳，以引起路人注意，以备万一走失，便于寻找 （3）指导家属妥善保留老年人外出前的照片，以备万一走失时，报告有关部门，利于辨认 （4）如有疫情，陪同老年人到公共场所时要戴口罩，进门后要在流动水下洗手 （5）操作过程体现尊重和人文关怀

（四）效果评价

（1）为老年人穿戴容易辨认的衣物，能引起路人注意，万一走失时便于寻找。

（2）通过加强公共场所看护，能使轻度失智老年人接触社会并预防走失。

子任务3　加强养老机构看护预防失智老年人走失

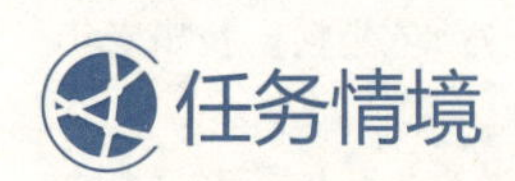

某养老机构失智专区，入住40余位失智老年人，中度居多。专区分东西两个生活区，中间位置设有医生办公室、照护人员办公室、老年人活动厅、电梯、安全通道等。办公室、电梯、安全通道都有门。活动厅和外面的楼梯休息平台由一栅栏型大门相隔。老年人经常在走廊和活动厅来回走动，在各个门口徘徊。为了防止老年人走失，今天照护部主任组织失智老年人照护员和家属代表一起开会，讨论预防措施。

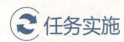

一、任务流程

任务分析——工作准备——照护实施——效果评价

二、实施步骤

（一）任务分析

1. 主要健康问题

序号	主要健康问题
1	专区入住40多位失智老年人，病情以中度居多
2	老年人在活动区域门口行走、徘徊

2. 主要照护目标及依据

主要照护目标	目标依据
注意走失危险因素	老年人在活动区域各个门口行走、徘徊
加强防走失措施	

（二）工作准备

1. 物品准备

序号	名称	规格	单位	数量
1	办公桌	常规	张	1
2	椅子	常规	把	4
3	失智老年人照护手册	常用	本	数本
4	签字笔	常用	支	1
5	笔记本	常用	本	1

2. 环境与人员准备

序号	环境与人员	准　备
1	环境	办公室安静、温馨、明亮，空气清新，温湿度适宜
2	照护员	着装整齐，洗净双手，在办公室就坐
3	失智老年人家属代表	在办公室就坐

（三）照护实施

加强养老机构看护预防失智老年人走失		
步骤	流程	技能操作与要求
步骤1	沟通交流	（1）照护部主任安排照护员和失智老年人家属代表进入办公室就坐 （2）沟通与交流 ① 照护部主任为照护员和失智老年人家属代表讲解本次开会内容：讨论“如何加强养老机构看护预防失智老年人走失”问题 ② 与家属分析老年人走失危险因素 a. 疾病因素：因为认知障碍，老年人难以控制自己行为 b. 环境改变：老年人对周围环境不熟悉，缺乏安全感 ③ 告知家属采取有效措施，预防老年人走失 a. 加强照护：让老年人对照护员产生亲切感、依赖感、安全感 b. 加强外出大门管理

续表

加强养老机构看护预防失智老年人走失		
步骤	流程	技能操作与要求
步骤2	实施照护	（1）不断提高照护员职业素养 ① 定期组织失智老年人照护员进行职业道德培训 ② 定期组织失智老年人照护员进行照护技能培训 （2）对老年人采取防走失措施 ① 首先满足老年人基本生活需求，如吃饭、喝水、如厕、睡眠等，避免因为需求得不到满足产生企图外出的行为 ② 指导老年人参与简单劳动：引导有能力的老年人参与叠衣服、缠毛线、整理书报杂志、择菜、擦桌子、拖地等活动。老年人可能做得不好，但是这是转移注意力较好的方法 ③ 指导老年人参与康乐活动：为老年人设计听音乐、唱歌、涂鸦、手指操、音乐操、击鼓传花、抛洒彩球等各种游戏活动，引导老年人参加，让老年人产生愉悦感、安全感 ④ 如果老年人坚持外出，不要责备、不要限制、不要不理睬，应陪同老年人做散步活动，以满足需要走动的要求 （3）在机构采取防走失措施 ① 粘贴醒目标识，包括卫生间、餐厅、办公室等，以便于老年人辨认 ② 为电梯门和消防通道门设置密码识别门禁，或者用画幅进行遮挡，让老年人忘记这是可以外出的门，不再琢磨如何打开外出 ③ 对隔离活动厅和楼梯休息平台的栅栏门进行装饰，避免老年人看见，避免趁机外出而发生走失
步骤3	整理记录	（1）会议完毕，整理桌椅、物品 （2）照护员洗手。记录讨论防走失措施时间、效果和需要改进的问题
注意事项		（1）为机构内部设施采取防走失措施，要注意“安全第一” （2）注意观察老年人表现，以减少因不良情绪而产生外出的行为 （3）当老年人有外出行为时，禁止大声喊叫、限制行动。避免使老年人因恐惧而产生逃离意识，诱发更加严重的外出心理活动 （4）切忌将有外出行为的老年人单独关闭在房间内，以避免对照护员产生不信任而带来更大的照护困难或发生意外 （5）操作过程体现尊重和人文关怀

（四）效果评价

（1）通过分析老年人走失危险因素，制订了有效的针对预防措施。

（2）通过提高照护质量和加强各种外出门的管理，有效避免了老年人走失。

延伸阅读：如何预防失智老年人走失

任务五　对轻度失智老年人家属进行基本照护指导

子任务1　指导轻度失智老年人家属了解失智症基本知识

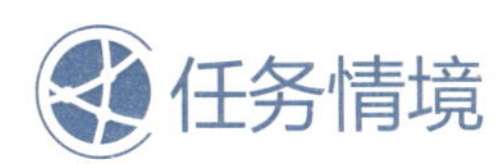

曹奶奶，75岁，高中，与儿子一家同住。目前神志清楚，肢体活动良好，能交流，生活能自理，健忘明显，出现同样的问题反复提问、缴纳水电费算账困难、起夜时找不到卫生间、出门乘车坐错方向等现象。在提醒和纠正时，好像没有做错事情的意识，但对过去的经历记忆清晰。儿子找失智老年人照护员咨询，照护员考虑曹奶奶可能有认知障碍存在，指导家属了解失智症基本知识。

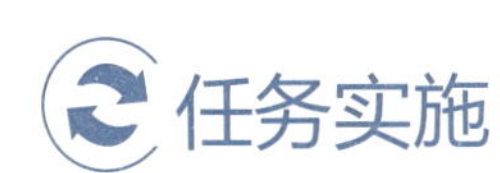

一、任务流程

任务分析——工作准备——照护实施——效果评价

二、实施步骤

（一）任务分析

1.主要健康问题

序号	主要健康问题
1	最近近期记忆力、计算力、判断力下降
2	对自己不正常现象无意识

2.主要照护目标及依据

序号	主要照护目标	目标依据
1	了解分析老年人问题	家属对老年人表现异常进行咨询
2	指导家属了解失智症基本知识	考虑老年人有认知障碍存在

（二）工作准备

1. 物品准备

序号	名称	规格	单位	数量
1	失智症科普手册	常规	本	适量
2	桌子	常规	张	1
3	椅子	常规	把	3～4
4	茶具	常用	套	1
5	餐巾纸	常规	盒	1
6	签字笔	常规	支	1
7	笔记本	常规	本	1

2. 环境与人员准备

序号	环境与人员	准 备
1	环境	（1）咨询室清洁、整齐、温馨、安全 （2）目前是初秋，调节室温在22℃左右 （3）关闭门窗，避免穿堂风
2	照护员	（1）着装整齐，用七步洗手法洗净双手 （2）具备指导家属了解失智症基本知识的能力
3	失智老年人的家属	有了解老年人认知障碍的学习愿望

（三）照护实施

指导轻度失智老年人家属了解失智症基本知识		
步骤	流程	技能操作与要求
步骤1	沟通交流	（1）到咨询室接待家属 ① 携带必要物品到咨询室等待家属 ② 家属进入咨询室后，请家属入座、倒茶 （2）沟通与交流：“叔叔阿姨好！您把曹奶奶最近出现一些症状给我介绍一下好吗？希望我能帮助到您。” 态度和蔼、自信，取得家属信任与理解
步骤2	实施照护	（1）了解老年人的症状并进行分析 ① 告知家属，早期失智老年人生活能力能够基本自理 ② 同样的问题反复提问：对家属说明老年人近期记忆力下降 ③ 缴纳水电费算账困难：对家属说明老年人计算力下降 ④ 老年人有起夜时寻找卫生间困难的问题：对家属说明老年人判断力下降 ⑤ 老年人有出门搭乘公交车坐错方向的现象：对家属说明老年人对生活工具的使用能力下降 ⑥ 对过去的事情记忆清晰：对家属说明老年人远期记忆增强，是早期失智老年人的特点。 （2）指导家属了解失智症基本知识 ① 对家属讲解轻度失智症的常见表现 ② 对家属讲解正常老化和失智症健忘的常见区别 ③ 根据老年人表现得出综合分析结果 a. 通过分析，考虑曹奶奶可能是“失智症（早期）” b. 对家属概述失智症的概念及表现 ④ 对家属简述失智症的各期表现（参照第一分册有关内容）
步骤3	整理记录	（1）建议家属带领老年人到专科医院找专业医生进行进一步检查，以明确诊断，进行早期干预，以延缓病情发展 （2）询问老年人家属还有哪些不明白的问题，并尽力给予解答 （3）照护员洗手，记录指导时间、内容和老年人家属的反应
注意事项		（1）指导家属了解失智症基本知识时，尽量使用通俗易懂的语言，同时关注家属的理解程度 （2）提醒家属对老年人的异常表现要给予理解，避免因为训斥和责备而加重病情，诱发异常行为，加重照护负担 （3）失智老年人照护员可以对老年人进行失智评估，但是不能诊断，如果怀疑有失智存在，建议家属请专业医生进行诊断，以进行早期干预，延缓病情进展 （4）指导全过程体现对老年人和家属的尊重及人文关怀

（四）效果评价

（1）通过了解分析老年人的问题，初步判断老年人可能为“失智症（早期）”。

（2）通过指导，使家属了解了失智症的基本知识，能对老年人的表现予以理解。

子任务2　指导轻度失智老年人家属带领老年人就诊

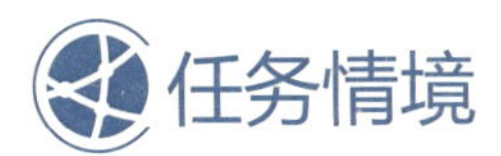

任务情境

严奶奶，初中文化，76岁，与女儿一家同住。目前神志较清楚，能够交流，肢体活动良好，生活能够自理，记忆力下降。有时出现同样的话讲很多遍、刚洗完手又回到卫生间洗手、忘记与老同事们约好的聚会、外出回来走错楼层、买菜时经常算错账、到银行取退休金忘记如何操作、做饭时反复选择要用哪口锅等现象，但回忆过去的事情格外清楚，对家人的提醒莫名生气，对自己不正常表现无意识。家人觉得老人家不正常，向失智老年人照护员咨询，照护员指导家属带领老年人就诊。

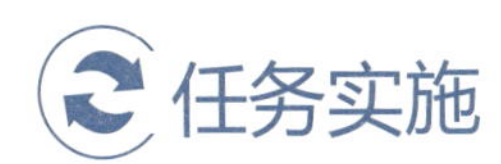

任务实施

一、任务流程

任务分析——工作准备——照护实施——效果评价

二、实施步骤

（一）任务分析

1.主要健康问题

序号	主要健康问题
1	记忆力、计算力、判断力下降，对自己不正常表现无意识
2	远期记忆增强，近期记忆减弱

2.主要照护目标及依据

序号	主要照护目标	目标依据
1	了解分析老年人问题	老年人存在认知障碍问题
2	指导家属带领老年人就诊	家属向照护员咨询

（二）工作准备

1. 物品准备

序号	名称	规格	单位	数量
1	附近医院图片	常规	张	适量
2	桌子	常规	张	1
3	椅子	常规	把	3～4
4	茶具	常用	套	1
5	餐巾纸	常规	盒	1
6	签字笔	常规	支	1
7	笔记本	常规	本	1

2. 环境与人员准备

序号	环境与人员	准　备
1	环境	（1）咨询室清洁、整齐、温馨、安全 （2）目前是初秋，调节室温在22℃左右 （3）关闭门窗，避免穿堂风
2	照护员	（1）着装整齐，用七步洗手法洗净双手 （2）具备指导家属带领老年人就医的知识
3	失智老年人的家属	有咨询老年人如何就诊的愿望

（三）照护实施

指导轻度失智老年人家属带领老年人就诊		
步骤	流程	技能操作与要求
步骤1	沟通交流	（1）到咨询室接待家属 ① 携带必要物品到咨询室等待家属 ② 家属进入咨询室后请家属入座、喝茶 （2）沟通与交流 ① 照护员：“叔叔阿姨好！听说您有事找我啊，希望我能帮助到您。”态度和蔼、自信，取得老年人家属的信任 ② 耐心聆听家属对老年人近期表现的描述
步骤2	实施照护	（1）建议对老年人进行评估 ① 指导老年人家属应用“AD8量表”对老年人进行自查：a. 询问老年人判断力是否出现了障碍？ b. 询问是否不爱活动？或对事情不感兴趣？ c. 询问是否会不断重复同一件事或同一句话？ d. 询问学习新东西使用方法时是否会有困难？ e. 询问是否有时会记不清当前的月份或年份？ f. 询问处理复杂的个人事情时是否存在困难？ g. 询问是否会忘记与某人的约定？ h. 询问记忆或思考能力是否出现过问题？ ③ 指导家属使用“AD8量表”对老年人进行自查后，发现老年人存在2个以上的问题，提示可能存在失智状态，应去医院咨询专业医生是否需要采取进一步检查 （2）指导家属带老年人就诊 ① 向老年人家属讲解早期去哪里就诊。指导家属请专科医院和专业医生进行诊断；到老年病医院找擅长失智症的医生进行诊断；到综合医院找擅长神经系统疾病的医生进行诊断；到精神病医院找擅长老年心理疾病的医生进行诊断；如果当地有记忆门诊，可直接去记忆门诊进行诊断 ② 指导家属做好就诊前的准备。告知家属，因为医生的诊断时间有限，就诊前应做好充分准备，有利于减少就诊次数，明确诊断。告知家属，提前列出老年人最近出现的症状和时间清单；提前列出老年人既往病史和目前正在服用的药物清单；提前列出老年人直系和旁系亲属中有无罹患失智症的清单。告知家属，到目前为止，失智症的发病原因仍然不清楚，并且没有可以治愈的药物，只有早期发现、早期干预才是对失智老年人最好的帮助。在就诊之前，还要做好重要问题清单，以便于抓紧时间向医生请教使用药物和非药物的方法，以延缓老年人的病情进展 ③ 指导家属根据医嘱带领老年人进行辅助检查。例如：血液检查、B超检查、脑电图检查，以及脑CT、核磁共振检查，甚至脑脊液和基因检查等 ④ 指导家属做好就诊后的记录。例如：医生的诊断、开出的药物、给予的照护建议等，以便于家属尽快掌握失智老年人的照护方法
步骤3	整理记录	（1）建议家属尽快进行自查评估并带领老年人请专业医生进一步诊断，以早期干预，避免病情快速进展 （2）询问家属是否还有不明白的问题，以尽力解答，满足需求 （3）照护员洗手。记录指导时间、内容以及家属的反应

续表

指导轻度失智老年人家属带领老年人就诊		
步骤	流程	技能操作与要求
注意事项		(1)指导家属带领老年人就医时要带好老年人身份证和医保卡 (2)指导家属去医院时，要注意为自己及老年人戴好口罩，必要时带好含酒精湿巾，以便于清洁双手，预防传染病 (3)指导全过程要耐心，体现对老年人和家属的尊重及人文关怀

(四)效果评价

(1)通过帮助，老年人家属能对老年人使用“AD8量表”进行自查评估。

(2)通过指导，老年人家属做好了就医前准备，能带领老年人顺利就医。

子任务3　指导轻度失智老年人家属选择照护措施

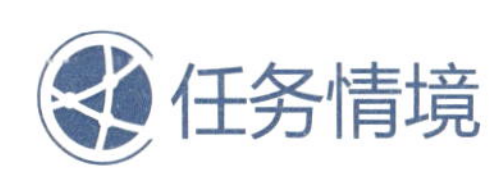

张爷爷，大学文化，80岁，与儿子一家人同住，目前神志清楚，肢体活动良好，生活基本能自理。近一年讲起以前的经历记忆清晰，对新近发生的事情健忘，记不住刚做过的事情；有时找词困难，不能完整讲出一句话；偶尔迷路；入睡困难，夜间游走翻东西，伴烦躁、易怒。家属认为老年人故意找麻烦，进行咨询，MMSE评估得分22分，家属向失智老年人照护员咨询照护措施。

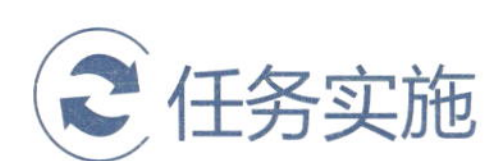

一、任务流程

任务分析——工作准备——照护实施——效果评价

二、实施步骤

(一)任务分析

1.主要健康问题

序号	主要健康问题
1	远期记忆增强，近期记忆下降
2	有入睡困难、焦虑、迷路、夜间游走行为
3	MMSE 评估得分 22 分

2.主要照护目标及依据

序号	主要照护目标	目标依据
1	帮助家属了解轻度失智特点	家属对老年人的表现感到不理解
2	指导家属选择照护措施	家属有了解照护措施的愿望

（二）工作准备

1. 物品准备

序号	名称	规格	单位	数量	备注
1	失智老年人照护手册	常规	条	1	通俗易懂
2	桌子	常规	张	1	
3	椅子	常规	把	3～4	
4	茶具	常用	套	1	
5	餐巾纸	常规	盒	1	
6	签字笔	常规	盒	1	
7	笔记本	常规	本	1	

2. 环境与人员准备

序号	环境与人员	准 备
1	环境	（1）咨询室清洁、整齐、温馨、安全 （2）目前是秋末，调节室温在20℃左右 （3）关闭门窗，避免穿堂风
2	照护员	（1）着装整齐，用七步洗手法洗净双手 （2）具备指导家属照护失智老年人的知识
3	失智老年人的家属	有了解如何照顾老年人的愿望

（三）照护实施

指导轻度失智老年人家属选择照护措施		
步骤	流程	技能操作与要求
步骤1	沟通交流	（1）到咨询室接待家属 ① 携带必要物品到咨询室等待家属 ② 老年人儿子和儿媳进入咨询室后，请家属入座、喝茶 （2）沟通与交流 ① 照护员："叔叔阿姨好！听说爷爷出现了一些症状，希望我能帮助到您。"态度和蔼、自信，取得老年人家属的信任和理解 ② 耐心聆听家属对老年人表现的描述，并详细解答家属的问题
步骤2	实施照护	（1）向家属解释失智的基本特点 ① 希望家属理解，失智老年人所有不正常的表现都是疾病造成的，不是老年人故意找麻烦 ② 向家属讲解失智症病程漫长，要做好照护"持久战"的心理准备 ③ 指导家属首先到专科医院找专业医生进行进一步诊断，让家属明白虽然目前没有药物可以治愈，但是有些药物可以延缓病情进展或控制某些症状，例如"美金刚""安理申"等，这些药物必须由专业医生开处方后方可应用。不要相信某些广告或有人推销的特效药，避免上当受骗，不仅浪费钱财，还可能引起不良反应，带来不良后果 ④ 指导家属充分认识加强照护的重要性，告诉家属早期发现、早期诊断、早期干预对延缓病情进展的重要意义 （2）指导家属选择照护措施 ① 改变和老年人交流的方式：失智老年人存在语言障碍，他们有时找不到他想说的词组，也可能要花费更多时间来考虑如何组织一个句子来表达他的意思。要想

续表

指导轻度失智老年人家属选择照护措施		
步骤	流程	技能操作与要求
步骤2	实施照护	照护好老年人，首先要改变与他进行交流的方式。例如：注意聆听，给老人足够的时间让他讲完他想讲的话；不要轻易批评、争论；也不要考验他的记忆力。忘记刚发生的事情是近期记忆下降的特点。因为有远期记忆增强的特点，希望家属在老年人回忆过去时，不要嫌他啰嗦，应该珍惜这段时间，因为不久，他的远期记忆也会下降 ② 鼓励老年人进行力所能及的活动：轻度失智症主要是记忆力下降，大部分基本生活能力仍然存在，所以，当老年人还能自己清洁、做家务、会友、购物，要求家属鼓励他自我表现，让他尽量去做。他可能做得不好，可以悄悄帮他纠正，但是不要包办代替，因为所有的一手包揽，反而会加剧老年人病情进展速度 ③ 保持规律的生活：衰老会使老年人各系统生理功能下降，他会因为无力而懒惰；会晚上不睡、早上不起、一日三餐无规律。要求家属应帮助老年人进行规律的生活。做到早睡早起，吃过早餐，抓紧上午的时间晒太阳、进行活动，这对延缓病情有益 ④ 帮助老年人合理饮食：轻度失智老年人能够自己进餐，但是需要陪伴，以避免发生危险。要帮助合理安排营养，最好以植物性饮食为主，例如进食五谷杂粮和时令水果蔬菜，适量摄入蛋白质、脂肪制品。适量摄入瘦肉、鸡蛋、坚果等富含乙酰胆碱的食物可以保护脑细胞，有利于预防和延缓失智病情进展。还要注意三餐规律，避免发生低血糖 ⑤ 带领老年人适当参加娱乐活动：好多学者认为，音乐有助于刺激大脑，促进记忆或恢复失去的记忆 ⑥ 为老年人布置舒适而安全的家：随着时间推移，老年人的认知功能会进一步下降，会丧失危险意识。为了规避风险，建议家属为老年人布置一个家具简单、地面防滑、适应老年人视觉、没有危险用具的居室 ⑦ 指导家属对老年人进行认知功能训练：例如掌握记忆力、判断力、计算力、思维能力等训练方法，对老年人进行训练以延缓认知功能下降 ⑧ 指导家属保护自己：一般轻度失智老年人的照护主体是家属。要让家属明白，照护失智老年人时间长、压力大，为了更好地照护老年人，一定要保证自己的健康。在太累的时候，可以求助亲戚、朋友、邻居、失智老年人照护员或者有关照护机构，让自己有一个喘息和休整的机会
步骤3	整理记录	（1）建议家属根据指导，制订照护计划列表 （2）询问老年人家属还有哪些不明白的问题，以及时解答，满足需求 （3）照护员洗手。记录指导时间、内容以及家属的反应
注意事项		（1）指导家属了解失智症特点，对老年人加强理解，避免心理压力 （2）指导家属保护自己，以维持精力和体力，更好地照护老年人 （3）指导全过程要耐心，体现对家属的尊重及人文关怀

（四）效果评价

延伸阅读：对失智老年人家属进行基本照护指导

（1）通过帮助家属掌握失智老年人的基本特点，能够理解老年人的异常表现。

（2）通过对家属进行照护指导，使家属基本掌握了照护老年人的常用措施。

项目三
清洁卫生照护

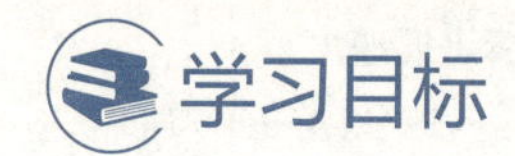

一、知识目标

1.熟悉为失智老年人更换床单、被罩、枕套的相关知识。

2.熟悉为重度失智老年人进行晨晚间洗漱的相关知识。

3.熟悉为重度失智老年人进行身体清洁的相关知识。

4.熟悉为重度失智老年人居住环境进行日常卫生清洁的相关知识。

二、技能目标

1.掌握为失智老年人更换床单、被罩、枕套的技能。

2.掌握为重度失智老年人进行晨晚间洗漱的技能。

3.掌握为重度失智老年人进行身体清洁的技能。

4.掌握为重度失智老年人居住环境进行日常卫生清洁的技能。

三、思政与职业素养目标

1.关注重度失智老年人的清洁卫生照护，树立正确的照护理念。

2.具备分析重度失智老年人清洁卫生照护问题和解决问题的能力，培养为卧床失智老年人提供专业照护的理念和技能。

任务一　为卧床失智老年人更换床单、被罩、枕套

子任务1　为卧床失智老年人更换床单

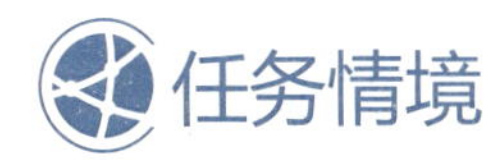

任务情境

金奶奶，80岁，阿尔茨海默病9年，目前卧床，意识尚清楚，四肢轻度屈曲强直，肩、髋关节可做轻微运动，言语含糊不清，尚能认识自己的照护员，能做简单的交流。发现老年人床单被污染，请失智老年人照护员为其进行更换。

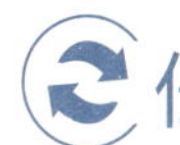

任务实施

一、任务流程

任务分析——工作准备——照护实施——效果评价

二、实施步骤

（一）任务分析

1. 主要健康问题

序号	主要健康问题
1	阿尔茨海默病9年
2	卧床，四肢屈曲强直、言语含糊不清，尚能交流

2. 主要照护目标及依据

序号	主要照护目标	目标依据
1	了解认知和活动能力	卧床，言语含糊，四肢轻度屈曲强直
2	更换床单	床单被污染

（二）工作准备

1. 物品准备

序号	名称	规格	单位	数量	备注
1	护理车	常规	辆	1	
2	清洁床单	常规	床	1	
3	软垫	中号	个	4	
4	床刷	常规	个	1	
5	床刷套	常规	个	1	
6	脸盆	小号	个	2	分别盛放干净和污染床刷套及床褥上扫下的渣屑
7	免洗手消毒液	常规	瓶	1	
8	记录本	普通	本	1	
9	签字笔	常用	支	1	

2. 环境和人员准备

序号	环境与人员	准备
1	环境	整洁、安全，关闭门窗，必要时以屏风遮挡。温湿度适宜，根据不同季节，调节室温，冬季不低于18℃、夏季不高于30℃，以避免受凉和中暑
2	照护员	着装整洁，用七步洗手法洗净双手，戴好帽子和口罩
3	失智老年人	（1）平卧在床，盖好盖被，支起床档 （2）意识尚清楚，四肢轻度屈曲强直，肩、髋关节可做轻微运动。言语含糊不清，尚能做简单的交流。已经帮助喝水及大小便，能够配合操作

（三）照护实施

为卧床失智老年人更换床单		
步骤	流程	技能操作与要求
步骤1	沟通交流	（1）推护理车到右侧床边，置于靠近床尾方便取用的位置。“奶奶好，我帮您换一个干净的床单。”解释目的，取得配合 （2）帮助老年人将四肢向身体前面并拢，整体向近侧翻身，打开对侧盖被，检查四肢及背臀部无皮疹、无压疮，恢复平卧位
步骤2	更换床单	（1）更换右侧床单 ① 向对侧翻身：照护员站在床右侧中间，两腿分开同肩宽，放下床档，打开盖被，“S”型折叠于对侧。一手托起老年人头部，另一手将枕头向左侧平移，将老年人头部转向左侧，将四肢向身体前面并拢，帮助整体向对侧翻身呈左侧卧位。取一小软垫垫于老年人左侧颈部固定体位，从对侧拉起盖被覆盖老年人身体 ② 撤右侧污染床单：左手抓住床头床单、右手抓住床尾床单，分别向床中间拉出。双手松开近侧床体床单，向对侧卷起，塞于老年人身下 ③ 扫右侧床褥：取刷套套在床刷上，左手扶床、右手拿床刷，从床中线开始，从床头至床尾清扫褥垫，每扫一刷重叠上一刷的1/3，将渣屑沿床尾从内向外轻轻扫于一个脸盆内，摆放于护理车下层。将床刷污染面向下，置于护理车下层 ④ 铺右侧床单：清洁床单对齐床中线，从内向外铺平近侧床单，余下一半向内侧卷起，塞于老年人身下 ⑤ 折床角：先将右侧床单床头部分45°或90°反折于床褥下，再将床尾部分45°或90°反折于床褥下，双手将床体部分折于床褥下，绷紧并铺平床单 ⑥ 协助平卧：打开盖被，折叠于床左侧，一手托起老年人头部，另一手将枕头平移向床右侧，将头部转为仰卧，再将老年人四肢向身体前面并拢，左手扶住老年人左肩臂部、右手扶住老年人膝部，整体翻身呈平卧位 ⑦ 向近侧翻身：照护员将老年人头部转向右侧位，再将老年人四肢向身体前面并拢，左手扶住左肩臂部、右手扶住膝部，整体翻身呈右侧卧位，在右侧颈部垫一小软枕固定体位，盖好盖被，支起床档，检查床档安全 （2）更换左侧床单 ① 撤左侧污染床单：推护理车转至老年人左侧床边，置于靠近床头位置。右手抓住床头床单，左手抓住床尾床单，向床中间拉出，双手松开左侧床体床单，纵向向床中间卷起，再两手分别从床头、床尾横向将污染床单向中间折叠，取下，放在污物袋内 ② 扫左侧床褥：右手取床刷递于左手，用干净面从床中线开始，从床头至床尾，清

续表

为卧床失智老年人更换床单		
步骤	流程	技能操作与要求
步骤2	更换床单	扫床褥，每扫一刷重叠上一刷的1/3。将渣屑沿床尾从内向外轻轻扫于盛放渣屑的脸盆内，放回护理车下层。取下用过的床刷套，放于护理车下层脸盆内。床刷放在护理车上层固定位置备用 ③ 铺左侧床单：拉出老年人身体下的清洁床单，平铺于左侧床褥上，将床单床头、床尾按45°或90°反折于床褥下，将床体部分反折于床褥下，绷紧并铺平床单 ④ 协助平卧：协助老年人平卧于床中线，在左、右臂下各垫一软枕，在双膝下各垫一软垫。保持四肢功能位置并舒适及预防压疮 ⑤ 盖好盖被：折好被筒，支起床档并检查床档安全。站到床尾，将被尾向内反折，整理被筒整齐、舒适、平整
步骤3	整理	（1）操作后用免洗手消毒液洗手，开窗通风，保持床周围地面清洁。所产生的垃圾按分类处理 （2）将更换下的床单统一洗涤、消毒、晾干备用 （3）在流水下洗净双手。记录更换床单时间及老年人反应
注意事项		（1）晚期失智老年人会出现四肢肌肉僵硬、关节挛缩等神经系统体征，翻身时尽量将四肢向身体中心位置靠拢，缩小体积，整体翻身，以避免损伤 （2）更换床单期间不要拉拽屈曲的四肢，避免造成疼痛和拉伤；也不要过多暴露老年人身体，避免受凉 （3）扫床后，床褥上的渣屑扫于专用脸盆内，避免落地，污染地面 （4）操作全过程动作轻柔、熟练、准确、快捷、安全、节力，体现尊重和人文关怀

（四）效果评价

（1）通过掌握四肢活动能力，在操作中能够做到保护老年人四肢免受损伤。

（2）通过更换床单，保持了床单的干净、干燥、平整、无渣屑，能满足老年人的舒适需求。

延伸阅读：为卧床失智老年人进行照护的注意事项

子任务2　为卧床失智老年人更换被罩和枕套

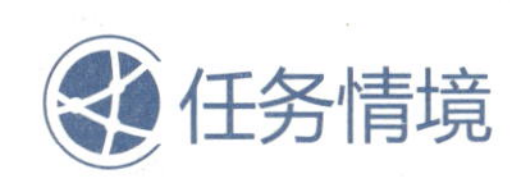

任务情境

魏爷爷，81岁，阿尔茨海默病10年，目前卧床，四肢轻度屈曲强直，肩、髋关节可做轻微运动，言语含糊不清，尚能认识自己的照护员，能做简单的交流。发现老年人被罩和枕套被饭渍污染，请失智老年人照护员进行更换。

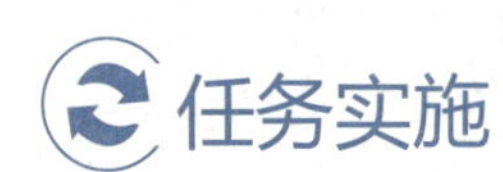

任务实施

一、任务流程

任务分析——工作准备——照护实施——效果评价

二、实施步骤

（一）任务分析

1. 主要健康问题

序号	主要健康问题
1	阿尔茨海默病10年
2	四肢轻度屈曲强直，言语含糊不清
3	被罩和枕套被污染，需要更换

2. 主要照护目标及依据

序号	主要照护目标	目标依据
1	观察认知和肢体活动功能	言语含糊不清，四肢轻度屈曲强直
2	更换被罩和枕套	老年人被罩和枕套被污染

（二）工作准备

1. 物品准备

序号	名称	规格	单位	数量
1	护理车	常规	辆	1
2	清洁被罩	常规	床	1
3	清洁枕套	常规	个	1
4	免洗手消毒液	常规	瓶	1
5	记录本	普通	本	1
6	签字笔	常用	支	1

2. 环境和人员准备

序号	环境与人员	准备
1	环境	整洁、安全，关闭门窗，必要时以屏风遮挡。温湿度适宜，根据不同季节，调节室温，冬季不低于18℃、夏季不高于30℃，以避免受凉和中暑
2	照护员	着装整洁，用七步洗手法洗净双手，戴好帽子和口罩
3	失智老年人	（1）平卧在床，盖好盖被，支起床档 （2）意识尚清楚，四肢轻度屈曲强直，肩、髋关节可做轻微运动，言语含糊不清，能做简单的交流。已经帮助喝水及大小便，能够配合操作

（三）照护实施

步骤		为卧床失智老年人更换被罩和枕套
步骤	流程	技能操作与要求
步骤1	沟通交流	（1）推护理车到右侧床边，置于靠近床尾方便取用位置。“爷爷好，我帮您换一下干净的被罩和枕套。”向老年人解释目的，取得配合 （2）依次打开上身和下身盖被，检查老年人四肢活动能力
步骤2	更换被罩和枕套	（1）更换被罩 ① 站在右侧床边中间位置，两腿分开同肩宽，依靠床旁，放下床档，将老年人身上盖被的两侧及被尾分别展开，平盖于老年人身体上 ② 打开被罩被尾开口端，一手抓住被罩上层边缘，一手伸入被罩中分别将两侧被胎向中间对折

续表

步骤		为卧床失智老年人更换被罩和枕套
步骤	流程	技能操作与要求
步骤2	更换被罩和枕套	③ 一手抓住被罩被头部分，另一手抓住被胎被头部分，将被胎呈“S”型从被罩中撤出，折叠于床尾，原被罩仍覆盖在老年人身体上 ④ 取护理车上清洁被罩平铺于污被罩上，被罩中线对准床中线 ⑤ 将被罩的被头部分置于老年人颈部，打开清洁被罩被尾开口端，尽量将上层向床头方向上推，一手握住干净被罩尾部中线处上层、提起，另一手抓住棉胎被头部分将棉胎装入清洁被罩内，在被罩内将棉胎向两侧展开、铺平、四角充实 ⑥ 左手握住被头中线，右手在盖被内从床头向床尾方向将污染被罩反卷撤出、对折，放在护理车污物袋内 ⑦ 摆放老年人平卧体位，取软枕，按老年人功能位置，分别垫于双上肢和双下肢腘窝部，保持功能体位，并保持稳定舒适 ⑧ 将盖被纵向分别向两侧内折，支起床档并检查床档安全。到床尾将被尾向内反折，保持被筒舒适、平整 （2）更换枕套 ① 交流“爷爷，我再给您换一个干净的枕套。”言语亲切 ② 照护员一手托起老年人头部，另一手撤出枕头，取软垫垫于老年人头下 ③ 双手配合，将污染枕套翻卷，将枕芯从枕套中取出，折叠枕套放入污物袋内 ④ 取清洁枕套反转内面朝外，双手伸进枕套内撑开握住两侧内角 ⑤ 抓住枕芯两角，反转枕套，套住枕芯，整理整齐 ⑥ 照护员一手托起老年人头部，另一手取出软垫，将枕头在老年人头下摆放舒适。“爷爷，换好了，您休息，我去整理物品。”
步骤3	整理	（1）开窗通风，擦净家具表面浮尘，保持床单位周围清洁 （2）更换下的被罩和枕套统一洗涤、消毒、晾干、备用，所产生的垃圾按分类处理 （3）在流水下洗净双手。记录被罩、枕套更换时间和老年人反应
注意事项		（1）不要过多暴露老年人身体，避免受凉 （2）不要遮住老年人口鼻，避免影响呼吸 （3）操作中注意观察老年人表情，及时发现老年人不适并及时处理 （4）棉胎装入被罩后，被头、被尾及四角充实，无虚沿 （5）操作全过程动作轻柔、准确、熟练、快捷、节力、安全，体现尊重和人文关怀

（四）效果评价

（1）通过掌握四肢活动能力，在操作中能做到保护老年人四肢免受损伤。

（2）通过更换被罩、枕套，保持了被罩、枕套的干净、干燥、平整，能满足老年人的舒适需求。

延伸阅读：
如何为老年人
选择床上用品

任务二　帮助重度失智老年人进行晨晚间洗漱与清洁

子任务1　帮助重度失智老年人进行晨间洗漱与清洁

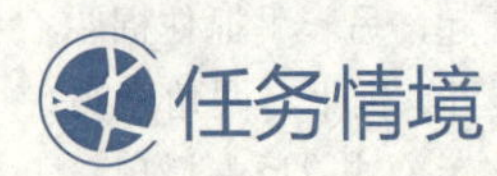

任务情境

金爷爷，81岁，阿尔茨海默病7年。目前神志清楚，思维偶尔混乱，能依稀认得自己的照护员，上肢活动欠灵，双膝关节轻度屈曲，行走困难，帮助下能坐轮椅活动，生活大部分依赖照护。现在，老年人已起床，请照护员帮助进行晨间洗漱与清洁。

任务实施

一、任务流程

任务分析——工作准备——照护实施——效果评价

二、实施步骤

（一）任务分析

1.主要健康问题

序号	主要健康问题
1	阿尔茨海默病7年
2	思维混乱，上肢活动欠灵，双膝关节轻度屈曲，行走困难，生活大部分依赖照护
3	帮助下能坐轮椅活动

2.主要照护目标及依据

序号	主要照护目标	目标依据
1	观察认知和活动能力	四肢活动欠灵
2	帮助进行晨间洗漱与清洁	生活大部分依赖照护

（二）工作准备

1. 物品准备

序号	名称	规格	单位	数量	备　注
1	镜子	家用	个	1	
2	洗手盆	家用	个	1	洗漱间设施
3	脸盆	常规	个	1	
4	热水瓶	常规	把	1	内盛38～40℃温水
5	面巾	小号	条	1	方巾
6	毛巾	常规	条	1	干燥
7	香皂	常用	块	1	符合环保

续表

序号	名称	规格	单位	数量	备 注
8	润肤油	常规	支	1	符合环保
9	电动剃须刀	常规	把	1	符合小家电标准
10	梳子	常用	把	1	最好是木梳
11	轮椅	常规	把	1	
12	记录本	常用	本	1	
13	签字笔	常用	支	1	

2.环境与人员准备

序号	环境与人员	准备
1	环境	整洁、安全，温湿度适宜。根据不同季节，室温冬季不低于18℃、夏季不高于30℃，以避免受凉和中暑
2	照护员	着装整洁，用七步洗手法洗净双手，戴好口罩
3	失智老年人	（1）平卧在床，盖好盖被，支起床档 （2）思维混乱，四肢活动欠灵，能配合操作

（三）照护实施

帮助重度失智老年人进行晨间洗漱与清洁		
步骤	流程	技能操作与要求
步骤1	沟通交流	（1）携带必备物品进入房间，“爷爷好！起床了？咱们去洗漱与清洁好不好？”晚期失智症老年人思维混乱，不能快速回答问题，但是也要说明目的，以示尊重 （2）协助穿好衣裤、防滑鞋，转移至轮椅上坐好，推轮椅到洗漱间，在盥洗台前坐稳
步骤2	实施照护	（1）帮助刷牙：帮助在牙缸内盛自来水，挤牙膏在牙刷上。站在老年人身后，帮助老年人低头，避免口水反流入咽部。左手轻轻托住老年人下颌，帮助张口，右手拿牙刷按牙齿外侧面、内侧面、咬合面为老年人刷牙。刷牙完毕，端水杯对老年人做张口、喝水、吐出的动作，让老年人模仿，喝水冲掉口腔内的牙膏泡沫 （2）帮助洗脸：帮助拧开水龙头，在脸盆内盛水适量，如果感觉水凉可以倒入适量热水。浸湿面巾，包裹在右手上，左手轻轻托起老年人下颌，将面部浸湿。在面巾上涂香皂，按额部、鼻部，唇部、下巴、面颊部、耳部、下颌部洗净面部。再用清水冲净皂液。再用干净毛巾擦干面部 （3）帮助剃须：帮助在脸盆内盛自来水适量，加入适量热水，调水温38～40℃。为老年人用温热毛巾热敷两侧面颊部，左手固定老年人头部，用右手握电动剃须刀，按从左至右，从上到下，先顺毛孔、再逆毛孔顺序进行剃须。剃须后，用温水洗净局部并擦干 （4）帮助洗手：帮助在流水下浸湿双手，涂香皂，搓出泡沫，在流水下冲净，用毛巾擦干 （5）帮助涂润肤油：挤涂润肤油在手心，双手揉匀后分别涂于老年人面部和手部 （6）帮助梳头发：帮助将头发梳理整齐。“爷爷，洗漱好了，咱们回房间。” （7）帮助清洗用物：帮助洗净毛巾、脸盆。将物品放回原处备用
步骤3	整理记录	（1）推轮椅回到居室，帮助刹车、坐稳，等待吃早餐 （2）照护员洗手。记录洗漱与清洁时间、内容和老年人表现等

续表

帮助重度失智老年人进行晨间洗漱与清洁		
步骤	流程	技能操作与要求
注意事项		（1）操作前评估认知和活动能力，依此决定帮助程度和方法 （2）要按照季节调节水温，避免不适合水温引起老年人不适 （3）洗脸时注意保护，避免皂液刺激眼睛 （4）帮助剃须前要进行局部热敷。剃须不可太短，以避免倒须刺激皮肤形成“剃刀肿块”，引起局部疼痛 （5）操作全过程体现耐心、安全、尊重和人文关怀

延伸阅读：帮助失智老年人剃须和刷牙的注意事项

（四）效果评价

（1）通过评估认知和活动能力，确定老年人能坐轮椅到洗漱间进行晨间洗漱。

（2）帮助进行晨间洗漱，维持了老年人残余活动能力和维护形象的需求。

子任务2　帮助重度失智老年人进行晚间洗漱与清洁

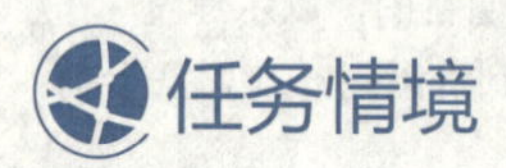

任务情境

侯奶奶，80岁，阿尔茨海默病10年。目前卧床，思维紊乱，不认识子女，偶尔能认出照护员，四肢轻微屈曲强直，佩戴全口义齿，不能漱口，基本生活完全依赖照护。现在请失智老年人照护员帮助老年人进行晚间洗漱与清洁。

任务实施

一、任务流程

任务分析——工作准备——照护实施——效果评价

二、实施步骤

（一）任务分析

1. 主要健康问题

序号	主要健康问题
1	阿尔茨海默病 10 年
2	卧床，思维紊乱，四肢轻微屈曲强直，尚能认识照护员
3	佩戴全口义齿，不能漱口

2.主要照护目标及依据

序号	主要照护目标	目标依据
1	观察肢体活动能力	四肢屈曲强直
2	帮助晚间洗漱与清洁	基本生活完全依赖照护

（二）工作准备

1. 物品准备

序号	名称	规格	单位	数量	备 注
1	护理车	常规	辆	1	
2	水杯	常用	个	2	分别盛装冷水和38～40℃温水
3	弯盘	常规	个	1	内放软毛牙刷、牙膏
4	干净纱方布	普通	块	3	
5	一次性手套	医用	双	3	
6	面巾	小号	条	1	方巾
7	毛巾	常规	条	1	干毛巾
8	香皂	常用	块	1	符合环保要求
9	润肤油	常用	支	1	符合环保要求
10	脸盆	常用	个	1	内盛38～40℃温水
11	洗脚专用毛巾	常用	条	1	
12	脚盆	常用	个	1	内盛38～40℃温水
13	冲洗壶	常用	把	1	内装38℃温水约500毫升
14	护理垫	常规	片	2	
15	会阴专用毛巾	常用	条	1	专用水盆
16	浴巾	常用	条	1	
17	软垫	常用	个	2	
18	便盆	常用	个	1	
19	黄色垃圾袋	常规	个	1	套入小垃圾桶放在护理车底层
20	黑色垃圾袋	常规	个	1	套入小垃圾桶放在护理车底层
21	蓝色垃圾袋	常规	个	1	套入小垃圾桶放在护理车底层
22	免洗手消毒液	常规	瓶	1	
23	污水桶	大号	瓶	1	塑料桶，放置于右侧床尾处
24	记录本	常用	本	1	
25	签字笔	常用	支	1	

2.环境与人员准备

序号	环境与人员	准备
1	环境	整洁、安全，温湿度适宜。根据不同季节，室温冬季不低于18℃、夏季不高于30℃，以避免受凉和中暑
2	照护员	着装整洁，用七步洗手法洗净双手，戴好口罩
3	失智老年人	（1）平卧在床，盖好盖被，支起床档 （2）目前卧床、思维紊乱，尚能认出照护员。四肢轻微屈曲强直。佩戴全口义齿，不能漱口

（三）照护实施

帮助卧床失智老年人进行晚间洗漱与清洁		
步骤	流程	技能操作与要求
步骤1	沟通交流	（1）推护理车携带物品进入房间，到老年人右侧床边，放置在靠近床尾方便取物的地方 （2）“奶奶好！要睡觉了，我帮您进行晚间洗漱与清洁好不好？”晚期失智症老年人思维混乱，难以快速、正确回答问题，但是也要说明目的，以示尊重
步骤2	实施照护	（1）帮助摘下义齿和清洁口腔 ① 到床尾摇高床头，再到老年人身边将干净毛巾铺于老年人胸前 ② 帮助老年人取右侧卧 30°，嘱张口，检查口腔有无异常 ③ 戴一次性手套，帮助老年人再次张口，垫纱布取下上义齿、再取下下义齿，浸泡于冷水杯内 ④ 另取纱布缠绕在右手食指，沾温水依此擦洗老年人内外牙龈 2 次，擦净口腔内饭渣 ⑤ 用过的纱布放进黄色垃圾袋；摘掉手套放进黄色垃圾袋；按医疗垃圾处理 ⑥ 喂老年人适量喝水，湿润口腔 （2）帮助洗脸和洗手 ① 取脸盆，内盛 38 ～ 40℃温水，浸湿面巾，包裹在右手上，左手轻轻托起老年人下颌，将面部浸湿。再在面巾上涂香皂，按额部、鼻部、唇部、下巴、面颊部、耳部、下颌部洗净面部。再用清水冲净皂液。再用干净毛巾擦干 ② 帮助浸湿双手，涂上香皂，搓出泡沫，冲净，用毛巾擦干 ③ 取润肤油在手心揉匀后涂于老年人面部和手部 ④ 倾倒脸盆污水于污水桶内 ⑤ 将床头放平，盖好盖被，检查床档安全 （3）清洗足部 ① 戴手套，更换专用脚盆，盛入 38 ～ 40℃温水，将被尾向上打开，暴露双足，托起左腘窝部，取软垫分别支撑双膝关节。托起老年人双脚，足下铺护理垫，脚盆放在护理垫上，将双脚放在盆内浸湿，涂香皂，搓洗脚背、脚掌、脚趾，洗净皂液，用专用毛巾分别擦干，再分别放入盖被内 ② 撤掉脚盆，倾倒污水于污水桶内。撤掉护理垫放入黑色垃圾袋，按生活垃圾处理。撤掉软垫放置一边备用 ③ 取润肤油在手心揉匀后分别涂于老年人双脚 ④ 摘掉手套放进蓝色垃圾袋，按可回收垃圾处理 （4）清洗会阴 ① 从下向上打开盖被，帮助老年人脱下左侧睡裤腿搭在左侧腿上，左右移动臀部将护理垫平铺于臀下，在臀下和护理垫之间放置便盆 ② 取浴巾遮盖老年人会阴部与左下肢。托起左腘窝部，取软垫分别支撑双膝关节，将两腿左右分开 ③ 戴手套，将专用毛巾手套样包裹在右手上，用左手打开浴巾，暴露会阴部，取会阴冲洗壶，一边向会阴冲水，一边用专用毛巾由阴阜向下至尿道口、阴道口、肛门轻轻转动，擦拭干净 ④ 用浴巾遮盖局部 ⑤ 倾倒污水于污水桶内。专用毛巾放入专用水盆待清洗 ⑥ 摘掉手套放进蓝色垃圾袋，按可回收垃圾处理 （5）摆放舒适体位：帮助穿好左侧裤腿，整理整齐，摆放平卧体位，取软枕，按功能位置，分别垫于双上肢屈曲的肘部和双下肢屈曲的腘窝部，保持体位稳定舒适。盖好盖被，支起床档并检查安全

续表

帮助卧床失智老年人进行晚间洗漱与清洁		
步骤	流程	技能操作与要求
步骤3	整理记录	（1）开窗通风，擦干地面水渍，倾倒污水桶，放固定位置备用 （2）将用过的毛巾、浴巾放入专用水盆，摆放于护理车上，推护理车到盥洗室，清洗干净，放回原处备用 （3）清洁义齿 ① 洗手、戴手套，端盛装义齿的水杯和内盛软毛牙刷、牙膏、干净纱布的弯盘到水盆前，将义齿在流水下冲洗干净 ② 挤黄豆大小牙膏在牙刷上，轻轻刷洗义齿，在流水下冲净，放在干净纱布上 ③ 洗净水杯，盛装半杯冷清水，将义齿浸泡在内，放回老年人房间床头柜上备用 （4）摘手套放进蓝色垃圾袋，按可回收垃圾处理 （5）洗净双手。记录晚间洗漱与清洁时间、内容和老年人反应
注意事项		（1）进行晚间洗漱要按照季节调节水温在 38 ～ 40℃，避免水温过凉、过热引起不适或烫伤 （2）清洗面部、足部、会阴部的水盆和毛巾要专用。洗脸时注意保护眼睛，避免皂液刺激。清洗会阴部禁止使用浴液 （3）擦洗过程中观察老年人表情，发现不适要及时调整操作方法。发现不良情绪，要及时进行疏导和安抚 （4）操作全过程动作要轻稳、熟练，体现尊重和人文关怀

（四）效果评价

（1）通过了解老年人四肢活动情况，选择摆放功能体位进行晚间洗漱与清洁。

（2）帮助老年人进行晚间洗漱与清洁，既维持了个人卫生，又增加了舒适度，促进了睡眠。

延伸阅读：为老年人进行会阴冲洗注意事项

任务三　帮助重度失智老年人进行身体清洁

子任务1　帮助重度失智老年人洗澡

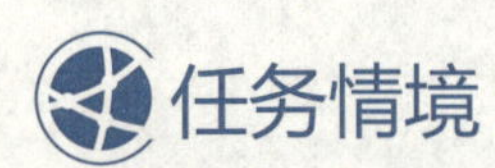

孙奶奶，80岁，阿尔茨海默病8年。目前思维混乱，卧床，忘记儿女及老伴姓名，看见镜子里的自己感到疑惑，生活完全依赖别人照护。四肢肘、膝关节轻度屈曲强直，肩、髋关节能做轻微活动，帮助下能坐入轮椅。请失智老年人照护员使用轮椅转移老年人到洗澡间洗澡。

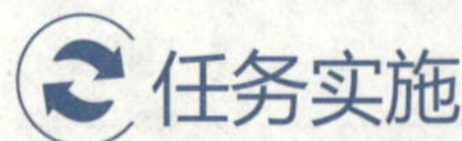

一、任务流程

任务分析——工作准备——照护实施——效果评价

二、实施步骤

（一）任务分析

1.主要健康问题

序号	主要健康问题
1	阿尔茨海默病8年
2	忘记儿女及老伴姓名，不记得镜子中的自己
3	卧床，四肢肘、膝关节轻度屈曲强直，生活完全依赖别人照护

2.主要照护目标及依据

序号	主要照护目标	目标依据
1	评估活动能力	四肢肘、膝关节屈曲强直
2	使用轮椅转移到洗澡间洗澡	帮助下能坐轮椅

（二）工作准备

1. 物品准备

序号	名称	规格	单位	数量	备　注
1	镜子	常规	面	1	洗漱间设施
2	面巾	日常	条	1	
3	专用小毛巾	日常	条	3	
4	大毛巾	日常	条	1	
5	浴巾	日常	条	2	
6	浴液	常规	瓶	1	
7	洗发液	常规	瓶	1	
8	梳子	常规	把	1	最好是木梳
9	洗澡椅	常规	把	1	防滑

续表

序号	名称	规格	单位	数量	备 注
10	清洁睡衣	日常	套	1	
11	脸盆	日常	个	1	
12	吹风机	常规	把	1	符合小家电标准
13	轮椅	常规	辆	1	检查完好
14	记录本	常用	本	1	
15	签字笔	常用	支	1	

2. 环境与人员准备

序号	环境与人员	准备
1	环境	（1）洗澡间整洁、安全，温湿度适宜，室温在 26 ～ 29℃。室内备防滑洗澡椅，周围有扶手，地面放置防滑垫 （2）遮盖浴室镜子，避免老年人对镜子里的影子感到疑惑或恐惧而诱发抵抗照护行为
2	照护员	更换短袖衣、裤和防滑拖鞋，戴好帽子。洗净双手
3	失智老年人	（1）穿好睡衣，平卧在床，盖好盖被，支起床档 （2）思维混乱，卧床，忘记家人姓名，记不得镜子里的自己。四肢肘、膝关节轻度屈曲强直，肩、髋关节能做轻微活动，在帮助下能坐轮椅

（三）照护实施

帮助重度失智老年人洗澡		
步骤	流程	技能操作与要求
步骤1	沟通交流	（1）进入老年人房间：推轮椅至老年人右侧床边，放于靠近床头位置，与床呈 30° ～ 45° 夹角，刹车 （2）沟通交流：“奶奶好，我推您去洗澡间洗澡。”晚期失智老年人思维混乱，难以快速理解和回答问题，但是也要说明目的，以示尊重
步骤2	实施照护	（1）评估 ① 站在床右侧中间位置，两腿打开同肩宽，依靠床边站稳，放下床档，打开盖被 ② 观察老年人四肢轻度屈曲强直，肩、髋关节能做轻度活动 （2）轮椅转移 ① 帮助老年人将四肢向身体中心靠拢、整体翻身、坐起 ② 使用坐位转移法，帮助老年人从床到轮椅坐好，系好安全带。为双脚穿好防滑拖鞋，摆放在脚踏板上。盖好浴巾保暖，推轮椅至浴室，摆放在合适位置，刹车 （3）浴前准备 ① 调节水温：提前做好高温限制。先开冷水开关，再开热水开关，调节水温在 38 ～ 40℃之间，用掌侧腕部测试水温适宜 ② 转移至洗澡椅：使用坐位转移法，抱扶老年人从轮椅转移至防滑洗澡椅上坐稳（必要时由 2 位照护员进行操作） ③ 脱去衣裤：按照四肢功能位置脱去衣裤，放进收纳袋内。在身体前面覆盖浴巾保暖。将轮椅摆放于干燥地面备用 （4）清洗头发：帮助老年人身体靠紧椅背，头部稍向后仰。打开开关，手持喷头，避开老年人身体，再次测试水温适宜。淋湿头发，关闭开关。涂擦洗发液，双手指腹力量适中，由发际向头顶、枕部揉搓头发，按摩头皮。随时观察有无不适。打开开关，用喷头将洗发液冲洗干净，关闭开关，用大毛巾擦干面部及头发。大毛巾放在干燥处备用

续表

帮助重度失智老年人洗澡		
步骤	流程	技能操作与要求
步骤2	照护实施	（5）清洗身体 ① 淋湿身体：取掉浴巾，折叠放在干燥区备用；将喷头面向墙面打开水龙开关，再次测试水温在 38 ～ 40℃。手持喷头为老年人淋湿身体，关闭开关 ② 擦洗面颈部：取小方巾手套样包裹在手上，涂擦浴液，一手扶住老年人，另一手依次擦洗面颊、颈部和耳后；避开老年人，打开喷头开关，测温适宜，帮助老年人闭眼，冲掉浴液泡沫，关闭开关；用大毛巾擦干；用过的小方巾和大毛巾放入脸盆内备洗 ③ 擦洗四肢及胸腹和后背部：更换毛巾手套样包裹在右手上，涂擦浴液，一手扶住老年人，按照四肢功能位置，用另一手以螺旋形分别擦洗左、右上肢，“8”字形擦洗胸部，环形擦洗腹部；螺旋形擦洗背部两侧，环形擦洗两侧臀部；再依次以螺旋形擦洗双下肢 ④ 擦洗双脚：更换专用毛巾，手套样包裹在手上，涂浴液，依次按脚尖到脚心到足跟，再按脚尖到足背到脚踝，分别擦洗双脚 ⑤ 冲净浴液：将喷头避开老年人身体，面向墙面打开喷头开关，再次测试水温适宜，约 38 ～ 40℃。手持喷头冲净全身浴液。关闭开关，将专用毛巾放入脸盆内备洗 （6）清洗会阴：戴手套；更换专用小毛巾，手套样包裹在手上。避开老年人身体，打开喷头开关，测试水温约 38℃。一手持喷头对会阴部冲水，另一手用专用毛巾轻轻擦拭，直至干净无异味 （7）擦干身体及洗澡椅：关闭喷头开关，摆放原处。取干燥浴巾，分别擦干老年人躯干、四肢、会阴、双脚和洗澡椅。将用过的浴巾放入脸盆内备洗。取另 1 条干浴巾为老年人遮盖身体，以保暖、保护隐私 （8）更衣、转移 ① 更衣：取干净宽松睡衣，按照四肢功能位置，穿好上衣。用“S”法穿好裤子，整理衣服整齐 ② 转移：使用坐位转移法，抱扶老年人从洗澡椅转移至轮椅坐稳，系好安全带。穿好防滑拖鞋，摆放在脚踏板上，盖好浴巾保暖，推轮椅回老年人床边，刹车。使用坐位转移法，完成轮椅到床的转移，恢复平卧体位，盖好盖被，支起床档，卧床休息 （9）涂润肤油：挤润肤油在手心揉匀后分别涂于老年人面部、手部、脚部及四肢末端和背部，避免皮肤干燥 （10）帮助梳头发：将老年人头发擦干、梳理整齐
步骤3	整理记录	（1）浴室开窗通风，擦干地面。所产生垃圾按分类处理 （2）清洗毛巾、脸盆、衣服。将洗浴用物放回原处备用 （3）洗净双手，更换衣服。记录洗澡时间和老年人反应
注意事项		（1）为老年人洗澡前必须进行评估，如情绪不稳定、不能配合操作时，禁忌强迫洗澡 （2）洗澡前为老年人适量喝水，避免因皮肤血管扩张和出汗引起脱水 （3）热水器冷热水混合式开关要有明显标示并做好高温限制，避免老年人烫伤 （4）失智晚期出现肌肉僵硬、关节挛缩等神经系统体征，使老年人四肢关节屈曲时，应采取坐位转移法进行“床 - 轮椅”或“轮椅 - 床”转移 （5）为四肢屈曲老年人洗澡，操作时要按功能体位进行四肢擦洗，不可拉拽，避免损伤 （6）随时观察老年人反应，发现不适和抗拒行为，应立即停止操作，必要时报告医护人员 （7）洗澡后，为坐位老年人穿衣服时，穿裤子应选择“S”法，以避免裤脚管落地，弄湿裤脚 （8）操作全过程动作轻柔、准确、熟练、快捷、节力、安全，体现尊重和人文关怀

（四）效果评价

延伸阅读：为失智老年人洗澡的注意事项

（1）通过评估，确定老年人能使用轮椅转移到洗澡间并坐入洗澡椅进行洗澡。

（2）帮助老年人洗澡，维持了皮肤清洁，增加了舒适度，提高了生活品质。

子任务2　帮助卧床失智老年人擦澡

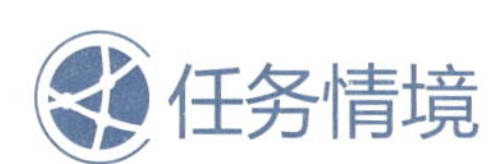

任务情境

谢奶奶，83岁，阿尔茨海默病10年。目前卧床，思维混乱，忘记儿女姓名，不认识自己的照片，四肢肘、膝关节轻度屈曲强直，肩、髋关节能做轻微活动，生活完全依赖别人照护，近日出汗较多，身体异味加重。根据病情，医生建议失智老年人照护员为老年人进行床上擦澡。

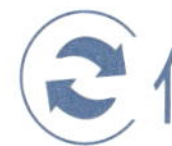

任务实施

一、任务流程

任务分析——工作准备——照护实施——效果评价

二、实施步骤

（一）任务分析

1.主要健康问题

序号	主要健康问题
1	阿尔茨海默病10年
2	卧床，四肢肘、膝关节屈曲强直
3	近日出汗较多，身体异味加重，需要洗澡

2.主要照护目标及依据

序号	主要照护目标	目标依据
1	观察四肢活动能力	卧床，四肢肘、膝关节屈曲强直
2	进行床上擦澡	医生认为不宜到洗澡间洗澡

（二）工作准备

1. 物品准备

序号	名称	规格	单位	数量	备　注
1	专用水盆	常用	个	3	
2	面巾	常用	条	1	洗脸用
3	专用小毛巾	常用	条	3	分别洗四肢、躯干、会阴

续表

序号	名称	规格	单位	数量	备 注
4	大毛巾	常用	条	1	
5	浴巾	常用	条	1	
6	浴液	常规	瓶	1	
7	防水护理垫	常规	片	1	
8	清洁睡衣	常用	套	1	
9	乳胶手套	常规	副	1	
10	水杯	日常	个	1	
11	脸盆	日常	个	3	
12	暖瓶	日常	个	1	内装热水
13	水桶	日常	个	1	内装40～45℃备用温水
14	水勺	日常	把	1	
15	污水桶	日常	个	1	
16	护理车	常规	辆	1	检查完好
17	记录本	常用	本	1	
18	签字笔	常用	支	1	

2.环境与人员准备

序号	环境与人员	准备
1	环境	整洁、安全，关闭门窗，必要时以屏风遮挡，温湿度适宜。室温为27～29℃，以防受凉或中暑
2	照护员	着装整洁，用七步洗手法洗净双手，戴口罩
3	失智老年人	（1）穿好睡衣，平卧在床，盖好盖被，支起床档 （2）思维混乱，四肢肘、膝关节轻度屈曲强直，肩、髋关节能做轻微活动，能配合床上擦澡

（三）照护实施

帮助卧床失智老年人擦澡		
步骤	流程	技能操作与要求
步骤1	沟通交流	推护理车携用物进入房间，置于右侧床边拿取用物方便的位置。“奶奶，我给您擦澡好不好？”可能老年人听不懂照护员的讲话，但是也要说明目的，以示尊重。态度和蔼，语言亲切。
步骤2	实施照护	（1）擦澡前准备：站在右侧床中间位置，两腿分开同肩宽，依靠床边站稳。放下床档，松开近侧被筒，“奶奶，我为您脱去衣裤啊。”按功能体位，为老年人分别脱去两侧衣裤，盖好盖被，支起床档 （2）擦洗面颈部 将浴巾覆盖枕头及胸前被子。用水勺将水桶内备用的40～45℃温水盛入脸盆，测水温38～40℃时，依次擦洗眼睛、额部、鼻部、面颊和颈部 ① 眼睛：方毛巾浸入温水对折两次，四个角分别擦洗双眼内、外眦部，先擦对侧，再擦近侧 ② 额部：方毛巾手套样包裹手上，涂上浴液由额中间分别向左再向右擦洗 ③ 鼻部：由鼻根擦向鼻尖 ④ 面颊：先擦左侧面颊，由鼻翼左侧向下至鼻唇沟部横向擦向右侧，再沿右侧唇角向下擦至下颌横向擦拭至左侧，再向上擦至左面颊部至左耳后。同法擦拭右侧面颊

续表

帮助卧床失智老年人擦澡		
步骤	流程	技能操作与要求
步骤2	实施照护	⑤ 颈部：先用温热方毛巾浸湿颈部，再涂擦澡液，由中间分别向左、右至耳后，至颈部擦洗 ⑥ 用同样方法分别擦净面部及颈部浴液，将方毛巾放在护理车下层，用浴巾擦干面部及颈部水渍 （3）擦洗左侧手臂 ① 倾倒污水，更换清洁 40 ～ 45℃温水备用 ② 放下床档，掀开盖被，暴露老年人左侧手臂。浴巾半铺半盖于手臂上。取专用毛巾在脸盆内浸湿、拧干，测水温在 38 ～ 40℃ , 湿润左手臂。再浸湿、拧干，手套样包在右手，涂上浴液。左手托住老年人左手，右手由手腕背部沿前臂外侧螺旋向上臂擦洗至肩部。再由前臂内侧螺旋向上臂擦洗至腋窝部。注意按照老年人功能位置擦洗，不可拉拽 （4）擦洗右侧手臂：将毛巾在脸盆内洗净，倾倒污水，更换清洁的 40 ～ 45℃温水备用，测水温在 38 ～ 40℃ , 用同法擦洗右侧手臂。注意按照老年人功能位置擦洗，不可拉拽 （5）洗手 ① 倾倒污水，更换清洁的 40 ～ 45℃温水备用。在老年人左手下垫防水护理垫，脸盆放在护理垫上，测水温在 38 ～ 40℃ , 把老年人左手放入脸盆浸泡，照护员手上涂浴液，用双手搓洗，再放进脸盆内洗净浴液，取毛巾擦干。撤掉脸盆，撤掉橡胶单，盖好盖被 ② 用同法清洗老年人右手 （6）擦洗胸部：倾倒污水，更换清洁的 40 ～ 45℃温水备用。双手将老年人盖被向下折叠，暴露胸部，浴巾对折，遮盖胸部。洗净毛巾，测试水温在 38 ～ 40℃，包裹右手，涂上浴液，左手向下打开浴巾，右手由上向下“8”字形擦拭胸部，毛巾放入脸盆，浴巾遮盖胸部，双手洗净毛巾。用同法擦净胸部浴液，放毛巾在脸盆内，用浴巾盖住老年人胸部并擦干胸部水渍 （7）擦洗腹部：倾倒污水，更换清洁的 40 ～ 45℃温水备用。将老年人盖被向下折至大腿上部，把对折的浴巾拉开从胸部向下遮盖腹部。洗净毛巾，测试水温在 38 ～ 40℃，包裹右手，涂上浴液，左手向上打开浴巾下角暴露腹部，右手顺时针螺旋形擦洗腹部及两侧腰部，右手将毛巾放入脸盆，左手用浴巾遮盖腹部，洗净毛巾。再用同样手法擦净腹部浴液，毛巾放在脸盆内，用浴巾遮盖腹部擦干水渍，撤掉浴巾折叠放在护理车上层，盖好盖被 （8）擦洗背臀部 ① 洗净毛巾，倾倒污水，更换清洁的 40 ～ 45℃温水备用。将老年人头部转向近侧。在盖被内，将四肢按屈曲的功能位置摆放，照护员左手扶住老年人左肩部、右手扶住老年人双膝部，协助整体翻身呈右侧卧位，照护员两腿分开同肩宽，站在床边保护，避免坠床 ② 照护员左手扶老年人左肩部、右手将对侧被子向上折起，暴露老年人背臀部，颈部塞一小软枕固定体位。浴巾半铺半盖于背臀部。洗净毛巾 , 测试水温在 38 ～ 40℃，包裹在右手上，涂上浴液，左手向下打开浴巾暴露一侧背臀部，右手由腰骶部沿脊柱向上推至颈部，再由上向下，分别螺旋擦洗左右侧背部，再螺旋擦洗左右侧臀部，用浴巾盖住背臀部。毛巾放入脸盆洗干净，用同法擦净背臀部浴液后将毛巾放入脸盆，用浴巾擦干背臀部并盖好盖被 （9）擦洗下肢 ① 倾倒污水，更换清洁的 40 ～ 45℃温水备用

续表

帮助卧床失智老年人擦澡		
步骤	流程	技能操作与要求
步骤2	实施照护	② 恢复老年人平卧位。打开盖被暴露左侧下肢，取浴巾，半铺半盖在老年人左腿上 ③ 洗净毛巾包裹在手上，涂浴液，左手托住老年人下肢的踝部，按照老年人屈曲的功能位置，用右手由外侧小腿向大腿方向螺旋擦洗至髋部，再由内侧螺旋擦洗至腹股沟部，不可拉拽。擦洗后用浴巾遮盖 ④ 将毛巾放入脸盆洗净，倾倒污水，更换清洁的 40 ～ 45℃温水备用 ⑤ 用同法擦净左下肢的浴液泡沫，用浴巾盖住并擦干水渍，再撤掉浴巾折叠放在床尾，盖好被 ⑥ 倾倒污水，再次更换清洁的 40 ～ 45℃备用温水。接触老年人皮肤的水温应控制在 38 ～ 40℃ ⑦ 用同样方法擦洗右侧下肢 （10）清洗足部 ① 更换专用脚盆，40 ～ 45℃温水备用，将被尾向右侧打开，暴露左足，托起左腘窝部，取软垫支撑。托起老年人左脚，足下铺橡胶单，脚盆放在橡胶单上，放在盆内浸湿。双手涂浴液洗脚背、脚掌，脚趾，在脚盆中洗净浴液，用专用毛巾擦干并放入盖被内 ② 撤掉脚盆、橡胶单，倾倒污水，更换清洁的 40 ～ 45℃备用温水，接触老年人皮肤的水温应控制在 38 ～ 40℃ ③ 用同样手法清洗右侧足部 （11）清洗会阴 ① 更换专用水盆，备用 40℃左右温水。将被尾向上折叠暴露会阴部，先用浴巾遮盖会阴部及双下肢；再托起老年人臀部，铺护理垫；用软垫支撑屈曲的双下肢 ② 戴橡胶手套，将专用毛巾浸湿绞干不滴水，从上向下打开浴巾暴露会阴，由阴阜向下至尿道口、阴道口、肛门，边轻轻擦拭边转动毛巾。接触老年人黏膜的水温控制在 38℃左右，避免不适 ③ 清洗毛巾，分别擦洗两侧腹股沟至清洁、无异味并擦干，再用浴巾遮盖 ④ 倾倒污水。毛巾放入水盆
步骤3	整理记录	（1）依次撤去软垫、护理垫、浴巾，协助老年人更换清洁衣裤，盖好盖被，整理床铺整齐，支起床档，开窗通风，擦干地面水渍 （2）物品摆放于护理车上，用过的毛巾、浴巾放入专用水盆与污物桶一起放于下层，推护理车到盥洗室，倾倒污水，清洗毛巾、水盆、水桶，放回原处备用。所产生的垃圾按分类处理 （3）用七步洗手法洗手。记录擦澡时间和老年人擦澡前后反应
注意事项		（1）清洗面颈部、身体、足部、会阴部的水盆和毛巾要专用。清洗会阴部切忌使用浴液 （2）每擦洗一个部位更换一次干净温水，并随时用暖水瓶加入热水保持水温恒定一般备用水温为 40 ～ 45℃，接触皮肤黏膜水温为 38 ～ 40℃，或者根据老年人的感觉进行水温调节 （3）晚期失智老年人四肢常呈屈曲强直状态，翻身时要注意将四肢向身体中心并拢，不要拉拽，避免引起疼痛或损伤 （4）擦洗过程中观察老年人表情，发现不适及时调整操作方法。如有异常，立即停止擦澡并报告医护人员 （5）操作全过程动作轻稳、准确、熟练、快捷、节力、安全。体现尊重和人文关怀

（四）效果评价

（1）通过观察活动能力，确定老年人可以按照功能位置摆放平卧体位。

（2）帮助卧床失智老年人擦澡，不仅维持了身体清洁卫生还增加了舒适度。

延伸阅读：为老年人选择适宜的洗澡方式

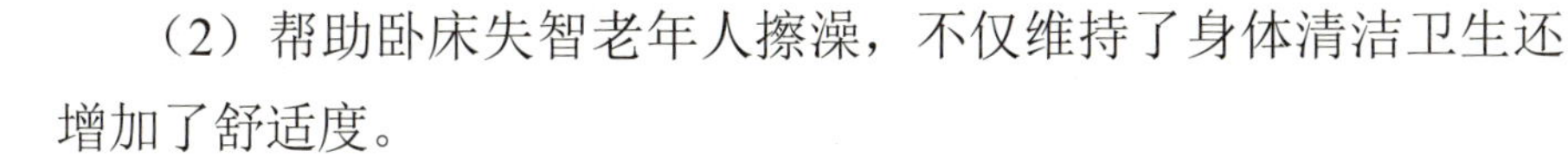

子任务3　帮助卧床失智老年人床上盆浴

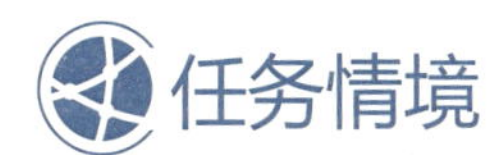

任务情境

邹奶奶，85岁，阿尔茨海默病10年。目前卧床，思维混乱，可用肢体语言进行简单交流，四肢轻度屈曲强直，肩、髋关节能做轻微活动，生活完全依赖照护。近日天热、出汗较多，需要洗澡。根据病情，医生建议失智老年人照护员对老年人进行床上盆浴。

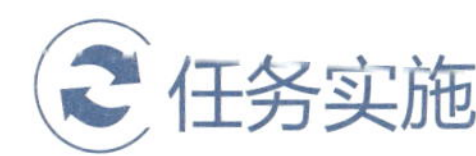

任务实施

一、任务流程

任务分析——工作准备——照护实施——效果评价

二、实施步骤

（一）任务分析

1. 主要健康问题

序号	主要健康问题
1	阿尔茨海默病10年
2	卧床，思维混乱，失语、四肢屈曲强直
3	近日天热、出汗较多，需要洗澡

2. 主要照护目标及依据

序号	主要照护目标	目标依据
1	观察活动能力	存在四肢屈曲强直
2	帮助床上盆浴	根据病情，医生建议进行床上盆浴

（二）工作准备

1. 物品准备

序号	名称	规格	单位	数量	备　注
1	简易充气浴盆	常规	个	1	检查完好
2	打气筒	专用	个	1	检查完好
3	面巾	常用	条	1	洗脸用
4	专用小毛巾	常用	条	3	分别洗四肢、躯干、会阴
5	大毛巾	常用	条	1	

续表

序号	名称	规格	单位	数量	备注
6	浴巾	常用	条	1	
7	大单	常用	条	1	
8	浴液	常规	瓶	1	
9	洗发液	常规	瓶	1	
10	清洁睡衣	常用	套	1	
11	乳胶手套	常规	副	2	
12	水杯	日常	个	1	
13	脸盆	日常	个	3	
14	暖瓶	日常	个	1	内装热水
15	水桶	日常	个	1	内装40～45℃备用温水
16	水勺	日常	把	1	
17	污水桶	日常	个	1	
18	护理车	常规	辆	1	检查完好
19	记录本	常用	本	1	
20	签字笔	常用	支	1	

2. 环境与人员准备

序号	环境与人员	准备
1	环境	整洁、安全，关闭门窗，必要时以屏风遮挡，温湿度适宜。室温调节为27～29℃，以防受凉或中暑
2	照护员	着装整洁，用七步洗手法洗净双手，戴口罩
3	失智老年人	（1）穿好睡衣，平卧在床，盖好盖被，支起床档 （2）思维混乱，能用肢体语言进行简单交流，四肢轻度屈曲强直，肩、髋关节能做轻微活动，能配合床上盆浴

（三）照护实施

帮助卧床失智老年人床上盆浴		
步骤	流程	技能操作与要求
步骤1	沟通交流	（1）进入老年人房间：推护理车携物品到老年人右侧床边，将护理车置于适合操作的位置 （2）沟通交流："奶奶好！我为您洗澡好不好？"尽管老年人交流困难，也要说明操作目的，以示尊重。态度和蔼，语言亲切
步骤2	实施照护	（1）铺平充气浴盆 ① 站在床右侧中间位，两腿分开同肩宽，依靠床边站稳，放下床档，打开盖被折叠成四方形，放在床尾椅子上 ② 帮助老年人将四肢向身体中心并拢并加以保护，整体向近侧翻身，使老年人呈右侧卧位 ③ 左手扶住老年人右侧肩背部，右手将纵向卷起的充气浴盆平铺于左侧床面，尽量铺向老年人身下，再整体翻身恢复老年人平卧位。将充气浴盆从老年人身下拉出，在右侧铺平。使浴盆中线对齐床中线

续表

<table>
<tr><th colspan="3">帮助卧床失智老年人床上盆浴</th></tr>
<tr><th>步骤</th><th>流程</th><th>技能操作与要求</th></tr>
<tr><td>步骤2</td><td>实施照护</td><td>④ 协助按四肢功能体位分别脱去两侧衣裤，用浴巾遮盖身体
⑤ 为充气浴盆充气，排水管下连接污水桶
（2）洗头发
① 撤掉枕头放在床尾椅子上。为老年人头部枕充气塑料枕，为老年人双耳塞入无脱脂棉球
② 右手取水杯盛装水桶内温水，用左手掌侧腕部测水温适宜，在 38 ～ 40℃，一手持水杯缓慢倒水，另一手揉搓头发至全部淋湿
③ 取洗发液，双手涂擦洗发液后，用指腹由发际向头顶、枕部揉搓头发，按摩头皮
④ 一手持水杯缓慢倾倒温水，另一手揉搓头发至干净，用专用毛巾擦干，用大毛巾包裹老年人头部，避免受凉
⑤ 从老年人双耳中取出防水无脱脂棉球
（3）洗面颈部：将专用面巾在盛装 38 ～ 40℃温水的脸盆内浸湿，按洗脸顺序，依次擦洗眼睛、额部、鼻部、面颊、颈部并擦干
（4）洗身体
① 一手取水杯盛装温水，用另一掌侧腕部测水温适宜，在 38 ～ 40℃，然后缓慢倒水，另一手包裹专用毛巾涂浴液，从上到下依次打开浴巾，暴露并擦洗上肢、“8”字形擦洗胸部、环形擦洗腹部，分别进行左右侧整体翻身，擦洗背臀部、双下肢，冲净浴液，并依次擦干、用浴巾遮盖
② 擦洗四肢时，按屈曲的功能体位进行摆放、擦洗，不要拉拽，避免引起肢体疼痛或损伤
（5）洗足部：打开浴巾，暴露足部，右手取水杯盛装温水，用左掌侧腕部测水温适宜，在 38 ～ 40℃，缓慢倒水，右手包裹专用毛巾涂浴液，先擦洗对侧足部、再擦洗近侧足部，冲净浴液、擦干、盖浴巾
（6）洗会阴
① 从下向上打开浴巾，用软垫将老年人屈曲的两腿固定并轻轻分开，暴露会阴部
② 戴一次性手套，右手取水杯盛装温水，用左掌侧腕部测水温适宜，在 38 ～ 40℃
③ 用左手缓慢倒水，将专用毛巾包裹于右手，依次由阴阜向下至尿道口、阴道口、肛门、两侧腹股沟，边轻轻擦拭边转动毛巾，边冲水，直至清洁、无异味，再用专用毛巾擦干，用浴巾遮盖</td></tr>
<tr><td>步骤3</td><td>整理</td><td>（1）用浴巾擦干老年人全身和浴盆水渍，更换大单遮盖全身，排掉浴盆内气体
（2）将老年人四肢向身体中心并拢并加以保护，分别向右、向左整体翻身，将排气后的浴盆从对侧向近侧翻卷、撤出，折叠后摆放于护理车下层
（3）为老年人更换干净衣裤，更换枕头，盖好盖被，折好被筒，支起床档，检查床档安全
（4）擦干头发，梳理整齐，必要时用电吹风吹干后梳理。观察老年人无异常，安抚休息
（5）排掉充气枕内气体，摆放于护理车下层。开窗通风，擦干地面水渍。推护理车到盥洗室，清洗、消毒、晾干毛巾及充气浴盆等物品，收藏备用
（6）洗手、摘口罩，记录床上盆浴时间和老年人反应</td></tr>
</table>

续表

帮助卧床失智老年人床上盆浴		
步骤	流程	技能操作与要求
注意事项		（1）床上盆浴前，对老年人进行评估，并征得医生同意。在病情不稳定或有不配合因素时，禁止操作 （2）使用充气浴盆前要接受培训，使用时要认真检查，保证浴盆完好 （3）洗澡过程中，随时加热水，保持接触老年人皮肤的水温在 38 ～ 40℃之间，或者根据老年人的感觉，调节合适水温 （4）洗发前塞入老年人双耳的防水棉球要用无脱脂棉球，禁用医用脱脂棉球。洗发后立即取出，避免遗漏 （5）盆浴过程中，随时用浴巾遮盖老年人身体暴露部分，以防着凉 （6）老年人皮肤变薄，皮下血管变脆，揉搓皮肤时，操作力度要轻柔，以免引起皮肤损伤和皮下出血、淤青等 （7）擦洗会阴部切忌使用浴液，以避免刺激或破坏局部酸碱平衡而引起相关疾病 （8）洗浴过程保持排水管通畅，便于浴盆内污水及时排入污水桶内 （9）盆浴全过程观察老年人表情，发现异常，立即查找原因并处理，必要时停止操作并报告医护人员 （10）操作全过程动作轻柔、准确、熟练、快捷、节力、安全，体现尊重和人文关怀

（四）效果评价

（1）通过观察活动能力，确定老年人可以进行床上盆浴。

（2）帮助卧床失智老年人进行床上盆浴，维持了身体清洁和舒适。

延伸阅读：使用充气浴盆为卧床老年人洗澡

任务四 为重度失智老年人居住环境进行日常卫生清洁

子任务1 为重度失智老年人居室进行日常卫生清洁

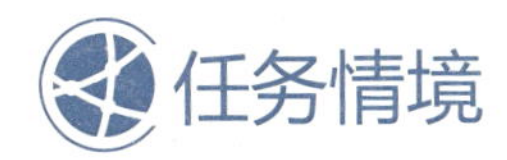

喻奶奶，83岁，阿尔茨海默病10年，嗜睡、思维混乱，不认识家人，身体虚弱，生活不能自理，长期卧床。为了保持环境干净整齐，失智老年人照护员对老年人居室进行日常卫生清洁。

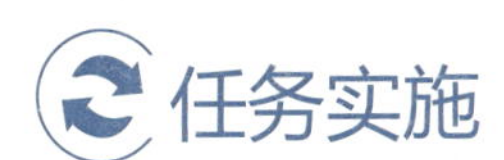

一、任务流程

任务分析——工作准备——照护实施——效果评价

二、实施步骤

（一）任务分析

1. 主要健康问题

序号	主要健康问题
1	阿尔茨海默病10年
2	生活不能自理，长期卧床

2. 主要照护目标及依据

序号	主要照护目标	目标依据
1	维持居住环境干净整齐	老年人身体虚弱，容易感染
2	对居室进行卫生清洁	为老年人创造干净整齐的居住环境

（二）工作准备

1. 物品准备

序号	名称	规格	单位	数量	备注
1	护理车	常规	辆	1	
2	水盆	塑料	个	1	清洗抹布用
3	抹布	常用	块	2	
4	拖布	常用	把	1	
5	水桶	塑料	个	2	分别清洗拖布用、盛清水用
6	口罩	医用	个	2	
7	手套	橡胶	副	1	
8	笔	常用	支	1	
9	记录本	常用	本	1	

2. 环境与人员准备

序号	环境与人员	准备
1	环境	整洁、安全、温湿度适宜，根据不同季节，室温冬季不低于 18℃、夏季不高于 30℃，以避免受凉和中暑
2	照护员	着装整洁，用七步洗手法洗净双手，戴口罩
3	失智老年人	（1）穿好睡衣，平卧在床，盖好盖被，支起床档 （2）嗜睡、思维混乱，身体虚弱，长期卧床，不宜转移

（三）照护实施

为重度失智老年人居室进行日常卫生清洁		
步骤	流程	技能操作与要求
步骤1	沟通交流	（1）进入老年人房间：戴口罩，推护理车携用物进入居室，放置于方便使用的位置 （2）沟通与交流："奶奶好，我来给您打扫卫生。" 老年人可能不理解别人的语言，也要向老年人解释目的，以示尊重。态度和蔼，语言亲切
步骤2	实施照护	（1）为老年人戴口罩。"奶奶，我为您戴个口罩啊。" （2）戴乳胶手套，取水盆摆放于居室内的方凳上，将塑料桶内的清水倒入脸盆内的 2/3 （3）将 2 块不同颜色的抹布放入水盆内浸湿、拧干 （4）取 1 块抹布分别擦净桌面、衣柜面、床头柜面、床头、床尾和椅子。将用过的抹布摆放于护理车下层 （5）再取 1 块抹布擦净窗台。将用过的抹布摆放于护理车下层 （6）将清洁塑料桶内的清水倒入清洗拖布的水桶内 （7）将拖布放入拖布水桶内浸湿、拧干 （8）反复清洗拖布，从内向外将居室地面擦净 （9）清洁完毕，将清洗抹布水盆的水倒入清洗拖布的水桶内并擦净摆放水盆的方凳 （10）将用物摆放于护理车上。用免洗洗手液消毒双手 （11）为老年人摘下口罩，按医疗垃圾处理。盖好盖被、检查床档安全，安抚老年人休息，"奶奶，房间清洁好了，您好好休息，我去整理物品。"向老年人打招呼，以示尊重
步骤3	整理记录	（1）推护理车到盥洗室，将抹布、拖布分别清洗干净，备用 （2）摘手套清洗干净，晾干备用 （3）用七步洗手法洗净双手。记录清洁时间、内容和老年人反应
注意事项		（1）清洁居室前为老年人戴口罩，避免灰尘刺激 （2）清洁居室时，不同的家具和窗台所用的抹布尽量区别使用 （3）操作中观察老年人反应，发现不适，停止操作，立即处理 （4）操作全过程动作轻稳、准确、熟练、节力、安全

延伸阅读：失智老年人居室卫生要求

（四）效果评价

（1）清洁居室前为老年人戴口罩，避免灰尘对老年人产生刺激。

（2）通过对老年人居室进行卫生清洁，保持了老年人居住环境卫生、安全。

子任务2　为重度失智老年人居室和物品进行日常消毒

任务情境

柏爷爷，90岁，阿尔茨海默病10年，嗜睡、思维混乱，身体虚弱，长期卧床。生活不能自理。为了控制呼吸道反复感染，医生要求失智老年人照护员对老年人居室和物品进行日常消毒。

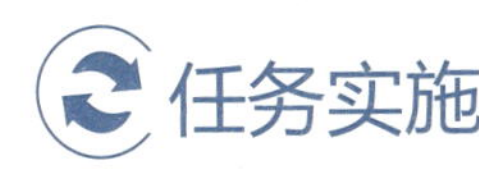

任务实施

一、任务流程

任务分析——工作准备——照护实施——效果评价

二、实施步骤

（一）任务分析

1.主要健康问题

序号	主要健康问题
1	阿尔茨海默病10年
2	长期卧床，反复呼吸道感染

2.主要照护目标及依据

序号	主要照护目标	目标依据
1	控制呼吸道感染	反复呼吸道感染
2	对居室物品进行消毒	为老年人创造卫生的居住环境

（二）工作准备

1. 物品准备

序号	名称	规格	单位	数量	备注
1	护理车	常规	辆	1	
2	含氯消毒片	500毫克	片	5	
3	水桶	塑料	个	1	内盛5000毫升自来水
4	搅拌棒	普通	根	1	
5	水盆	塑料	个	2	小号、中号各1个
6	沥水筐	塑料	个	1	小号
7	抹布	小方巾	块	3	红、黄、绿三色
8	拖布	常用	把	1	
9	水桶	塑料	个	1	清洗拖把用
10	口罩	医用	个	2	照护员和老年人各用1个
11	眼罩	常用	个	1	老年人用

续表

序号	名称	规格	单位	数量	备注
12	手套	橡胶	副	1	
13	免洗洗手液	常规	瓶	1	
14	笔	常用	支	1	
15	记录本	常用	本	1	

2. 环境与人员准备

序号	环境与人员	准备
1	环境	整洁、安全、关闭门窗，根据不同季节，调节室温冬季不低于18℃、夏季不高于30℃，以避免受凉和中暑
2	照护员	着装整洁，用七步洗手法洗净双手，戴口罩
3	失智老年人	（1）穿好睡衣，平卧在床，盖好盖被，支起床档 （2）嗜睡，思维混乱，身体虚弱，不宜转移

（三）照护实施

为重度失智老年人居室和物品进行日常消毒		
步骤	流程	技能操作与要求
步骤1	沟通交流	（1）进入老年人房间：戴口罩，推护理车携用物进入居室，放置在方便使用的位置 （2）沟通与交流："爷爷好，我为您的居室和物品进行消毒。"向老年人解释目的，以示尊重。态度和蔼，语言亲切
步骤2	实施照护	（1）保护老年人：为老年人戴口罩和眼罩。"爷爷，为您的房间进行消毒，需要戴口罩和眼罩，避免消毒液刺激。" （2）照护员戴乳胶手套 （3）配消毒液 ① 将5片含氯消毒片放入盛装5000毫升自来水的水桶内 ② 用搅拌棒搅拌均匀，配成浓度为0.05%消毒液 （4）浸泡餐具 ① 向小号水盆内倒入适量配好的消毒液 ② 将老年人水杯、餐具和药盒等放入沥水筐内，在消毒液内浸泡30分钟 （5）消毒家具 ① 向中号水盆内倒入适量消毒液，将抹布在水盆内浸湿、绞干 ② 用红、黄、绿色抹布分别擦洗桌面、柜子面、床头柜面、椅子、床头和床尾、窗台、门把手等 ③ 将用过的抹布摆放于护理车下层 （6）消毒地面 ① 将配制好的消毒液倒入清洗拖布的专用水桶 ② 将拖布在水桶内反复浸湿、绞干，从室内到外拖擦消毒地面 （7）消毒完毕，将浸泡餐具和抹布的水倒入清洗拖布的水桶内 （8）将用物分别摆放于护理车上下层。用免洗洗手液消毒双手 （9）为老年人摘下口罩和眼罩，"爷爷，房间消毒好了，您好好休息，我去整理物品。"离开房间前，向老年人打招呼以示尊重

续表

为重度失智老年人居室和物品进行日常消毒		
步骤	流程	技能操作与要求
步骤3	整理记录	（1）开窗通风30分钟 （2）推护理车到盥洗室将浸泡在水盆内的沥水筐取出，在流动水下冲洗水杯、餐具和药盒上的消毒液，晾干备用 （3）将抹布、拖布分别清洗干净，放回原处备用 （4）将用过的消毒液倒入卫生间水池下水道 （5）分别清洗水盆和水桶，放回原处备用 （6）照护员摘乳胶手套，清洗干净，晾干备用 （7）用七步洗手法洗净双手。记录消毒时间、内容及老年人反应
注意事项		（1）严格按照要求配制消毒液，避免浓度过高刺激呼吸道及眼结膜 （2）含氯消毒液有刺激和腐蚀性，配制时要戴好口罩和橡胶手套 （3）含氯消毒液有腐蚀作用，不宜用于金属制品和纺织品的消毒 （4）为保证效果，消毒液要现用现配，并盖好桶盖保存 （5）消毒前妥善安置老年人，为不能离开房间的老年人戴口罩和眼罩，避免刺激 （6）操作全过程轻稳、准确、节力、安全，体现尊重和人文关怀

（四）效果评价

（1）消毒前为老年人戴口罩和眼罩，避免消毒液对老年人产生不良刺激。

（2）通过对居室和物品进行日常消毒，维持了老年人环境卫生，易于控制呼吸道感染。

延伸阅读：
“含氯消毒液”的
作用和配制方法

后　记

《失智老年人照护职业技能教材》（初级）于2019年11月由化学工业出版社出版发行，现已被广泛使用。2021年根据实际情况进行了第一次修订。现根据《失智老年人照护职业技能标准》（2.0版）（2022年1月1日起试行）进行第二次修订。

本册为《失智老年人照护职业技能教材》（初级）中的第四分册《失智与身体综合照护》。本次修订以第一、第二版教材的《身体综合照护》为基础，对部分内容进行了修订，并增加了新的内容，修订量约占80%。

本册包括3个项目（13个任务）。项目一，日常生活照护（4个任务，包括帮助指导轻度失智老年人穿脱衣服、帮助指导轻度失智老年人进餐、帮助指导轻度失智老年人如厕和使用坐便椅、帮助指导失智老年人改善睡眠）；项目二，家庭与社会生活照护（5个任务，包括指导轻度认知障碍老年人进行简单家务劳动、指导轻度认知障碍老年人使用常用生活工具、指导失智老年人识别危险物品及危险地点、为轻度失智老年人提供有效防走失措施、对轻度失智老年人家属进行基本照护指导）；项目三，清洁卫生照护（4个任务，包括为卧床失智老年人更换床单、被罩、枕套，帮助重度失智老年人进行晨晚间洗漱与清洁，帮助重度失智老年人进行身体清洁，为重度失智老年人居住环境进行日常卫生清洁）。

本册建议学时数为24学时，其中理论教学12～18学时。

学习方法建议在授课教师指导下，充分利用本教材，以本专业相关课程为依托，借助和利用教育部智慧职教在线学习平台——中民福祉企业资源库或智慧职教云课堂等在线网络资源。

本教材编写工作贯彻产教融合、校企合作的职教理念，采用“校企双主编制”。本册由谭美青、田素斋担任主编，纪斌、石晓燕、冯翠平、韩淑青担任副主编，由谭美青、石晓燕负责统稿。具体编写分工如下：

项目一：谭美青（青岛市四方区医院原副院长兼分院院长、青岛市四方区红十字老年护理院创始人、青岛市长期照护协会常务副会长，副主任医师）；石晓燕（江苏经贸职业技术学院副教授，上海九如城养老产业投资有限公司九如教育执行校长）；冯翠平［北京中民福祉教育科技有限责任公司原技术与质量管理部经理、北京社会管理职业学院（民政部培训中心）讲师］；关淑君（齐齐哈尔卫生学校高级讲师）。

项目二：谭美青；纪斌（乐万家老年公寓总副院长，中级社会工作师）；田素斋（河北医科大学第二医院主任护师）、韩淑青（河北医科大学副主任护师）、赵秀君（河北医科大学副主任护师）。

项目三：谭美青；石晓燕；冯翠平；谢东东（青岛市长期照护协会秘书长）。

参考文献

[1] 邹文开，赵红岗，杨根来. 失智老年人照护职业技能教材（初级）[M]. 北京：化学工业出版社，2019.

[2] 邹文开，赵红岗，杨根来. 失智老年人照护职业技能教材（中级）[M]. 北京：中国财富出版社，2019.

[3] 洪立，王华丽，燕青. 老年期痴呆专业照护机构——管理者实务培训[M]. 北京：中国社会出版社，2015.

[4] 洪立，王丽华. 老年期痴呆专业照护——护理人员实务培训[M]. 北京：北京大学医学出版社，2014.

[5] 中国就业培训技术指导中心. 养老护理员[M]. 北京：中国劳动社会保障出版社，2013.

[6] 人力资源社会保障部教材办公室. 养老护理员[M]. 北京：中国劳动社会保障出版社，2019.

[7] 北京市民政局，北京市养老服务职业技能培训学校. 失智老人照护员中级理论及技能[M]. 北京：华龄出版社，2018.

[8] 北京市民政局，北京市养老服务职业技能培训学校. 失智老人照护员高级理论及技能[M]. 北京：华龄出版社，2018.

[9] 邱铭章，汤丽玉. 失智症照护指南[M]. 北京：华夏出版社，2016.

[10] 于梅，秦柳花，张永杰. 养老照护技术与考评指导[M]. 北京：科学出版社，2019.

[11] 李小寒，尚少梅. 基础护理学[M]. 北京：人民卫生出版社，2017.

[12] 陶丽云. 护理基本技术[M]. 北京： 高等教育出版社，2018.

[13] 化前珍，胡秀英. 老年护理学[M]. 4版. 北京：人民卫生出版社，2017.

[14] 洪立，王丽华. 家庭痴呆照护教练书[M]. 北京：北京大学医学出版社，2014.

[15] 卢先. 老年居家照护员实务培训（下册 专业护理）[M]. 北京：中国社会出版社，2014.

[16] 彭刚艺，刘雪琴. 临床护理技术规范（基础篇）[M]. 2版. 广州：广东科技出版社，2013.

[17] 李玲. 老年护理学[M]. 北京：北京大学医学出版社，2013.

[18] 罗悦性. 老年护理学[M]. 北京：人民卫生出版社，2015.

[19] 葛均波，徐永健. 内科学[M]. 5版. 北京：人民卫生出版社，2013.

[20] 尤黎明. 内科护理学[M]. 北京：人民卫生出版社，2001.

[21] 张瑞丽，章稼. 老年护理学[M]. 北京：高等教育出版社，2011.

[22] 张明园. 老年期痴呆防治指南[M]. 北京：北京大学医学出版社. 2007.

[23] 尤黎明. 老年护理学[M]. 北京：北京大学医学出版社，2007.

[24] 吴红宇，王春霞. 老年护理[M]. 北京：高等教育出版社，2015.

[25] 文乐军，刘万胜，周启良. 人体解剖学[M]. 2版. 北京：北京大学医学出版社，2007.

[26] 郭秀艳. 实验心理学[M]. 2版. 北京：北京大学医学出版社，2007.

[27] 彭刚艺，刘雪琴. 临床护理技术规范（基础篇）[M]. 广州：广东科技出版社，2007.

[28] 史宝欣. 生命的尊严与临终护理[M]. 重庆：重庆出版社，2007.

[29] 李惠玲. 临终关怀指导手册[M]. 苏州：苏州大学出版社，2014.

[30] 邱志军，孟晓旭. 康复护理学[M]. 北京：科学出版社，2017.

[31] 吴丽文，李希科. 老年护理[M]. 北京：科学出版社，2017.
[32] 李丹，冯丽华. 内科护理学[M]. 北京：人民卫生出版社，2017.
[33] 张小燕，王春先. 老年护理[M]. 2版. 北京：人民卫生出版社，2015.
[34] 尤黎明，吴瑛，内科护理学[M]. 北京：人民卫生出版社，2012.
[35] 曹伟新，李乐之，外科护理学[M]. 北京：人民卫生出版社，2012.
[36] 李春玉，社区护理学[M]. 北京：人民卫生出版社，2012.
[37] 冯晓丽. 老年康复训练师实务培训[M]. 北京：中国社会出版社，2014.
[38] 燕铁斌，尹安春. 康复护理学[M]. 北京：人民卫生出版社，2019.
[39] 黄洪章. 现代康复治疗学[M]. 广州：广东科技出版社，2004.
[40] 皮红英，张立力. 中国老年医疗照护技能篇（日常生活和活动）[M]. 北京：人民卫生出版社，2017.
[41] 侯惠如，皮红英，杨晶. 中国老年医疗照护教学与实践指导[M]. 北京：人民卫生出版社，2018.
[42] 宋岳涛. 老年综合评估[M]. 2版. 北京：中国协和医科大学出版社，2019.
[43] 白风霞，史素杰，卜小丽. 基础护理操作技术[M]. 兰州：兰州大学出版社，2017.
[44] 冯建光. 失智失能老人年日常照护指导手册[M]. 上海：上海浦江教育出版社，2014.
[45] 马莉，姚晓芳. 失智老人照护员中级理论及技能[M]. 北京：华龄出版社，2018.
[46] 黄晓琳，燕铁斌. 康复医学[M]. 5版. 北京：人民卫生出版社，2013.
[47] 张一辉. 衰老相关疾病及综合征[M]. 北京：人民卫生出版社，2011.
[48] 宋岳涛. 老年综合评估[M]. 北京：中国协和医科大学出版社，2012.
[49] 杨云梅. 老年临床医学[M]. 杭州：浙江大学出版社，2011.
[50] 汪睿彤，刘珏. 阿尔茨海默病的流行病学研究进展[J]. 中国慢性病预防与控制，2021，9.
[51] 徐晖. 阿尔茨海默病的预防与临床治疗及护理[J]. 基因组学与应用生物学，2021，3.
[52] 杨根来. 职业院校：为老服务人才培养的主力军[J]. 社会福利，2017，10.
[53] 邹文开，杨根来. 研究先行、标准引领、重点突出——稳妥推进老年职业技能领域1+X证书制度试点工作[J]. 中国社会工作，2019，11.